【中国传统医学中简单而实用的保健方法】

YiYongJiuLing DuiZheng
GuaSha BaiBingXiao

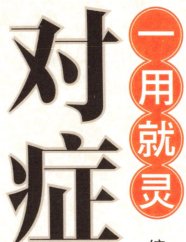

对症刮痧

一用就灵
百病消

编著 ● 于志远

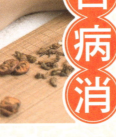

刮痧 GUASHA

清代医学家吴尚先,被后世誉为"外治之宗"。对刮痧给予了充分肯定,他说"阳痧腹痛,莫妙以瓷调麋香油刮背,盖五脏之系,咸在于背,刮之则邪气随降,病自松解"。

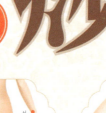

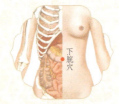
下脘穴
健脾和胃・利湿升清

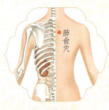
肺俞穴
清肺止咳・理气宁心

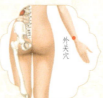
外关穴
调气镇痛・补阳益气

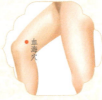
血海穴
祛风清热・舒筋活血

简便易行的自然疗法　治病防病的中医奇葩
轻轻一刮,健康自然来。

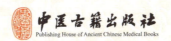
中医古籍出版社
Publishing House of Ancient Chinese Medical Books

图书在版编目（CIP）数据

对症刮痧百病消 / 于志远编著. -- 北京：中医古籍出版社，2018.1

（一用就灵）

ISBN 978-7-5152-1652-2

Ⅰ.①对… Ⅱ.①于… Ⅲ.①刮搓疗法 Ⅳ.①R244.4

中国版本图书馆CIP数据核字（2018）第017136号

对症刮痧百病消

编　　著：	于志远
责任编辑：	于峥
出版发行：	中医古籍出版社
社　　址：	北京市东直门内南小街16号（100700）
印　　刷：	北京彩虹伟业印刷有限公司
发　　行：	全国新华书店发行
开　　本：	710mm×1000mm　1/16
印　　张：	15
字　　数：	300千字
版　　次：	2018年1月第1版　2018年1月第1次印刷
书　　号：	ISBN 978-7-5152-1652-2
定　　价：	48.00元

前言

刮痧疗法是我国中医学的瑰宝，承载着中国古代人民同疾病做斗争的经验和理论知识，是在古代朴素的唯物论和自发的辩证法思想的指导下，通过长期医疗实践逐步形成的传统自然疗法，有着简便易行、疗效显著的特点。随着人们自我保健意识的不断增强，刮痧，这种既可保健养生又可治疗疾病的绿色生态自然疗法越来越受到人们的欢迎。

刮痧是以中医经络腧穴理论为指导，通过特制的刮痧器具和相应的手法，蘸取一定的介质，通过良性刺激，充分发挥营卫之气的作用，使经络穴位处充血，改善局部微循环，以祛除邪气、疏通经络，舒筋理气、祛风散寒、清热除湿、活血化瘀、消肿止痛、增强机体自身潜在的抗病能力和免疫机能，从而达到扶正祛邪、防病治病的作用。现代科学证明，刮痧可以扩张毛细血管，增加汗腺分泌，促进血液循环，对于高血压、中暑、肌肉酸疼等都有立竿见影之效。经常刮痧，还可起到调整经气、解除疲劳、增加免疫功能的作用，还可配合针灸、拔罐、刺络放血等疗法使用，加强活血化瘀、驱邪排毒的效果。因其简、便、廉、效的特点，临床应用广泛，适合医疗及家庭保健。

本书首先系统全面地介绍了刮痧自然疗法的功效、使用器具、操作技巧、动作示范及注意事项等几个方面；然后对和自然疗法紧密相连的经络、腧穴进行清晰明了的图文解释，配以真人操作示范图，让读者一看就懂、一学就会；最后以疾病为纲，精选了刮痧时日常生活中常见病症和亚健康状态的治疗方法。本书实用性、可操作性强，是现代家庭养生保健、防病治病的必备工具书。

在本书的写作过程中参阅和吸取了国内外同行的研究成果，对在本书稿中所引用的文献资料的作者，在此表示深深的感谢。由于篇幅所限，有些研究成果的出处未能详尽列举，敬请见谅。由于作者水平有限，错误和不足之处在所难免，凡有不准确、不全面之处，敬请专家、学者不吝赐教。

编　者

目录

第一章
刮痧：历久弥新的古老疗法

刮痧疗法—不药之良方	1
痧的概念	1
刮痧疗法的渊源	2
刮痧的奥妙	3
刮痧的禁忌证	5
刮痧的注意事项	5
身体会说话——透过痧象看健康	6
刮痧必备用具，你值得拥有	7
刮痧板的种类	8
刮痧板的样式	9
刮痧时的辅助用品	10
事半功倍—掌握刮痧的技巧和要领	11
刮痧板的持法和用法	11
刮痧的补泻手法	14
刮痧的常用体位	15
人体各部位的刮拭方法	15
刮拭要领及技巧	17
刮痧后的人体反应	19
刮痧步骤演示	19
专家答疑	20
刮痧取穴定位小窍门	23
骨度分寸法	23

自然标志取穴法 23
手指比量法 23

第二章
刮痧健体巧养生，健康自然来

轻松健体，改善不良体质 25
气　虚 25
阳　虚 28
阴　虚 31
阳　盛 33
气　郁 36
血　瘀 38
痰　湿 40
穴位外调，远离亚健康 43
大脑疲劳 43
健　忘 44
神经衰弱 47
焦虑烦躁 50
眼疲劳 51
心慌气短 53
消化不良 55
便　秘 57
手足怕冷 59
青春秘方，保健养生精神爽 61
健脑益智 61
保护视力 63
畅通血脉 65

益气润肺 ………………………………………………… 68

养胃健脾 ………………………………………………… 71

疏肝利胆 ………………………………………………… 73

第三章

对症刮痧，刮走病痛一身轻

内科常见病症的刮痧治疗 ……………………………… 75

感 冒 …………………………………………………… 75

咳 嗽 …………………………………………………… 77

腹 泻 …………………………………………………… 79

腹 胀 …………………………………………………… 82

头 痛 …………………………………………………… 84

胃 炎 …………………………………………………… 86

心绞痛 …………………………………………………… 89

面部神经麻痹 …………………………………………… 91

中风后遗症 ……………………………………………… 94

呃 逆 …………………………………………………… 96

中 暑 …………………………………………………… 98

胆囊炎 …………………………………………………… 100

胃痉挛 …………………………………………………… 103

泌尿系统感染 …………………………………………… 105

心 悸 …………………………………………………… 107

哮 喘 …………………………………………………… 109

低血压 …………………………………………………… 111

五官科常见病症的刮痧治疗 …………………………… 113

牙 痛 …………………………………………………… 113

扁桃体炎 ………………………………………………… 115

远视眼 118

近视眼 120

视力减退 123

目赤肿痛 125

耳　鸣 127

鼻窦炎 130

咽喉肿痛 132

第四章

舒筋通络，祛除颈肩腰腿病

落　枕 135

颈椎病 138

肩周炎 140

肩颈酸痛、僵硬 143

慢性腰痛 145

腰酸背痛 147

腰椎间盘突出 150

坐骨神经痛 153

下肢酸痛 156

类风湿关节炎 158

膝关节痛 160

腓肠肌痉挛 163

足跟痛 166

第五章

轻松刮拭，祛除男女难言之隐

痔　疮 169

月经不调 …………………………………………… 172
闭　经 …………………………………………… 175
痛　经 …………………………………………… 178
慢性盆腔炎 ……………………………………… 181
乳腺增生 ………………………………………… 184
阳　痿 …………………………………………… 187
早　泄 …………………………………………… 189
前列腺炎 ………………………………………… 192
遗　精 …………………………………………… 194

第六章

关爱中老年，呵护孩子健康

关爱中老年，赶走常见病 ……………………… 197
高血压病 ………………………………………… 197
高脂血症 ………………………………………… 200
糖尿病 …………………………………………… 203
老年性白内障 …………………………………… 206
更年期综合征 …………………………………… 208
老年性骨质疏松症 ……………………………… 212
刮拭儿童常见病，呵护孩子健康 ……………… 215
小儿流涎 ………………………………………… 215
小儿腹泻 ………………………………………… 217
小儿厌食 ………………………………………… 220
小儿遗尿 ………………………………………… 223
小儿惊风 ………………………………………… 226
小儿夜啼 ………………………………………… 228

第一章
刮痧：历久弥新的古老疗法

刮痧疗法——不药之良方

痧的概念

"痧"是经络气血中的"瘀秽"，俗称痧毒。它包含两方面的含义，从广义来讲，一方面是指"痧"疹征象，即痧象；另一方面是指痧疹的形态外貌，即皮肤现小红点如粟，它是指循皮肤，稍有阻碍的疹点。清代邵新甫在叶桂的《临证指南医案》中说："痧者，疹之通称，有头粒而如粟象。"它是许多疾病在发展变化过程中，反映在体表皮肤的一种共性表现。它不是一种独立的病，许多疾病都可以出现痧象，痧是许多疾病的共同证候，统称之为"痧证"，故有"百病皆可发痧"之说。

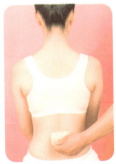 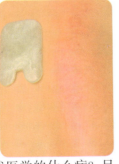

痧病相当于现代医学的什么病？目前尚难确定。痧证所包括的范围很广，现存中医古籍中，有关痧证的记载涉及内、外、妇、儿等多种疾病。《痧惊合璧》一书就介绍了40多种痧证，连附属的共计100多种。根据其所描述的症状分析："角弓反张痧"类似现代医学的破伤风；"坠肠痧"类似腹股沟斜疝，"产后痧"似指产后发热，"膨胀痧"类似腹水，"盘肠痧"类似肠梗阻，"头疯痧"类似偏头痛，"缩脚痛痧"类似急性阑尾炎等。此外，民间还有所谓寒痧、热痧、暑痧、风痧、暗痧、闷痧、白毛痧、冲脑痧、吊脚痧、青筋痧等，名目繁多。

从狭义来讲，痧证是特指一种疾病。古人认为，痧证主要是体内风、湿、火之气相搏而为病。天有八风之邪，地有湿热之气，人有饥饱劳逸。夏秋之际，风、湿、热三气盛，人若劳逸失度，则外邪侵袭肌肤，阳气不得宣通透泄，而常发痧证。一年四季都有发生痧证的可能，但以夏秋季多见。痧证的主要特征有二：一是痧点，二是酸胀感。根据病情轻重，其临床表现可分为一般表现与急重表现：①一般表现：多表现为头昏脑涨，心烦郁闷，全身酸胀，倦怠无力，胸腹灼热，四肢麻木，甚则厥冷如冰。邪入气分则作肿作胀；入血分则为蓄为瘀；遇食积痰火，结聚而不散，则脘腹痞满，甚则恶心、呕吐。②急重表现：起即心胸憋闷烦躁，胸腔大痛，或吐或泻，或欲吐不吐、欲泻不泻，甚则猝然眩晕昏倒，面唇青白，口噤不语，昏厥如尸，手足厥冷，或头额冷汗如珠，或全身无汗，青筋外露，针放无血，痧点时现时隐，唇舌青黑，均为病情危重的表现。

现代医学认为，痧是皮肤或皮下毛细血管破裂，是一种自然溶血现象，易出现在经络不通畅，血液循环较差的部位，它不同于外伤瘀血、肿胀。它阻碍气血的运行，营养物质和代谢产物的交换，引发组织器官的病变，故中医有"百病皆可发痧"之说。相反，刮痧可使经络通畅，瘀血肿胀吸收加快，疼痛减轻或消失，所以刮痧可以促进疾病的早日康复。临床上我们把患者皮肤上用特制的刮痧器具刮出的红色、紫红色斑点、斑块称之为痧。"痧"是形成诸多疾病和加速人体衰老的有害毒素，也可以说是从微循环中分离出来的瘀血及病理产物。

刮痧疗法的渊源

刮痧疗法的雏形可追溯到旧石器时代，人们患病时往往会本能地用手或石片抚摩、捶击体表某一部位，有时竟使疾病获得缓解。通过长期的发展与积累，逐步形成了砭石治病的方法。砭石是针刺术、刮痧法的萌芽阶段，刮痧疗法可以说是砭石疗法的延续、发展或另一种存在形式。随历史之发展，刮痧未能像针灸等疗法一样得以系统发展，而是流于民间。

相传在远古时期，人类发明火之后，在用火取暖时发现火在烤到身体的某些部位时，会很舒服。后来人类又发现当石头被烘烤热了刺激身体时，可以治疗风湿、肿毒（以前的人类都居住在原始的山洞中，很容易患风湿、肿毒）。再后来人类又发现可以用砭石烤热后刺破脓肿。渐渐地，当时的人类就觉得用热的石头可以治愈一些疾病，这就是"刮痧"治病的雏形。

到了青铜器时代，人们发明了冶金技术，随着冶金技术的发展，可以冶炼出铁。铁比砭石更加精细，于是当时的人类把铁制作成像现代人用的针一样去治疗疾病。随着针灸经络理论的发展，在民间开始流传用边沿钝滑的铜钱、汤匙、瓷杯盖、钱币、玉器、纽扣等器具，在皮肤表面相关经络部位反复刮动，直到皮下出现红色或紫色瘀斑，来达到开泄腠理、祛邪外出、调理痧证的方法。在不断的实践中，被演绎成一种自然疗法——刮痧健康疗法。

较早有文字记载刮痧的，是元代医家危亦林在公元1337年撰成的《世医得效方》。"痧"字是从"沙"衍变而来，最早的"沙"是指一种病症。刮痧使体内的痧毒，即体内的病理产物得以外排，从而达到治愈痧证的目的。因很多病症刮拭过的皮肤表面会出现红色、紫红色或暗青色的类似"沙"样的斑点，人们便逐渐将这种疗法称为"刮痧疗法"。

宋代王裴《指述方瘴疟论》称之为"挑草子"。《保赤推拿法》记载："刮

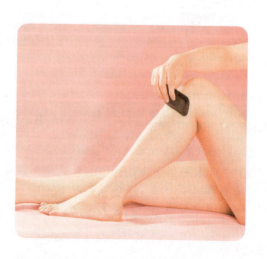

第一章 刮痧：历久弥新的古老疗法

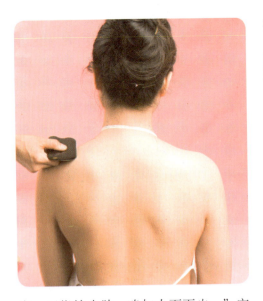

者，医指挼皮肤，略加力而下也。"它多用于治疗痧证，即夏季外感中暑或湿热温疟疫毒之疾，皮肤每每出现花红斑点，亦称"夏法"。元明以后，民间治疗痧病的经验引起医学家的注意。如，危亦林的《世医得效方》就对"搅肠沙"进行了记述："心腹绞痛，冷汗出，胀闷欲绝，欲谓搅肠沙。"又如，杨清叟《仙传外科秘方》、王肯堂《证治准绳》、虞抟《医学正传》、龚廷贤《寿世保元》、张景岳《景岳全书》等均记载了有关痧证及治疗的经验。至清代，郭志邃撰写了第一部刮痧专著《痧胀玉衡》，从痧的病源、流行、表现、分类、刮痧方法、工具及综合治疗方法等方面都做了较为详细的论述。例如，在治疗方面指出，"背脊颈骨上下，及胸前胁肋，两背肩痧，用铜钱蘸香油刮之。头额腿上痧，用棉沙线或麻线蘸香油刮之。大小腹软肉内痧，用食盐以手擦之"。此后又有另一部刮痧专著——陆乐山的《养生镜》问世。此二书成为能使刮痧跃为一门专科技术的基石。从此，清代论述痧病的专著日渐增多，有10多部，其他著作中记载刮痧医术的则更多。

刮痧的奥妙

刮痧是以中医经络腧穴理论为指导，通过特制的刮痧器具和相应的手法，蘸取一定的介质，在体表进行反复刮动、摩擦，使皮肤局部出现红色粟粒状，或暗红色出血点等"出痧"变化，从而达到活血透痧的作用。还可配合针灸、拔罐、刺络放血等疗法使用，加强活血化瘀、驱邪排毒的效果。因其简、便、廉、效的特点，临床应用广泛，适合医疗及家庭保健。

奥妙一：刮痧可保健防病

刮痧疗法的预防保健作用又包括健康保健预防与疾病防变两类。刮痧疗法的作用部位是体表皮肤。皮肤是机体暴露于外的最表浅部分，直接接触外界，且对外界气候等变化起适应与防卫作用。健康人常做刮痧（如取背俞穴、足三里穴等）可增强卫气，卫气强则护表能力强，外邪不易侵表，机体自可安康。若外邪侵表，出现恶寒、发热、鼻塞、流涕等表证，及时刮痧（如取肺俞、中府等）可将表邪祛除，以免表邪不祛，蔓延进入五脏六腑而生大病。

奥妙二：刮痧可活血祛瘀

刮痧可调节肌肉的收缩和舒张，使组织间压力得到调节，以促进刮拭组织周围的血液循环，增加组织流量，从而起到"活血化瘀""祛瘀生新"的作用。

奥妙三：刮痧可调整阴阳

刮痧对内脏功能有明显的调整阴阳平衡的作用。如肠蠕动亢进者，在腹部和背部等处使用刮痧手法可使亢进者受到抑制而恢复正常。反之，肠蠕动功能减退者，则可促进其蠕动恢复正常。这说明刮痧可以改善和调整脏腑功能，使脏腑阴阳得到平衡。

奥妙四：刮痧可舒筋通络

肌肉附着点和筋膜、韧带、关节囊等受损伤的软组织可发出疼痛信号，通过神经的反射作用，使有关组织处于警觉状态，肌肉的收缩、紧张直到痉挛便是这一警觉状态的反映。其目的是为了减少肢体活动，从而减轻疼痛，这是人体自然的保护反应。此时，若不及时治疗，或是治疗不彻底，损伤组织可形成不同程度的粘连、纤维化或疤痕化，以致不断地发出有害的冲动，加重疼痛、压痛和肌肉收缩紧张，继而又可在周围组织引起继发性疼痛病灶，形成新陈代谢障碍，进一步加重"不通则痛"的病理变化。

奥妙五：刮痧可调整信息

人体的各个脏器都有其特定的生物信息（各脏器的固有频率及生物电等）。当脏器发生病变时，有关的生物信息就会发生变化，而脏器生物信息的改变可影响整个系统乃至全身的机能平衡。

刮痧可以通过各种刺激或各种能量传递的形式作用于体表的特定部位，产生一定的生物信息，然后通过信息传递系统输入到有关脏器，对失常的生物信息加以调整，从而起到对病变脏器的调整作用。这是刮痧治病和保健的依据之一。如用刮法、点法、按法刺激内关穴，输入调整信息，可调整冠状动脉的血液循环，延长左心室射血时间，使心绞痛患者的心肌收缩力增强，心排血量增加，改善冠心病患者心电图的S-T段和T波，增加其冠脉流量和血氧供给等。

奥妙六：刮痧可排除毒素

刮痧的过程（用刮法使皮肤出痧）可使局部组织形成高度充血，血管神经受到刺激使血管扩张。血流增快、吞噬作用及搬运力量加强，使体内废物、毒素加速排除，组织细胞得到营养，从而使血液得到净化，增加了全身抵抗力，可以减轻病情，促进康复。

奥妙七：行气活血

气血通过经络系统的传输对人体起着濡养、温煦等作用。刮痧作用于肌表，使经络通畅、气血通达，则瘀血化散，凝滞固塞得以崩解消除，全身气血通达无碍，局部疼痛得以减轻或消失。

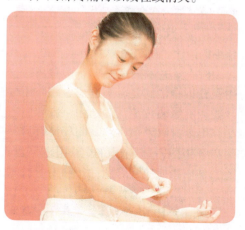

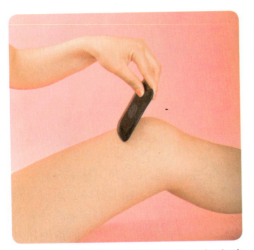
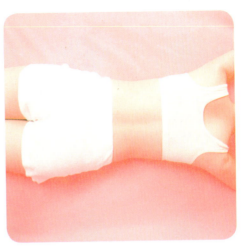

现代医学认为,刮痧可使局部皮肤充血,毛细血管扩张,血液循环加快;另外刮痧的刺激可通过神经—内分泌调节血管舒、缩功能和血管壁的通透性,增强局部血液供应而改善全身血液循环。刮痧出痧的过程是一种血管扩张渐至毛细血管破裂,血流外溢,皮肤局部形成瘀血、斑的现象,此等血凝块(出痧)不久即能溃散,并起自体溶血作用,形成一种新的刺激素,能加强局部的新陈代谢,有消炎的作用。

自体溶血是一个延缓的良性弱刺激过程。其不但可以刺激免疫机能,使其得到调整,还可以通过向心性神经作用于大脑皮质,继续起到调节大脑的兴奋与抑制过程和内分泌系统的平衡。

刮痧的禁忌证

1. 凡危重病症,如急性传染病、重症心脏病、肾功能衰竭、全身重度浮肿、中风等,应立即送医院治疗,禁用本疗法。

2. 凡刮治部位的皮肤有溃烂、损伤、炎症,均不能用本疗法,如初愈也不宜采用。

3. 饱食后或饥饿时,以及对刮痧有恐惧者忌用本疗法。

刮痧的注意事项

1. 治疗时,室内要保持空气流通,如天气转凉或天冷时应用本疗法要注意避免感受风寒。

2. 不能干刮,工具必须边缘光滑,没有破损。

3. 初刮时试3~5下即见皮肤青紫而患者并不觉痛者,为本疗法适应证。如见皮肤发红,患者呼痛,则非本疗法适应证,应送医院诊治。

4. 要掌握手法轻重,由上而下顺刮,并时时蘸植物油或水保持润滑,以免刮伤皮肤。

5. 刮痧疗法的体位可根据需要而定,一般有仰卧、俯卧、仰靠、俯靠等,以患者舒适为度。

6. 刮痧的条数多少,应视具体情况而定,一般每处刮2~4条,每条长约2~3寸即可。

7. 刮完后应擦干油或水渍,并在青紫处抹少量祛风油,让患者休息片刻。

如患者自觉胸中郁闷、心里发热等，再在患者胸前两侧第三、四肋间隙处各刮一道即可平静。

8. 刮痧后患者不宜发怒、烦躁或忧思焦虑，应保持情绪平静。同时，忌食生冷瓜果和油腻食品。

9. 如刮痧后，病情反而更加不适者，应即送医院诊治。

> **温馨小贴士**
>
> 本疗法长期为人们喜用，方便易行，副作用小，疗效亦较明显，具有独特的优势。尤其在不能及时服药或不能进行其他治疗方法时，更能发挥它的治疗效用。故值得进一步总结推广，扩大应用范围。

刮痧时的不同反应所表示的健康状况

刮痧时有出痧与不出痧的区别，刮痧板下会有平顺、不平顺、砂砾、结节、肌肉紧张僵硬或松弛痿软等不同的感觉，这些感觉统称为"阳性反应"。刮痧时出现的这些不同反应分别提示刮拭部位不同的健康状况。

不出痧：身体健康

刮痧时不出现痧斑，也没有疼痛或刮痧板下不平顺的感觉，提示经脉气血通畅，身体健康。

出现痧斑：血脉瘀滞

刮痧时出痧，当刮拭停止，出痧也立即停止。提示局部血流缓慢，经脉有气滞血瘀现象。痧象颜色深浅、形态疏密、范围大小与局部血脉瘀滞的时间长短、严重程度、范围有关。血脉瘀滞时间越长，血液中代谢产物越多；痧色越深，痧象越密集，范围越大。

出现阳性反应：经脉缺氧

阳性反应就是刮痧时感觉刮痧板下不平顺，有砂砾、结节等障碍阻力。同是经脉气血不畅，组织器官细胞缺氧，为什么有的部位会出痧，有的部位却出现不平顺、砂砾、结节等阳性反应呢？这主要是局部血液循环状态决定的。因血流受阻，血脉空虚而气血不足所致的细胞缺氧，局部组织会出现增生或粘连反应，刮拭就不会出痧，却有不平顺的阳性反应物。

经脉气血运行障碍的部位，因其障碍的原因、性质和程度不同，阳性反应的状态、性质则有所区别。经脉缺氧的时间越长，阳性反应越明显。刮痧时皮肤的涩感、轻微疼痛，刮痧板下发现气泡、沙砾样感觉是经络气血轻度瘀滞的表现。出现结节，说明经络气血瘀滞时间较长。结节越大、越硬，说明组织粘连或纤维化、钙化的程度越高，病变的时间越长。

疼痛：亚健康症状

疼痛也是阳性反应的一种表现。当气血瘀滞或血脉空虚而气血不足，细胞缺氧影响到神经失调时，刮痧还会出现疼痛反应，即中医所说"不通则痛"。疼痛多提示目前正是有亚健康症状表现的时候。

身体会说话——透过痧象看健康

中医有句话叫：有诸内必形之于外。

第一章 刮痧：历久弥新的古老疗法

刮痧治疗后出痧由多变少，由密变疏，由斑块变成散点；痧色由深变浅，由暗变红；阳性反应的结节，由大变小，由硬变软；疼痛由重变轻，说明治疗有效，为健康状况好转或疾病趋愈的变化。对于气血不足之虚证，刮后出痧先少后多，再由多变少的过程，也可视为健康状况好转或疾病向愈的变化。

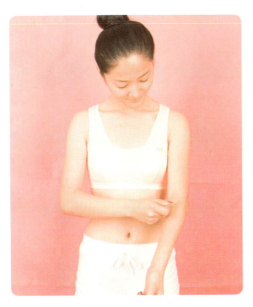

这也是由于经络运行气血、沟通表里、联络肢节的作用之体现。刮痧将体内的病变通过经脉的作用反应于体表，所以我们通过出痧情况就能知道身体的健康状况。

痧的色泽、形态，多少与人的体质及病性有密切关系。痧象颜色鲜红、光泽度好，提示血脉瘀滞的时间短，也提示热证、炎症；痧象紫红色提示经脉瘀滞时间相对较长；紫黑色或青黑色痧提示经脉瘀滞的时间长；寒证或陈旧性病症，以及晦暗无光的痧象，不但提示瘀证、寒证也提示正气虚弱。同样的病症，出痧多而快为实证、热证、血瘀证、血寒证、痰湿证，可以按以上的痧象分类判断经脉的瘀滞程度。出痧慢而少，或者刮痧后毛孔张开，却不出痧，可以见于有症状表现的气血不足之虚证、寒证，以及骨骼、肌腱、韧带的病变部位，这种情况则不按以上的痧象分类判断病情的轻重程度。

刮痧必备工具，你值得拥有

古代用汤勺、铜钱、嫩竹板等作为刮痧器具，用麻油、水、酒作为润滑剂。这些器具虽然取材方便，能起到一些刮痧治疗作用，但因其简陋，很难达到对经穴应有的刺激强度，本身也无药物治疗作用，现在均已很少应用。现代刮痧之所以有显著的效果是因为有专用的刮痧板、刮痧油和美容刮痧乳，既能对经穴达到应有的刺激强度又能减轻刮拭疼痛，增加舒适感。

器具的选择直接关系到刮痧治病保健、美容养颜的效果。刮痧治病保健、美容养颜选用经过专门设计加工的有药物治疗作用而没有副作用的刮痧板。刮痧的润滑剂选用专门研制加工的刮痧油和美容刮痧乳。所选器具能发挥双重作用，既能作为刮痧器具使用，其本身又有治疗作用，可以明显提高刮痧的疗效。

刮痧板是刮痧的主要器具，是一种治病防病的非药物无损伤的自然健康疗法器具。常用的刮痧板有半圆形、鱼形、三角形、椭圆形等。根据刮痧板的材质不同，分为不同类别的刮痧板，如牛角刮痧板、玉质刮痧板等。那么，刮痧板什么材质好？又有哪些治病养生功效呢？

刮痧板的种类

牛角类

特点与功效 是民间传统最好的刮痧器具,所用的材质有水牛角、黄牛角、牦牛角、绵羊角等,各具作用。其中以水牛角刮痧板使用最为广泛。水牛角味辛、咸、寒。辛可发散行气、活血润养,咸能软坚润下,寒能清热解毒,具有发散、行气、清热、凉血、解毒,以及活血、化瘀的作用。

注意事项 忌热水长时间浸泡、火烤或电烤;刮痧后需立即把刮板擦干,涂上橄榄油,并存放于刮板套内。

玉石类

特点与功效 玉性味甘、平,入肺经,润心肺,清肺热。据《本草纲目》介绍,玉具有清音哑,止烦渴,定虚喘,安神明,滋养五脏六腑的作用,是具有清纯之气的良药,可避秽浊之病气。玉石含有人体所需的多种微量元素,有滋阴清热、养神宁志、健身祛病的作用。玉质刮痧板有助于行气活血、疏通经络而没有副作用。

注意事项 用完后要注意清洁,避免碰撞,避免与化学试剂接触。

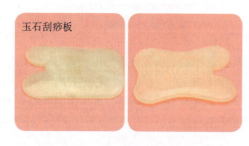

玉石刮痧板

砭石类

特点与功效 又称砭板,是用泗滨砭石(泗滨浮石)制成的可用作刮痧的保健砭具,几乎适用于砭术十六法中的所有砭术,是所有款式砭具中用途最广泛的。分大中小三种型号,尤其是大号砭板,刮痧效果尤其好。需要注意的是砭板和刮痧板的概念不完全相同。首先,砭板是用泗滨浮石制作,具有特殊的能量场,直接或间接接触人体均可以改善人体微循环,起到活血化瘀、治疗疾病的作用;再者,由于泗滨浮石的特性,使用砭板进行治疗时,并不要求出痧,就能达到较好的疏通经络、排宣热毒的作用;还有,由于泗滨浮石具有微晶结构,质地光滑细腻,作用于人体有非常舒服的感觉,不需要润滑油等介质,隔一层棉织物作用于人体,患者皮肤不会有不适的反应。这就是使用多功能砭板实施刮法的特点。

注意事项 因砭石可能含有有害物质,购买时需认真辨别真伪,购买经国家权威部门检测不含有害物质的砭石。

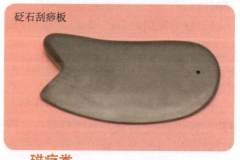

砭石刮痧板

磁疗类

特点与功效 磁疗刮痧板是结合传统工艺与现代磁疗技术为一体的刮痧器具,以水牛角磁疗刮痧板使用最为广泛。

"磁"是一种金属氧化物,我国用磁治病已有悠久历史。汉代司马迁《史记·扁鹊仓公传列》中就记载了已发现一种称之为"磁石"的天然矿物,具有磁性并可治疗疾病。唐代著名医药学家孙思邈在《千金方》中记述:用磁石、朱砂、六曲制成的蜜丸,治疗眼病时"常顺益眼力,众方不及",还说"主明目,百岁可读论书"。中国四大发明之一的"指南针"就是利用磁制成的。在《本草纲目》《中药大辞典》等著名药书中,用磁治病的药方也多有记载。"磁疗法"早已被医务界普遍采用,它可引起人体神经、体液代谢等一系列变化,具有活血、化瘀、消肿、止痛、消炎、镇痛等作用。经过几千年的医学的发展,近年来国内外医学专家对磁疗有了更深的认识。

注意事项 用完后要注意清洁,避免碰撞,避免与化学试剂接触。

刮痧板的样式

刮痧板的选择其次就是形状。从形状上来说,刮痧板有鱼形、长方形、三角形,还有这几种形状的变形,如齿梳形等。一般来说,鱼形和三角形的更适合点擦式,如找一些相关的穴位等。其次不管什么形状的,最好是选择两边厚薄不一致的,厚的一边可以作为日常保健用,薄的一边可以理疗用。

鱼形

根据人体面部生理结构设计的面部专用刮痧板。水牛角精制而成,外形似鱼,符合人体面部的骨骼结构,便于刮拭及疏通经络。鱼形刮痧板常用两只,左右手各一只配合使用。面部刮痧是以鼻梁为中线,用刮痧板分别向左右两侧刮拭,从上到下,由内向外,先刮前额部,再刮两颧,最后刮下颌部。刮后面部会有热烘烘的感觉,这是气血运行的正常反应。用面部刮痧会收到意想不到的效果,面部刮痧不仅能改善面部血管的微循环,增加血液、淋巴液及体液的流量,使皮肤中的细胞得到充分的营养和氧气。加速细胞的新陈代谢,起到了排毒养颜、舒缓皱纹、行气消斑、保健养颜的功效。同时对眼、鼻、口腔、面部也能起到很好的保健作用。

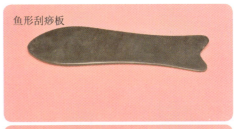

鱼形刮痧板

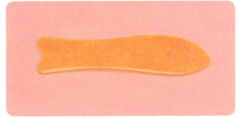

梳形

梳型的一端可用于头部经络的疏通,另一端为波浪形,可作用于点按头部相应的穴位。梳形刮痧板刮拭头部,点按百会穴及四神聪穴能活跃大脑皮层,增加记忆和思维能力,帮助缓解不安与焦虑,同时刺激毛囊,减少脱发,激发毛发再生,促使白发变黑,具有美发护发的功效。

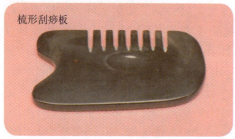

梳形刮痧板

三角形

用于四肢及颈部刮拭、穴位的打通。可通利关节、疏通经脉，使四肢活动自如，抗寒抵暖；并可活跃颈部网络组织细胞，防止颈部皮肤下垂，减缓衰老。

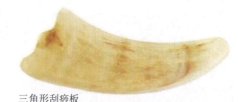

三角形刮痧板

温馨小贴士

如何保养、保存刮痧板呢？

牛角和玉制的刮痧板，刮拭完毕可用肥皂水洗净擦干或以酒精擦拭。角制品刮痧板系天然材料手工制作，具有生物活性，保健功效好，制品具有脆性，忌摔，忌用力拉折，忌热水长时间浸泡。最好不要长时间放置在浴室中或者长年累月扔在桌子上，制品暴露在空气当中会慢慢氧化、老化，就可能出现轻度弯曲现象，严重的会出现裂纹，影响使用寿命。所以使用完之后最好擦上橄榄油、润肤霜之类的保护剂，最好放在塑料袋或专用皮套内保存。玉制的刮痧板在保存时要避免磕碰。

刮痧时的辅助用品

刮痧油、刮痧乳

刮痧油 刮痧油是中医外用药，红棕色澄清液体，配合刮痧疗法使用。专业的刮痧油应选用具有活血化瘀、清热解毒、消炎镇痛而没有毒副作用的中草药及渗透性强、润滑性好的植物油加工而成。中药的治疗作用有助于疏经通络、活血化瘀、排毒驱邪，而植物油有助于滋润皮肤。请勿使用其他药剂代替刮痧油，以免发生不良副作用。刮痧油属于外用药，切不可内服。刮痧油中含有乙醇，应避火使用和保存。

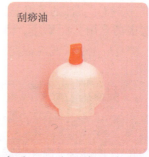

刮痧油

刮痧乳 因为刮痧油涂在面部会流进眼睛或顺面颊而下流至脖颈，所以面部刮痧选用特制的美容刮痧乳。美容刮痧乳渗透性及润滑性好，其中的中药成分有活血化瘀，改善面部微循环，滋养皮肤的功效。

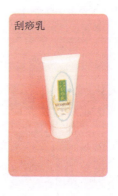

刮痧乳

第一章 刮痧：历久弥新的古老疗法

温馨小贴士

如何自制刮痧油？

生姜150克，葱白150克，丹皮30克，薄荷30克，红花15克，连翘30克，薄荷脑3克，冰片3克，95%酒精1000ml，甘油300ml。

将葱、姜切碎，另4味打成粗粉，浸泡于95%酒精中7天，过滤后加入薄荷脑、冰片，再加入甘油，摇匀即可，用小瓶分装使用。

持板方法

正确的持板方法是用手握着刮痧板，将刮痧板的长边横靠在手掌心部位，大拇指及其他四个手指弯曲，分别握住刮痧板的两侧，刮痧时用手掌心部位施加向下的按压力。刮拭时应单方向刮，不要来回刮。身体平坦部位和凹陷部位的刮拭手法不同，持板的方法也有区别，下面会详细地介绍。

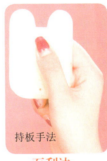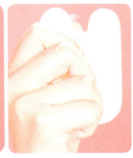

持板手法

面刮法

面刮法是刮痧最常用、最基本的刮拭方法。手持刮痧板，向刮拭的方向倾斜30°～60°，以45°角应用最为广泛，根据部位的需要，将刮痧板的1/2长边或整个长边接触皮肤，自上而下或从内到外均匀地向同一方向直线刮拭。面刮法适用于身体比较平坦部位的经络和穴位。

毛巾或洁净的纸巾

用于刮拭前的清洁、刮拭过程中和刮拭后的擦拭。要选用清洁卫生，质地柔软，对皮肤无刺激、无伤害的棉质毛巾或洁净纸巾。

事半功倍—掌握刮痧的技巧和要领

刮痧板的持法和用法

刮痧板是刮痧使用的工具，只有正确地使用刮痧板，才能起到保健治病的作用。刮痧板分为厚面、薄面和棱角。治疗疾病时多用薄面刮拭皮肤，保健多用厚面刮拭皮肤，关节附近穴位和需要点按穴位时多用棱角刮拭。操作时要掌握好"三度一向"，促使出痧，缩短刺激时间，控制刺激强度，减少局部疼痛的感觉，下面向大家详细介绍如何使用刮痧板。

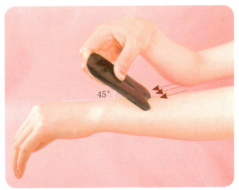

平刮法

操作方法与面刮法相似，只是刮痧板向刮拭的方向倾斜的角度小于15°，并且向下的渗透力比较大,刮拭速度缓慢。平刮法是诊断和刮拭疼痛区域的常用方法。

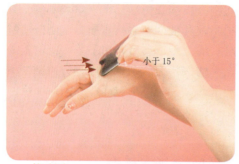

推刮法

操作方法与面刮法相似,刮痧板向刮拭的方向倾斜的角度小于45°(面部刮痧小于15°),刮拭的按压力大于平刮法,刮拭的速度也慢于平刮法,每次刮拭的长度要短。推刮法可以发现细小的阳性反应,是诊断和刮拭疼痛区域的常用方法。

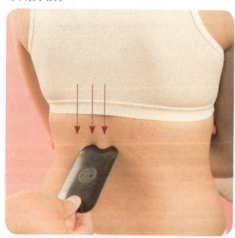

单角刮法

用刮痧板的一个角部在穴位处自上而下刮拭,刮痧板向刮拭方向倾斜45°。这种刮拭方法多用于肩部肩贞穴,胸部膻中、中府、云门穴,颈部风池穴。

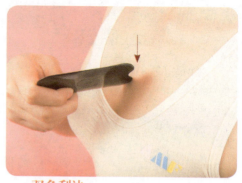

双角刮法

用刮痧板凹槽处的两角部刮拭,以凹槽部位对准脊椎棘突,凹槽两侧的双角放在脊椎棘突和两侧横突之间的部位,刮痧板向下倾斜45°,自上而下地刮拭。这种刮拭方法常用于脊椎部位的诊断、保健和治疗。

点按法

将刮痧板角部与穴位呈90°垂直,向下按压,由轻到重,逐渐加力,片刻后迅速抬起,使肌肉复原,多次重复,手法连贯。这种刮拭方法适用于无骨骼的软组织处和骨骼缝隙、凹陷部位,如人中、膝眼穴。

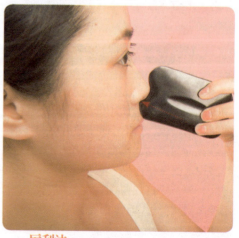

厉刮法

用刮痧板角部与穴区呈90°垂直,刮痧板始终不离皮肤,并施以一定的压

第一章 刮痧：历久弥新的古老疗法

力，作短距离（约1寸长）前后或左右摩擦刮拭。这种刮拭方法适用于头部全息穴区的诊断和治疗。

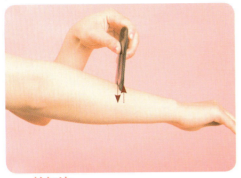

拍打法

以痧板面为工具拍击需施治的穴位或部位，称为拍打法。施术者以单手紧握刮痧板一端，以刮痧板面为着力点在腕关节自然屈伸的带动下，一落一起有节奏地拍而打之。一般以腕为中心的活动带动刮痧板拍打为轻力，以肘为中心的活动带动刮痧板拍打为中力。在拍打施力时，臂部要放松，着力大小应保持均匀、适度，忌忽快忽慢。此法常用于肩背部、腰部及上下肢如肘窝和膝窝。

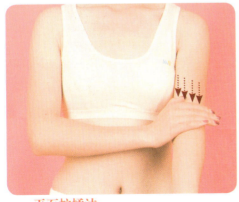

平面按揉法

用刮痧板角部的平面以小于20°按压在穴位上，做柔和、缓慢的旋转运动，刮痧板角部平面始终不离开所接触的皮肤，按揉压力应渗透至皮下组织或肌肉。

这种刮拭方法常用于对脏腑有强壮作用的穴位，如合谷、足三里、内关穴，以及对手足全息穴区、后颈、背腰部全息穴区中疼痛敏感点的诊断和治疗。

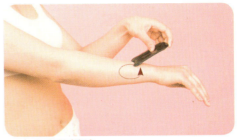

垂直按揉法

垂直按揉法将刮痧板的边缘以90°按压在穴区上，刮痧板始终不离开所接触的皮肤，作柔和的慢速按揉。垂直按揉法适用于骨缝部穴位，以及第2掌骨桡侧全息穴区的诊断和治疗。

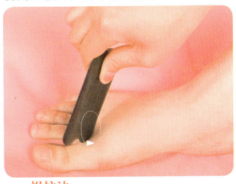

提拉法

两手各持一块刮痧板，放在面部一侧，用刮痧板整个长边接触皮肤，刮痧板向刮拭的方向倾斜，倾斜的角度为20°～30°，两块刮痧板交替从下向上刮拭，刮拭的按压力渗透到肌肉的深部，以肌肉运动带动皮肤向上提升，边提升边刮拭。向上提升的拉力和向下按压力度相等。提拉法有防止肌肤下垂，运动肌肉，促进肌肉收缩的作用。

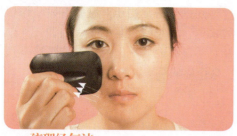

疏理经气法

按经络走向，用刮板自下而上或自上而下循经刮拭，用力轻柔均匀，平稳和缓，连续不断。一次刮拭面宜长，一般从肘膝关节部位刮至指趾尖。常用于治疗刮痧结束后或保健刮痧时对经络进行整体调理，松弛肌肉，消除疲劳。

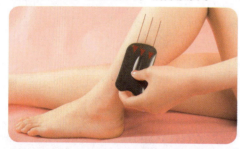

刮痧的补泻手法

刮痧的补泻手法是根据刮拭力量和速度两种因素决定的。在进行治疗时，对不同体质与不同病症者应采用不同的补泻手法。一般分为三种手法：补法、泻法和平补平泻法。

补法

补法刮拭按压力小，速度慢，能激发人体正气，使低下的机能恢复旺盛。临床多用于年老、体弱、久病、重病或形体瘦弱之虚证患者。

具有以下特点的刮法为补法。

1. 刺激时间短，对皮肤、肌肉、细胞有兴奋作用；
2. 作用时间较长的轻刺激，能活跃器官的生理机能；
3. 刮拭速度较慢；
4. 选择痧痕点数少；
5. 刮拭顺经脉循行方向；
6. 刮拭后加温灸。

泻法

泻法刮拭按压力大，速度快，能疏泄病邪、使亢进的机能恢复正常。临床多用于年轻、体壮，新病、急病或形体壮实的实证患者。

具有以下特点的刮法为泻法。

1. 刺激时间长、作用深，对皮肤、肌肉、细胞有抑制作用；
2. 作用时间较短的重刺激，能抑制器官的生理机能；
3. 刮拭速度较快；
4. 选择痧痕点数多；
5. 刮拭逆经脉循行方向；
6. 刮拭后加拔罐。

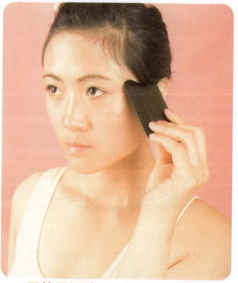

平补平泻法

平补平泻法亦称平刮法，有三种刮

拭手法。第一种为按压力大，速度慢；第二种为按压力小，速度快；第三种为按压力中等，速度适中。具体应用时可根据患者病情和体质而灵活选用。其中按压力中等，速度适中的手法易被患者接受。平补平泻法介于补法和泻法之间，常用于正常人保健或虚实兼见证的治疗。

介于补法和泻法之间，具体有3种刮拭特点。

1. 刮拭按压力大，速度慢；
2. 刮拭按压力小，速度快；
3. 刮拭按压力及速度适中。

补泻手法的具体运用

一般都是根据患者的体质和病情确定刮拭手法。但不论何种证型，均应以补刮开始，然后根据体质和部位决定按压力的大小，再逐渐向平刮、泻刮法过渡，使患者有适应的过程。虚证型患者，以补刮法为主，治疗过程中在补刮的基础上，对主要的经络穴位，可以短时间运用平刮法，以增强治疗效果。实证型患者可以泻刮法治疗后，以补刮法收尾。或在治疗结束后，对所治经络采用疏经理气法调补气血。掌握脏腑辨证方法者，可据病情灵活运用，如虚实夹杂型，对经气实的经脉施以泻刮，经气虚的经脉施以补刮。

刮痧的常用体位

刮痧时对体位的选择，应以医者能够正确取穴，施术方便，患者感到舒适自然，并能持久配合为原则，这便是刮痧时选择正确体位的重要作用。

仰卧位：适用于胸腹部、头部、面部、颈部、四肢前侧的刮痧。

俯卧位：适用于头、颈、肩、背、腰、四肢的后侧刮痧。

侧卧位：适用于侧头部、面颊一侧，颈项和侧腹、侧胸，以及上下肢该侧的刮痧。

仰靠坐位：适用于前头、颜面、颈前和上胸部的刮痧。

俯伏坐位：适用于头顶、后头、项背部的刮痧。

侧伏坐位：适用于侧头、面颊、颈侧、耳部的刮痧。

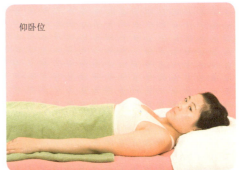
仰卧位

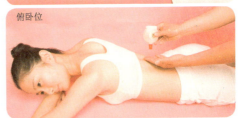
俯卧位

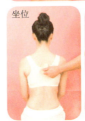 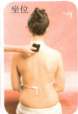 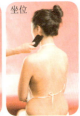
坐位　坐位　坐位

人体各部位的刮拭方法

根据人体各部位的解剖特点选用刮拭方法，根据病症需要决定刮拭顺序。

治疗过程中，应同一部位的经穴刮拭完毕后，再进行另一部位的经穴刮拭。治疗时应使患者体位舒适，有利于配合治疗，尽量减少穿脱衣服的次数。

头部

头部有头发覆盖，须在头发上面用面利法刮拭。不必涂刮痧润滑剂。为增强刮拭效果可使用刮板薄面边缘或刮板角部刮拭，每个部位刮30次左右，刮至头皮有发热感为宜。

太阳穴：太阳穴用刮板角部从前向后或从上向下刮拭。

头部两侧：刮板竖放在头维穴至下鬓角处，沿耳上发际向后下方刮至后发际处。

头顶部：头顶部以百会穴为界，向前额发际处或从前额发际处向百会穴处，由左至右依次刮拭。

后头部：后头部从百会穴向下刮至后颈部发际处，从左至右依次刮拭。风池穴处可用刮板角部刮拭。

头部也可采取以百会穴为中心，向四周呈放射状刮拭。

全息穴区：额顶带从前向后或从后向前刮拭。顶枕带及枕下旁带从上向下刮拭。顶颈前斜带或顶颈后斜带及顶后斜带从上向下刮拭。额中带、额旁带治疗呈上下刮拭，保健上下或左右方向刮拭均可。全息穴区的刮拭采用厉刮法。

用重力大面积刮拭。眼、口腔、耳、鼻病的治疗须经本人同意，才可刮出痧。刮拭的按力、方向、角度、次数均以刮拭方便和病患局部能耐受为准则。

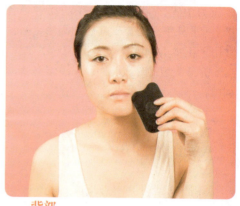

背部

背部由上向下刮拭。一般先刮后背正中线的督脉，再刮两侧的膀胱经和夹脊穴。

肩部应从颈部分别向两侧肩峰处刮拭。

用全息刮痧法时，先对穴区内督脉及两侧膀胱经附近的敏感压痛点采用局部按揉法，再从上向下刮拭穴区内的经脉。

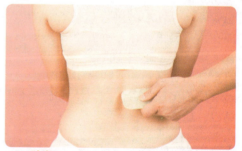

胸部

胸部正中线的任脉从天突穴到膻中穴，用刮板角部自上向下刮拭。

胸部两侧以身体前正中线的任脉为界，分别向左右（先左后右）用刮板整个边缘由内向外沿肋骨走向刮拭，注意隔过乳头部位。中府穴处宜用刮板角部从上向下刮拭。

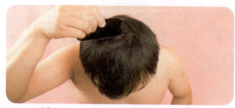

面部

面部由内向外按肌肉走向刮拭。面部出痧影响美观，因此手法须轻柔，忌

第一章 刮痧：历久弥新的古老疗法

刮拭要领及技巧

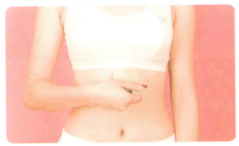

腹部

腹部由上向下刮拭。可用刮板的整个边缘或1/3边缘，自左侧依次向右侧刮。有内脏下垂者，应由下向上刮拭。

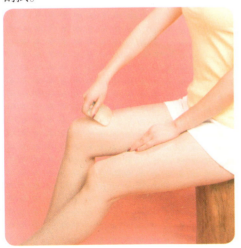

四肢

四肢由近端向远端刮拭，关节骨骼凸起部位应顺势减轻力度，下肢静脉曲张及下肢浮肿者，应从肢体末端向近端刮拭。

按压力要适中

刮痧时除向刮拭方向用力外，更重要的是要有对肌肤向下的按压力，因为经脉和全息穴区在人体有一定的深度，须使刮拭的作用力传导到深层组织，才有治疗作用。刮板作用力透及的深度应达到皮下组织或肌肉，如作用力大，可达到骨骼和内肌。刮痧最忌不使用按力，仅在皮肤表面摩擦，这种刮法，不但没有治疗效果，还会因反复摩擦，形成表皮水肿。但并不是按压力越大越好，人的体质、病情不同，治疗时按压力强度也不同。各部位的局部解剖结构不同，所能承受的压力强度也不相同，在骨骼凸起部位，按压力应较其他部位适当减轻。力度大小可根据患者体质、病情及承受能力决定。正确的刮拭手法，应始终保持按压力。

速度应均匀、平稳

刮拭速度决定舒适度及对组织的刺激强度。速度越慢疼痛越轻，刮拭速度过快会增加疼痛，也不能发现阳性反应，从而无法进行阳性反应诊断，更不能使刮痧的渗透力达到病所，产生刮痧疗效。正确的刮拭手法应慢速均匀，力度平稳。这样可以减轻疼痛，利于诊断和消除阳性反应，产生疗效。每次刮拭应速度均匀，力度平稳，切忌快速，或忽快忽慢、忽轻忽重、头轻尾重和头重尾轻。

点、面、线相结合

点即穴位，穴位是人体脏腑经络之气输注于体表的部位。面即指刮痧治疗时刮板边缘接触皮肤的部分，约有1寸宽。这个面，在经络来说是其皮部；在全息穴区来说，即为其穴区。线即指经脉，是经络系统中的主干线，循行于体表并连及深部，约有1mm宽。点、面、线相结合的刮拭方法，是在疏通经脉的同时，加强重点穴位的刺激，并掌握一定的刮拭宽度。因为刮拭的范围在经脉皮部的范围之内，经脉线就在皮部范围之下，刮拭有一定的宽度，便于准确地包含经络，而对全息穴区的刮拭，更是具有一定面积的区域。刮痧法，以疏通调整经络为主，重点穴位加强为辅。经络、穴位相比较，重在经络，刮拭时重点是找准经络，宁失其穴，不失其经。只要经络的位置准确，穴位就在其中，始终重视经络整体疏通调节的效果。点、面、线相结合的方法是刮痧的特点，也是刮痧简便易学、疗效显著的原因之一。

继续治疗。

顺序方向有讲究

整体刮拭的顺序是自上向下，先头部、背、腰部或胸、腹部，后四肢。背、腰部及胸、腹部可根据病情决定刮拭的先后顺序。每个部位一般先刮阳经，再刮阴经，先刮拭身体左侧，再刮拭身体右侧。

时间掌控好

一般每个部位刮3～5分钟，最长不超20分钟。还应根据患者的年龄、体质、病情、病程及刮痧的施术部位而灵活掌握刮拭时间。对于一些不出痧或出痧少的患者，不可强求出痧，以感到舒服为原则。刮痧次数一般是第一次刮完等3～5天，痧退后再进行第二次刮治。出痧后1～2天，皮肤可能轻度疼痛、发痒，这些反应属正常现象。

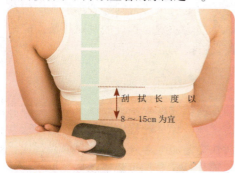

长度要适宜

在刮拭经络时，应有一定的刮拭长度，约8～15cm，如需要治疗的经脉较长，可分段刮拭。重点穴位的刮拭除凹陷部位外，也应有一定长度。一般以穴位为中心，上下总长度8～15cm，在穴位处重点用力。在刮拭过程中，一般需一个部位刮拭完毕后，再刮拭另一个部位。遇到病变反应较严重的经穴或穴区，刮拭反应较大时，为缓解疼痛，可先刮拭其他经穴处，让此处稍事休息后，再

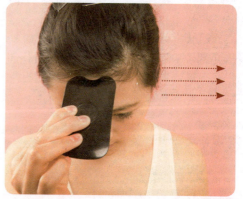

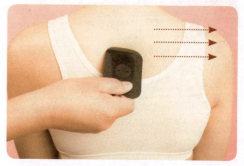

刮痧后的人体反应

正常反应

由于个体的差异，刮痧后皮肤表面出现红、紫、黑斑或疱的现象，临床上称为"出痧"，是一种正常刮痧治疗反应，数天即可自行消失，无需做特殊处理。刮痧，尤其是出痧后1~2天出现被刮拭的皮肤部位轻度疼痛、发痒、虫行感、自感体表冒冷、热气，皮肤表面出现风疹样变化等情况，均是正常现象。

晕刮

如在刮痧过程中，患者出现头晕、目眩、心慌、出冷汗、面色苍白、四肢发冷、恶心欲吐或神昏仆倒等晕刮现象，应及时停止刮拭，迅速让患者平卧，取头低脚高体位。让患者饮用一杯温糖水，并注意保温。迅速用刮痧板刮拭患者百会穴(重刮)，人中穴(棱角轻刮)，内关穴(重刮)，足三里(重刮)，涌泉穴(重刮)。静卧片刻即可恢复。

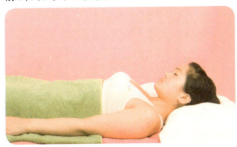

对于晕刮应注意预防

如初次接受刮痧治疗、精神过度紧张或身体虚弱者，应作好解释工作，消除患者对刮痧的顾虑，同时手法要轻。若饥饿、疲劳、大渴时，不要对其刮痧，应令进食、休息、饮水后再予刮拭。医者在刮痧过程中要精神专注，随时注意患者的神色，询问患者的感受，一旦有不适情况应及时纠正或及早采取处理措施，防患于未然。

刮痧步骤演示

选择工具

刮痧板应边缘光滑，边角钝圆，厚薄适中。应仔细检查其边缘有无裂纹及粗糙处，以免伤及皮肤。

让刮痧对象放松

应先向初次刮痧者介绍刮痧的一般常识。对精神紧张、疼痛敏感者，更应作好解释安抚工作，以便取得患者的积极配合。

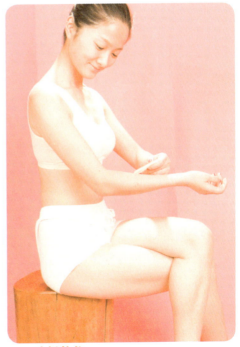

选择体位

应选择既便于刮痧者操作，又能充分暴露所刮的部位，还能使患者感到舒适，有利于刮拭部位肌肉放松，可以持久配合的体位。

一般采取坐位，选用有靠背的椅子。刮腰背部，男士面向椅背骑坐，女士侧坐，使其身体有所依靠。刮胸腹部、上肢及下肢前侧采取正坐位。刮下肢后侧采取双手扶靠椅背的站立姿势。病情重或体力衰弱的虚证患者可采取卧位，根据刮拭部位的需要可仰卧、俯卧或侧卧。被刮拭部位的肌肉放松有利于操作。

涂刮痧润滑剂

暴露出所刮拭的部位，在刮拭的经络穴位处涂刮痧润滑剂。使用活血润肤脂可从管口中挤出少量，涂抹在被刮拭部位，用刮板涂匀即可。如使用刮痧活血剂则将瓶口朝下，使刮痧活血剂从小孔中自行缓慢滴出，忌用手挤压。因刮痧活血剂过多，不仅不利于刮拭，还会顺皮肤流下弄脏衣服。

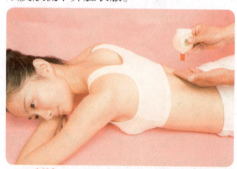

刮拭

手持刮板，先用刮板边缘将滴在皮肤上的刮痧润滑剂自下向上涂匀，再用刮板薄面约1寸宽的边缘，沿经络部位自上向下，或由内向外多次向同一方向刮拭。注意每次刮拭开始至结束力量要均匀一致，每条经络或穴区依病情需要刮20～30次左右。

刮痧后的处理

刮痧后一般不需特殊处理。用干净手纸或毛巾将刮拭部位的刮痧疏经活血剂拭干即可。亦可用手掌在刮拭部位进行按摩，使活血剂被皮肤充分吸收，可增加疗效。刮痧出痧后最好让患者饮一杯温开水（最好为淡糖盐水），休息15～20分钟即可离开。

专家答疑

刮痧时不出痧是什么原因？

从中医来讲，泻法主要针对实证，把身体多余的能量、毒素通过刮痧等方式加快排泄出体外。刮痧主要是以治病为主，其次才是保健作用。如果过度使用泻法，有可能使人更加疲惫，甚至还可能加重疾病。现在很多人会自行刮痧，但有的人一刮就出痧，有的人皮肤都刮破了也没有痧出来。这到底是为什么呢？

中医专家解释说，不出痧不是因为刮的力量不够，而是体质偏虚，气血不够充盛，顶不出痧来。刮痧、放血都比较适于治疗实性体质的人和实性的疾病，比如嗓子疼、扁桃体发炎化脓等。刮出的痧、放出的血，其实是自己的气血宣透了出来，随着宣透把病邪带了出来。

中医讲"久病无实""久病必虚"，慢性病一般会导致气血不足，需要用补的办法，穴位贴或者是艾灸使用的药物都是温热的，再选择有补益作用的穴位，效果和吃补药类似。而急性病很多属于气血瘀滞，可以通过放血、刮痧等办法，通过激化矛盾驱邪。

如果在治疗头疼时刮不出痧，可以试试用吹风机里的热风对着脖子后面吹吹，人体和受风有关的穴位都在那个部位，吹热风有散风的效果。

因此，刮痧时不出痧，不要着急，更不要进行过久、过重地刮痧以致出痧

第一章 刮痧：历久弥新的古老疗法

才罢休。

刮痧如何掌握好刺激度？

刮痧要注意掌握好刺激度。刮痧操作简便，适用范围广泛。正确的刮痧，可活血化瘀、祛湿除邪等。然而专家表示，不正确地刮痧，会使被刮拭者出现身体不适症状，或者加重原有病情。因此，在刮痧时一定要掌握好刺激度。

刮痧疗法和针灸、按摩等方法是一样的，都是对人体穴位进行刺激，只不过使用的工具不同而已。所以患者在刮痧过程中也可能出现不适症状。此时，应迅速停止刮痧，让患者平卧，并喝点温开水或温糖水，休息片刻，很快会好转，若不奏效，可迅速用刮痧板刮拭患者百会穴、人中穴、内关穴、足三里穴、涌泉穴急救。

和针灸一样，刮痧过程中可能像晕

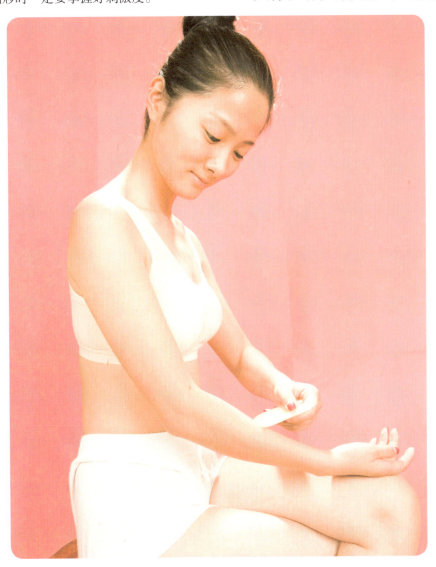

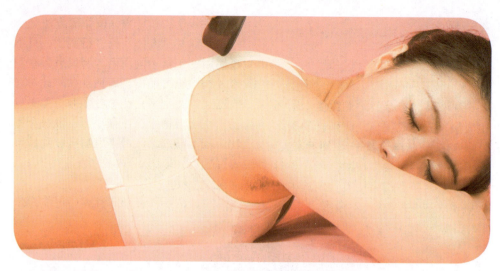

针一样出现晕刮。晕刮出现的症状为头晕、面色苍白、心慌、出冷汗、四肢发冷、恶心欲吐或头晕等。为预防刮痧出现意外,医生要特别注意掌握好刺激度,即患者所能够承受的强度和力度。另外,医生应做好预防措施和把握好刮痧的禁忌证。如空腹、过度疲劳患者忌刮;身体瘦弱、皮肤失去弹力者,施治局部痛肿、疮疡、溃烂或肿瘤患者,患有心脏病,水肿的患者,血友病、出血性和其他出血疾病患者则不能进行刮痧治疗。低血压、低血糖、过度虚弱和神经紧张特别怕痛的患者需要轻刮。

由于刮痧多少对皮肤存在一定的损伤,所以一次刮完后要等一段时间,一般为5~7天,再进行第二次刮痧。当皮肤有破损时,不宜刮痧。

刮痧是越痛越黑越好吗?

刮痧不是越痛越黑越好。刮痧是中医疗法的一种,通过刮痧可调整阴阳平衡,提高机体免疫力和抗病能力,还能解表祛邪、开窍醒脑、舒经通络、行气活血、祛湿化浊等。需注意的是,刮痧并不是越痛越黑越好。

刮痧是以中医皮部理论为基础,用器具(牛角、玉石)等在皮肤相关部位刮拭,以达到疏通经络、活血化瘀之目的。但值得注意的就是,很多人以为刮痧一定是感觉到疼痛难忍、刮得惨不忍睹才是最高境界。

其实这是错误观点,刮痧并非愈痛愈有效,也不是刮得又黑又紫才好。当刮拭部位出痧后呈现微红色或紫红色就可以停止。刮痧部位、力道等若掌握不当,片面追求出痧的颜色,不仅无效,还可以造成皮肉损伤。

有些患者刮不出痧,除了方法错误外,也可能是最近常刮或者病得太严重、身体太虚弱而不易刮出痧等原因造成,切忌用力过猛造成伤害。刮痧的相对适应证主要有感冒、发热、中暑、落枕、肩周炎、头痛、肠胃病、肌肉痉挛、腰肌劳损、风湿性关节炎等病症。

可见,刮痧并不是刮得越痛越黑越好,也并不是一定要刮到出痧为止。

刮拭腹部上脘穴、中脘穴、下脘穴

【选穴定位】

上脘：位于腹部，前正中线上，脐中上5寸。

中脘：位于上腹部，前正中线上，脐中上4寸。取穴时，可采用仰卧位，脐中与胸剑联合部（心窝上边）的中点为取穴部位。

下脘：位于上腹部，前正中线上，脐中上2寸。

【刮痧体位】可采取坐位，也可采取仰卧姿势，以自我感觉舒适为宜。

【刮拭方法】用面刮法从上向下刮拭腹部上脘穴、中脘穴、下脘穴。

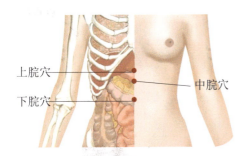

上脘穴　中脘穴　下脘穴

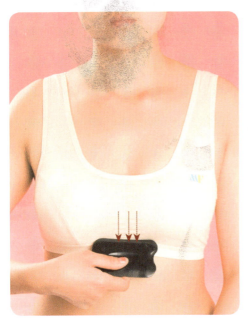

刮拭上肢内关穴

【选穴定位】

内关：位于前臂掌侧，曲泽与大陵的连线上，腕横纹上2寸，掌长肌肌腱与桡侧。取此穴道时应要患者采用正坐或仰卧，仰掌的姿势，从近手腕之横纹的中央，往上约2指宽的中央。

【刮痧体位】可采取坐位，也可采取仰卧姿势，以自我感觉舒适为宜。

【刮拭方法】用面刮法从上向下刮拭手臂内关穴。

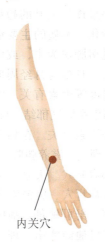

内关穴

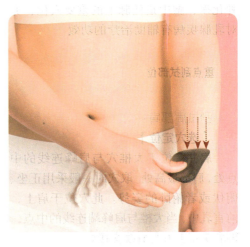

表1 常用骨度分寸表

分部	起止点	常用骨度	度量法	说明
头部	前发际至后发际	12寸	直寸	如前后发际不明,从眉心量至大椎穴作18寸,眉心至前发际3寸,大椎穴至后发际3寸
	耳后两完骨(乳突)之间	9寸	横寸	用于量头部的横寸
胸腹部	天突至歧骨(胸剑联合)	9寸	直寸	胸部与肋部取穴直寸,一般根据肋骨计算,每一肋骨折作1寸6分;"天突"指穴名的部位
	歧骨至脐中	8寸		
	脐中至横骨上廉(耻骨联合上缘)	5寸		
	两乳头之间	8寸	横寸	胸腹部取穴的横寸,可根据两乳头之间的距离折量。女性可用左右缺盆穴之间的宽度来代替两乳头之间的横寸
背腰部	大椎以下至尾骶	21寸	直寸	背部腧穴根据脊椎定穴。一般临床取穴,肩胛骨下角相当第7(胸)椎,髂嵴相当第16椎(第4腰椎棘突)
	两肩胛骨脊柱缘之间	6寸	横寸	
上肢部	腋前纹头(腋前皱襞)至肘横纹	9寸	直寸	用于手三阴、手三阳经的骨度分寸
	肘横纹至腕横纹	12寸		
侧胸部	腋以下至季胁	12寸	直寸	"季胁"指第11肋端
侧腹部	季胁以下至髀枢	9寸	直寸	"髀枢"指股骨大转子
下肢部	横骨上廉至内辅骨上廉(股骨内髁上缘)	18寸	直寸	用于足三阴经的骨度分寸
	内辅骨下廉(胫骨内髁下缘)至内踝高点	13寸		
	髀枢至膝中	19寸		用于足三阴经的骨度分寸;前面相当犊鼻穴,后面相当委中穴,臀横纹至膝中,作14寸折量
	臀横纹至膝中	14寸	直寸	
	膝中至外踝高点	16寸		
	外踝高点至足底	3寸		

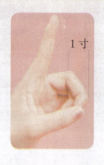

1寸

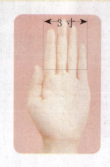

3寸

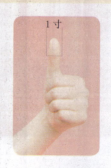

1寸

第二章 刮痧健体巧养生，健康自然来

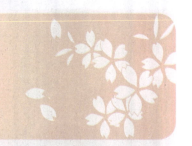

轻松健体，改善不良体质

气 虚

人体由于元气不足引起的一系列病理变化，称为气虚。气虚体质常见身体虚弱、面色苍白、呼吸短促、四肢乏力、头晕、动则汗出、语声低微等。气虚，包括元气、宗气、卫气的虚损，以及气的推动、温煦、防御、固摄和气化功能的减退，从而导致机体的某些功能活动低下或衰退，抗病能力下降等衰弱的现象。多由先天禀赋不足，或后天失养，或劳伤过度而耗损（"劳则气耗"），或久病不复，或肺脾肾等脏腑功能减退，气的生化不足等所致。刮拭胸背部及四肢相关穴位，可以益气健脾，增强身体抵抗力，从而有效地改善气虚体质。

重点刮拭部位

刮拭背部肺俞穴、脾俞穴、胃俞穴、肾俞穴、志室穴

【选穴定位】

肺俞：位于背部，第3胸椎棘突下，旁开1.5寸。大椎穴往下推3个椎骨，即为第3胸椎，其下缘左右旁开约2横指(食、中指)处为取穴部位。

脾俞：位于背部，第11胸椎棘突下，旁开1.5寸。与肚脐中相对应处即为第2腰椎，由第2腰椎往上摸3个椎体，即为第11胸椎，其棘突下缘左右旁开约2横指(食、中指)处为取穴部位。

胃俞：位于背部，第12胸椎棘突下，旁开1.5寸。取穴时，可采用俯卧的取穴姿势，该穴位于背部，当第12胸椎棘突下，左右旁开2横指宽处即是。

肾俞：位于腰部，第2腰椎棘突下，旁开1.5寸。与肚脐中相对应处即为第2腰椎，其棘突下缘左右旁开约2横指(食、中指)处为取穴部位。

志室：位于腰部，第2腰椎棘突下，旁开3寸。与肚脐中相对应处即为第2腰椎，其棘突下缘左右旁开4横指处为取穴部位。

【刮痧体位】可采取坐位，也可采取俯卧姿势，以方便刮拭和自我感觉舒适为宜。

【刮拭方法】用面刮法从上向下刮拭背部双侧肺俞穴、脾俞穴、胃俞穴、肾俞穴、志室穴。

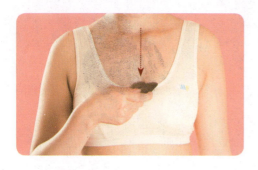

刮拭手腕部内关穴、大陵穴

【选穴定位】

内关：位于前臂掌侧，曲泽与大陵的连线上，腕横纹上2寸，掌长肌肌腱与桡侧腕屈肌肌腱之间。取穴时，患者采用正坐或仰卧，仰掌的姿势，从近手腕之横纹的中央，往上约2指宽的中央。

大陵：位于腕掌横纹的中点处，掌长肌腱与桡侧腕屈肌腱之间。

【刮痧体位】可采取坐位，也可采取仰卧姿势，以自我感觉舒适为宜。

【刮拭方法】用平面按揉法按揉手腕部大陵穴、双侧内关穴。

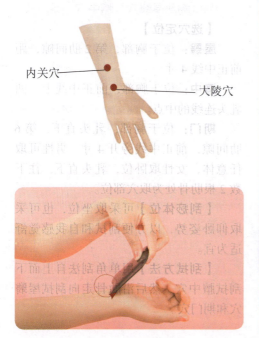

刮拭提醒

刮痧治疗心绞痛应在缓解期进行操作，一般7~10次为1个疗程，根据病程的长短及证型的虚实而决定。患者还应及时服药，定期检查，以免贻误治疗时机。

温馨小贴士

良好的习惯对防治心绞痛非常关键，平时要注意以下几点：

1. 控制盐的摄入。盐的主要成分是氯化钠，长期大量食用氯化钠，会使血压升高、血管内皮受损。心绞痛的患者每天的盐摄入量应控制在6g以下。

2. 控制脂肪的摄入。少吃脂肪、减少热量的摄取。高脂饮食会增加血液黏稠度，增高血脂，故高脂血症是心绞痛的诱因。油类也是形成脂肪的重要物质，故应尽量减少食用油的量，但可以选择含不饱和脂肪酸的植物油代替动物油，每日的总用油量应限制在5~8茶匙。

3. 避免食用动物内脏。动物内脏含有丰富的胆固醇，例如肝、心、肾等。

4. 戒烟戒酒。众所周知，烟酒对人体有害，它不仅诱发心绞痛，也诱发急性心肌梗死。

5. 多吃富含维生素和膳食纤维的食物，如新鲜蔬菜、水果、粗粮等，多吃海鱼和大豆有益于冠心病的防治。

6. 多吃利于改善血管的食物。如大蒜、洋葱、山楂、黑木耳、大枣、豆芽、鲤鱼等。

7. 避免吃刺激性食物和胀气食物。如浓茶、咖啡、辣椒、咖喱等。

8. 注意少食多餐，切忌暴饮暴食。晚餐不宜吃得过饱，以免诱发急性心肌梗死。

面部神经麻痹

面部神经麻痹又称为面神经炎，俗称"面瘫""歪嘴巴""歪歪嘴""吊线风"，是以面部表情肌群运动功能障碍为主要特征的一种常见病多发病。一般症状是口眼歪斜，其发病不受年龄的限制。本病有中枢性和周围性之分。临床可见一侧面部板滞、麻木、瘫痪，不能作蹙额、皱眉、露齿、鼓颊等动作，口角向健侧歪斜，漱口患侧漏水，进食时常有食物停留于齿颊间，或眼睑闭合不全，迎风流泪。中医认为，面神经麻痹多由于脉络空虚，风寒之邪乘虚侵袭阳明、少阳脉络，导致经气阻滞，经脉失养，筋肌纵缓不收而发病。刮拭面部阳白穴可治眼睑闭合不全，刮拭迎香穴、翳风穴可治面神经麻痹，刮拭地仓穴、颊车穴可治口角歪斜、流口水，刮拭太阳穴和牵正穴对治疗神经麻痹有显著的功效，刮拭手部养老穴、合谷穴可治对侧神经麻痹，刮拭内庭穴、昆仑穴可治口角歪斜。

重点刮拭部位

刮拭面部阳白穴、迎香穴、地仓穴、颊车穴

【选穴定位】

阳白：位于面部，瞳孔直上方，离眉毛上缘约2cm处。取穴时患者一般采用正坐或仰靠、仰卧的姿势，阳白穴位于面部，瞳孔直上方，离眉毛上缘约2cm处。

迎香：位于面部，鼻翼外缘中点旁，鼻唇沟中。取穴时一般采用正坐或仰卧姿势，眼睛正视，在鼻孔两旁约五分的笑纹（微笑时鼻旁八字形的纹线）中取穴。

地仓：位于面部，口角外侧，上直对瞳孔。

颊车：位于头部侧面下颌骨边角上，向鼻子斜方向约1cm处的凹陷中。取该穴道时一般让患者采用正坐或仰卧、仰靠姿势，以方便实施者准确地找寻穴道。

【刮痧体位】可采取坐位，以自我感觉舒适为宜。

【刮拭方法】用平面按揉法按揉阳白穴、迎香穴、地仓穴，并从地仓穴刮至颊车穴。

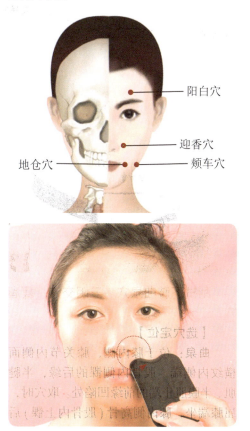

阳 虚

阳虚指阳气虚衰的病理现象。阳气有温暖肢体、脏腑的作用，如阳虚则机体功能减退，容易出现虚寒的征象。阳虚特征和寒性体质接近，皆为阳气不足，有寒象，表现为疲倦怕冷、四肢冰冷、唇色苍白、少气懒言、嗜睡乏力、男性遗精、女性白带清稀、易腹泻、排尿次数频繁，尤其夜里，性欲衰退等。阳虚体质的人平素畏冷，手足不温，易出汗；喜热饮食，精神不振，睡眠偏多；小便清长，大便稀溏。刮拭背部及四肢相关穴位可以温阳益气，健脾补肾，增强机体活力，使精力旺盛，从而有效地改善阳虚体质。

重点刮拭部位

刮拭背部大椎穴、至阳穴、命门穴、心俞穴、神堂穴、肾俞穴、志室穴

【选穴定位】

大椎：位于颈部下端，背部正中线上，第7颈椎棘突下凹陷中。取穴时正坐低头，可见颈背部交界处椎骨有一高突，并能随颈部左右摆动而转动者即是第7颈椎，其下为大椎穴。

心俞：位于背部，第5胸椎棘突下，旁开1.5寸。由平双肩胛骨下角之椎骨（第7胸椎），往上推2个椎骨，即第5胸椎棘突下缘，左右旁开约2横指（食、中指）处为取穴部位。

神堂：位于背部，第5胸椎棘突下，左右旁开3寸。

至阳：位于背部，后正中线上，第7胸椎棘突下凹陷中。取穴时低头，颈后隆起的骨突即为第7颈椎，由此往下数到第7个骨突即第7胸椎，其下方凹陷处就是至阳穴。

命门：位于腰部，后正中线上，第2腰椎棘突下凹陷处。取穴时采用俯卧的姿势，指压时，有强烈的压痛感。

肾俞：位于腰部，第2腰椎棘突下，旁开1.5寸。与肚脐中相对应处即为第2腰椎，其棘突下缘左右旁开约2横指（食、中指）处为取穴部位。

志室：位于腰部，第2腰椎棘突下，旁开3寸。与肚脐中相对应处即为第2腰椎，其棘突下缘左右旁开4横指处为取穴部位。

【刮痧体位】采取坐位，也可采取俯卧姿势，以方便刮拭和自我感觉舒适为宜。

【刮拭方法】用面刮法从上向下刮拭背部大椎穴至至阳穴、命门穴，再以同样的手法刮拭背部双侧心俞穴、神堂穴、肾俞穴、志室穴。

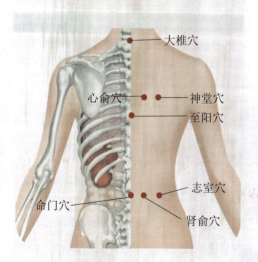

第二章 刮痧健体巧养生，健康自然来

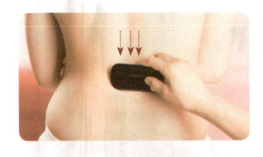

刮拭胸部膻中穴
【选穴定位】
膻中：位于胸部，前正中线上，两乳头连线的中点。
【刮痧体位】采取坐位，也可采取仰卧姿势，以方便刮拭和自我感觉舒适为宜。
【刮拭方法】用单角刮法从上向下刮拭胸部膻中穴。

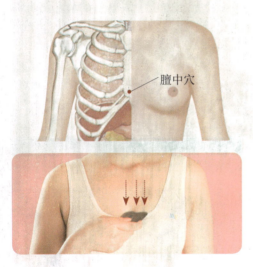

刮拭上肢阳池穴、内关穴
【选穴定位】
阳池：位于手腕部位，即腕背横纹上，前对中指、无名指指缝。或在腕背横纹中，当指伸肌腱的尺侧缘凹陷处。
内关：位于前臂掌侧，曲泽与大陵的连线上，腕横纹上2寸，掌长肌肌腱与桡侧腕屈肌腱之间。取此穴位时应让患者采用正坐或仰卧、仰掌的姿势，从近手腕之横纹的中央，往上约2指宽的中央。
【刮痧体位】采取坐位，以方便刮拭和自我感觉舒适为宜。
【刮拭方法】用面刮法从上向下刮拭上肢阳池穴、内关穴。

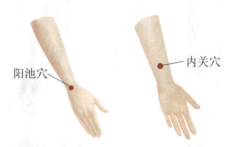

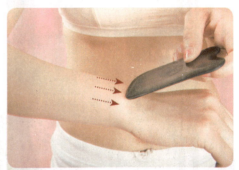

刮拭下肢足三里穴、大钟穴、公孙穴、太白穴
【选穴定位】
大钟：位于足内侧，内踝后下方，跟腱附着部的内侧前方凹陷处。
公孙：位于足内侧缘，第1跖骨基底部的前下方，赤白肉际处。
太白：位于足内侧缘，足大趾本节（第1跖趾关节）后下方赤白肉际凹陷处。
足三里：位于小腿前外侧，犊鼻下3寸，距胫骨前缘1横指（中指）。取穴时，站位，用同侧手张开虎口围住髌骨上外缘，余4指向下，中指尖处为取穴部位。

中风后遗症

中风后遗症是指中风（即脑血管意外）经治疗后遗留下来的口眼歪斜，语言不利，半身不遂等症状的总称。常因本体先虚，阴阳失衡，气血逆乱，痰瘀阻滞，肢体失养所致。痰瘀为本病的主要病理因素，痰瘀阻滞脉络而致肢体不能随意运动，久则患肢枯瘦、麻木不仁。中风后遗症属中医"偏瘫""偏枯""偏废"等病症范畴。刮拭头部百会、风池等穴位可以振奋阳气；刮拭腰背部大椎穴、夹脊穴、腰阳关穴，可以活血通络，有助于偏瘫的康复。

重点刮拭部位

刮拭头部疼痛部位

【刮痧体位】可采取坐位，以自我感觉舒适为宜。

【刮拭方法】放松头部，手握刮痧板梳，用面刮法刮拭全头，寻找疼痛点，做重点刮拭。

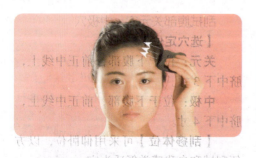

刮拭头部百会穴、风府穴、风池穴

【选穴定位】

百会：位于头部，前发际正中直上5寸，或两耳尖连线的中点处。让患者采用正坐的姿势，可以通过两耳尖直上连线中点，来简易取此穴。

风府：位于项部，后发际正中直上1寸，枕外隆凸直下，两侧斜方肌之间凹陷处。取此穴时通常采用俯伏、俯卧或正坐的取穴姿势，风府穴位于后颈部，两风池穴连线中点，颈顶窝处。

风池：位于项部，在枕骨之下，与风府穴相平，胸锁乳突肌与斜方肌上端之间的凹陷处。或当后头骨下，两条大筋外缘陷窝中，相当于耳垂齐平。

【刮痧体位】可采取坐位，以自我感觉舒适为宜。

【刮拭方法】用单角刮法刮拭头部百会穴、风池穴，用面刮法从上向下刮拭风府穴。

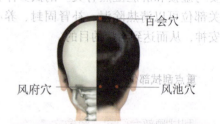

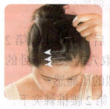 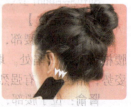

刮拭腰背部大椎穴、腰阳关穴

【选穴定位】

大椎：位于颈部下端，背部正中线上，第7颈椎棘突下凹陷中。取穴时正坐低头，可见颈背部交界处椎骨有一高突，并能随颈部左右摆动而转动者即是第7颈椎，其下为大椎穴。

腰阳关：位于腰部，后正中线上，第4腰椎棘突下凹陷中。取穴时，俯卧位，腰部两髂峰连线与后正中线相交处为取穴部位。

【刮痧体位】可采取坐位，也可采取俯卧姿势，以自我感觉舒适为宜。

【刮拭方法】暴露背部，涂抹适量的刮痧油，用面刮法从上向下刮拭大椎穴至腰阳关穴段。

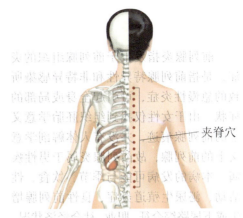
夹脊穴

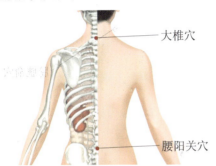
大椎穴
腰阳关穴

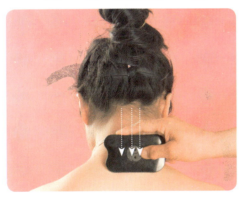
刮拭腰背部夹脊穴
【选穴定位】

夹脊：位于背腰部，第1胸椎至第5腰椎棘突下两侧，后正中线旁开0.5寸，一侧17个穴位，左右共34穴。

【刮痧体位】可采取坐位，也可采取俯卧姿势，以自我感觉舒适为宜。

【刮拭方法】用双角刮法从上向下刮拭脊柱两侧夹脊穴。

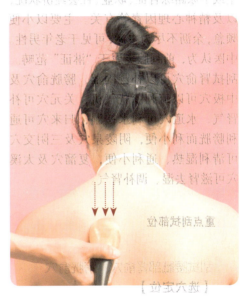

刮拭提醒

对于有中风后遗症的患者来说，早期的康复治疗非常重要，尤其是在发病后的前3个月，是恢复的最佳时期。对于病程超过2年的患者，恢复得会缓慢一些，并且对其刮痧治疗时，应当使用轻柔的手法，禁用泻法刮拭。

【刮痧体位】采取坐位，以方便刮拭和自我感舒适为宜。

【刮拭方法】用面刮法从上向下刮拭上肢内关穴、列缺穴、太渊穴。

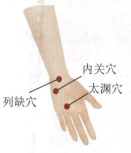
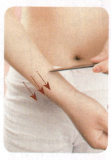

刮拭下肢三阴交穴

【选穴定位】三阴交：位于小腿内侧，足内踝尖上3寸，胫骨内侧缘后方。取穴时以手4指并拢，小指下边缘紧靠内踝尖上，食指上缘所在水平线在胫骨后缘的交点，为取穴部位。

【刮痧体位】采取坐位，以方便刮拭和自我感舒适为宜。

【刮拭方法】用面刮法从上向下刮拭下肢三阴交穴。

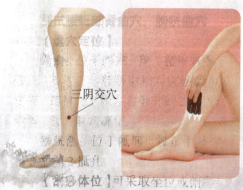

刮拭提醒

阴虚体质者进行刮痧时，刮拭时间不宜过长，每个部位只要局部有热感或出少量痧即可，刮拭部位不可过多。宜选用补法或平补平泻手法刮拭，禁用泻法。

温馨小贴士

刮痧疗法对改善阴虚体质有较好的疗效。在预防和护理方面要注意以下几点：

1. 精神调养。平时宜克制情绪，遇事要冷静，正确对待顺境和逆境。可以用练书法、下棋来怡情悦性，用旅游来寄情山水、陶冶情操。平时多听一些曲调舒缓、轻柔、抒情的音乐。防止恼怒。

2. 起居调养。阴虚体质的人要避免工作过度劳累、少熬夜，要顺应昼夜变化，保证正常的睡眠时间。宜节制房事。戒烟酒。

3. 饮食调养。阴虚体质者应多食滋补肾阴的食物，如芝麻、糯米、绿豆、龟、海参、鲍鱼、鸭肉、百合、鸡蛋、蜂蜜、燕窝、白木耳、豆腐、黑豆、甘蔗、梨、猪蹄、鹅肉等。

4. 日常锻炼。只适合做中小强度、间断性的身体锻炼，可选太极拳、太极剑、气功等动静结合的传统健身项目。皮肤干燥甚者，可多游泳。锻炼时要控制出汗量，及时补充水分。不宜洗桑拿。

阳 盛

阳盛体质者是指机体浮现阳气偏盛，身体性能亢奋，并以邪热为表象的病理状况的人。阳盛体质者形体壮实，以面赤时烦、声高气粗、喜凉怕热、口渴喜冷饮、小便热赤、大便熏臭为其特点。若病则易从阳化热，而见高热、脉洪大、大渴、饮冷等症。刮拭头背部及四肢相关穴位，有助于清热泻火，润燥通便，降低其兴奋性，宣泄体内过盛的阳气，平衡阴阳，从而有效地改善阳盛体质。

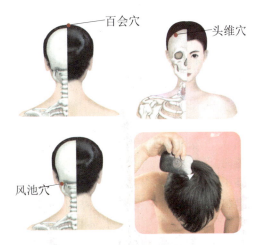

重点刮拭部位

刮拭头部百会穴、头维穴、风池穴

【选穴定位】

百会：位于头部，前发际正中直上5寸，或两耳尖连线的中点处。让患者采用正坐的姿势，可以通过两耳尖直上连线中点，来简易取此穴。

头维：位于头侧部，额角发际上0.5寸，头正中线旁开4.5寸。取头维穴时一般采用正坐或仰靠、仰卧姿势，此穴在头侧部发际里，位于发际点向上1指宽之处，嘴动时肌肉也会动。

风池：位于项部，在枕骨之下，与风府穴相平，胸锁乳突肌与斜方肌上端之间的凹陷处。或当后头骨下，两条大筋外缘陷窝中，相当于耳垂齐平。

【刮痧体位】采取坐位，以方便刮拭和自我感舒适为宜。

【刮拭方法】放松身体，用泻法按梳头顺序刮拭全头，再用单角刮法重点刮拭百会穴、头维穴、风池穴。

刮拭背部大椎穴、身柱穴、肺俞穴、心俞穴、肝俞穴、胆俞穴、胃俞穴

【选穴定位】

大椎：位于颈部下端，背部正中线上，第7颈椎棘突下凹陷中。取穴时正坐低头，可见颈背部交界处椎骨有一高突，并能随颈部左右摆动而转动者即是第7颈椎，其下为大椎穴。

身柱：位于背部，后正中线上，第3胸椎棘突下凹陷中。

肺俞：位于背部，第3胸椎棘突下，旁开1.5寸。大椎穴往下推3个椎骨，即为第3胸椎，其下缘左右旁开约2横指（食、中指）处为取穴部位。

心俞：位于背部，第5胸椎棘突下，旁开1.5寸。由平双肩胛骨下角之椎骨（第7胸椎），往上推2个椎骨，即第5胸椎棘突下缘，左右旁开约2横指（食、中指）处为取穴部位。

肝俞：位于背部，第9胸椎棘突下，旁开1.5寸。由平双肩胛骨下角之椎骨（第

中暑

中暑是高温环境下,人体产生的严重不良反应。正常人的体温由大脑皮层、间脑、延髓及视丘脑下部的体温调节中枢管理。人体产生的热通过传导、辐射、对流和蒸发而散失,从而维持适当的体温。当外界温度过高,长时间日晒、湿热或空气不流通的高温环境等阻碍了散热时,就会发生中暑。中暑可以分为先兆中暑、轻度中暑,还有重度中暑。中暑会出现头痛、耳鸣、头晕、发热、血压下降、恶心、呕吐、肢体痉挛、昏迷等症状。中暑刮痧要选择在阴凉通风的地方,让患者平躺,为其解开衣领皮带,用风扇等使其散热。刮拭头部人中穴、百会穴,具有清热、开窍、醒脑的功效;刮拭背部大椎穴至至阳穴段可宁心开窍、宽中理气;刮拭肺俞穴至心俞穴,可清解肺热;刮拭手部内关穴、曲池穴,可以宣通毛窍,有助于暑热之邪得以宣散。

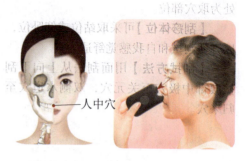
——人中穴

重点刮拭部位

刮拭面部人中穴

【选穴定位】

人中:位于上嘴唇沟的上 1/3 与下 2/3 交界处,为急救昏厥的要穴。

【刮痧体位】可采取坐位,以自我感觉舒适为宜。

【刮拭方法】放松身体,手握刮痧板以重力连续点按人中穴。

刮拭头部百会穴

【选穴定位】

百会:位于头部,前发际正中直上 5 寸,或两耳尖连线的中点处。让患者采用正坐的姿势,可以通过两耳尖直上连线中点,来简易取此穴。

【刮痧体位】可采取坐位,以自我感觉舒适为宜。

【刮拭方法】用单角刮法刮拭头部百会穴。

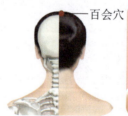
——百会穴
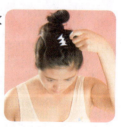

刮拭背部大椎穴、肺俞穴、心俞穴、至阳穴

【选穴定位】

大椎:位于颈部下端,背部正中线上,第 7 颈椎棘突下凹陷中。取穴时正坐低头,可见颈背部交界处椎骨有一高突,并能随颈部左右摆动而转动者即是第 7 颈椎,其下为大椎穴。

肺俞:位于背部,第 3 胸椎棘突下,旁开1.5寸。大椎穴往下推3个椎骨，即为第3胸椎，其下缘左右旁开约2横指（食、中指）处为取穴部位。

心俞：位于背部，第5胸椎棘突下，旁开1.5寸。由平双肩胛骨下角之椎骨（第7胸椎），往上推2个椎骨，即第5胸椎棘突下缘，左右旁开约2横指（食、中指）处为取穴部位。

至阳：位于背部，后正中线上，第7胸椎棘突下凹陷中。取穴时低头，颈后隆起的骨突即为第7颈椎，由此往下数到第7个骨突即第7胸椎，其下方凹陷处就是至阳穴。

【刮痧体位】可采取坐位，也可采取俯卧姿势，以自我感觉舒适为宜。

【刮拭方法】用面刮法从上向下刮拭背部大椎穴至至阳穴，双侧肺俞穴至心俞穴。

刮拭上肢曲池穴、内关穴
【选穴定位】

曲池：位于肘横纹外侧端，屈肘时尺泽与肱骨外上髁连线中点处。取穴时，仰掌屈肘成45°，肘关节桡侧，肘横纹头为取穴部位。

内关：位于前臂掌侧，曲泽与大陵的连线上，腕横纹上2寸，掌长肌肌腱与桡侧腕屈肌肌腱之间。取穴时，患者采用正坐或仰卧，仰掌的姿势，从近手腕之横纹的中央，往上约2指宽的中央。

【刮痧体位】可采取坐位，以自我感觉舒适为宜。

【刮拭方法】用面刮法从上向下刮拭上肢曲池穴、内关穴。

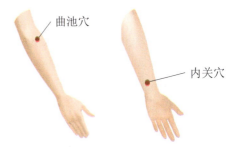

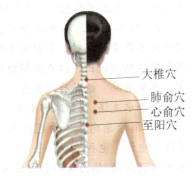

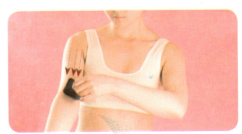

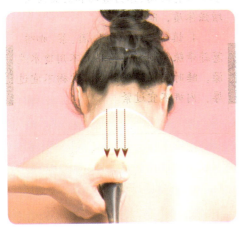

刮拭提醒

每个部位通常要刮约3～5分钟，直到出现紫红色的刮痕为佳。每次刮痧都应该相隔3～6天，要根据皮肤上面的刮痕来判断是否需要再次刮痧，刮痕褪去之后才能再次刮痧。

气郁

人体之气是人生命运动的根本和动力。生命活动的维持，必须依靠气。人体的气，除与先天禀赋、后天环境及饮食营养相关以外，且与肾、脾、胃、肺的生理功能密切相关。所以机体的各种生理活动，实质上都是气在人体内运动的具体体现。当气不能外达而结聚于内时，便形成"气郁"。其体质特点为形体消瘦或偏胖，面色苍暗或萎黄；平素性情急躁易怒，易于激动，或忧郁寡欢，胸闷不舒；舌淡红，苔白，脉弦；一旦生病则胸胁胀痛或窜痛；有时乳房及小腹胀痛，月经不调，痛经；咽中梗阻，如有异物；或颈项瘿瘤；胃脘胀痛，泛吐酸水，呃逆嗳气；腹痛肠鸣，大便泄利不爽；体内之气逆行，头痛眩晕。中医认为，气郁多由忧郁烦闷、心情不舒畅所致。长期气郁会导致血循环不畅，严重影响健康。刮拭胸背及四肢相关穴位可以疏肝利胆，行气活血，解郁除烦，促进体内气机调畅，从而有效地改善气郁体质。

重点刮拭部位

刮拭背部肝俞穴、胆俞穴、魂门穴、阳纲穴

【选穴定位】

肝俞：位于背部，第9胸椎棘突下，旁开1.5寸。由平双肩胛骨下角之椎骨（第7胸椎），往下推2个椎骨，即第9胸椎棘突下缘，左右旁开约2横指（食、中指）处为取穴部位。

胆俞：位于背部，第10胸椎棘突下，旁开1.5寸。由平双肩胛骨下角之椎骨（第7胸椎），往下推3个椎骨，即第10胸椎棘突下缘，左右旁开约2横指（食、中指）处为取穴部位。

魂门：位于背部，第9胸椎棘突下，左右旁开3寸。

阳纲：位于背部，第10胸椎棘突下，左右旁开3寸。俯卧位，平第10胸椎棘突下，中枢（督脉）左右旁开3寸处取穴。

【刮痧体位】可采取坐位，也可采取俯卧姿势，以方便刮拭和自我感觉舒适为宜。

【刮拭方法】用面刮法从上向下刮拭背部双侧肝俞穴至胆俞穴、魂门穴至阳纲穴。

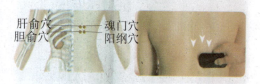

刮拭胸部膻中穴、期门穴、章门穴

【选穴定位】

膻中：位于胸部，前正中线上，两乳头连线的中点。

期门：位于胸部，乳头直下，第6肋间隙，前正中线旁开4寸。男性可取任意体，女性取卧位，乳头直下，往下数2根肋骨处为取穴部位。

章门：位于侧腹部，第11肋游离端的下方。仰卧位或侧卧位时，在腋中线上，合腋屈肘时，肘尖止处是该穴。

【刮痧体位】可采取坐位，也可采取侧卧或仰卧姿势，以方便刮拭和自我感觉舒适为宜。

【刮拭方法】用单角刮法从上向下刮拭胸部膻中穴,再用平刮法从左向右刮拭期门穴、章门穴。

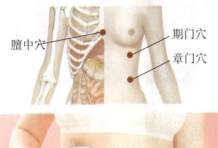

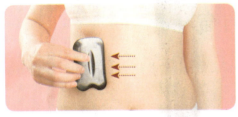

刮拭上肢支沟穴,外关穴

【选穴定位】

支沟:位于前臂背侧,阳池与肘尖的连线上,腕背横纹上3寸,尺骨与桡骨之间。

外关:位于前臂背侧,阳池与肘尖的连线上,腕背横纹上2寸,尺骨与桡骨之间。

【刮痧体位】可采取坐位,以方便刮拭和自我感觉舒适为宜。

【刮拭方法】用面刮法从上向下刮拭上肢支沟穴至外关穴。

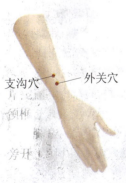
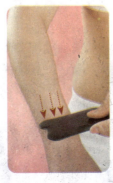

刮拭下肢阳陵泉穴、外丘穴、曲泉穴、蠡沟穴

【选穴定位】

曲泉:位于膝内侧,膝关节内侧面横纹内侧端,股骨内侧髁的后缘,半腱肌、半膜肌止端的前缘凹陷处。取穴时,屈膝端坐,膝内侧高骨(股骨内上髁)后缘,位于两筋前方,腘横纹头上方处为取穴部位。

蠡沟:位于小腿内侧,足内踝尖上5寸,胫骨内侧面的中央。

阳陵泉:位于小腿外侧,腓骨头前下方凹陷处。取穴时,坐位,屈膝成90°,膝关节外下方,腓骨小头前缘与下缘交叉处的凹陷,为取穴部位。

外丘:位于小腿外侧,外踝尖上7寸,腓骨前缘,平阳交穴。

【刮痧体位】可采取坐位,以方便刮拭和自我感觉舒适为宜。

【刮拭方法】用面刮法从上向下刮拭下肢阳陵泉穴至外丘穴段、曲泉穴至蠡沟穴段。

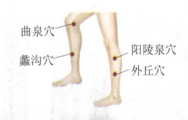

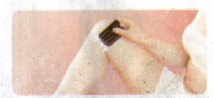

刮拭提醒

根据身体状况的不同,气郁体质者出痧可多可少,对于不易出痧者,只要毛孔微微张开或局部发热即可停止刮拭。

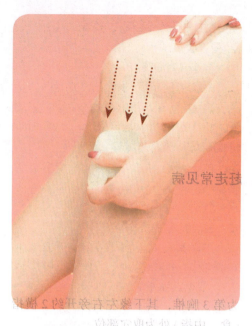

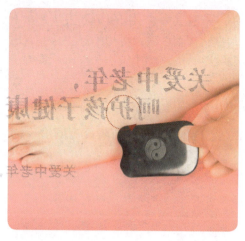

刮拭提醒

刮痧治疗胆囊炎，一般7次为1个疗程，然后根据疾病的缓急、病程的长短而决定治疗时间。每次刮拭时可变换着交替取穴，不必全取。

刮拭下肢丘墟穴、太冲穴

【选穴定位】

丘墟：位于足外踝的前下方，趾长伸肌腱的外侧凹陷处。

太冲：位于足背侧，第1跖骨间隙的后方凹陷处。取穴时，由第1、第2趾间缝纹向足背上推，至其两骨联合缘凹陷(约缝纹头上2横指)处，为取穴部位。

【刮痧体位】可采取坐位，以自我感觉舒适为宜。

【刮拭方法】用平面按揉法按揉足部双侧丘墟穴，再用垂直按揉法按揉双侧太冲穴。

温馨小贴士

应积极预防和治疗细菌感染及并发症，注意饮食卫生，防止胆道寄生虫病的发生，并积极治疗肠蛔虫症。应生活起居有节制，注意劳逸结合、寒温适宜，保持乐观情绪及大便通畅。经常保持左侧卧位，有利于胆汁排泄。本病若有结石，或经常发作，可考虑手术治疗。应选用低脂肪餐，以减少胆汁分泌，减轻胆囊负担。

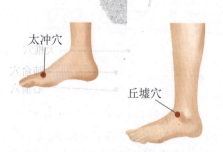

胃痉挛

胃痉挛就是胃部肌肉抽搐，主要表现为上腹痛、呕吐等。胃痉挛本身是一种症状，不是疾病，出现胃痉挛时，主要对症解痉、止痛、止呕，如果常常出现胃痉挛，应注意寻找原因，从根源上治疗。中医认为，胃部肌肉抽搐是寒邪客胃、饮食不节、情志失调、肝气郁结、素体阴虚，又复感外寒而致病。气机郁滞、失于和降是其共同病机。胃为水谷之海，主受纳和腐熟水谷，宜通而不宜滞。气机郁滞，失于和降，则胃痛频作。应用刮痧疗法可疏通经络、运行气血，使胃部疼痛缓解。

重点刮拭部位

刮拭背部脾俞穴、胃俞穴

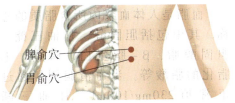

【选穴定位】

脾俞：位于背部，第11胸椎棘突下，旁开1.5寸。与肚脐中相对应处即为第2腰椎，由第2腰椎往上摸3个椎体，即为第11胸椎，其棘突下缘左右旁开约2横指（食、中指）处为取穴部位。

胃俞：位于背部，第12胸椎棘突下，旁开1.5寸。取穴时，可采用俯卧的取穴姿势，该穴位于背部，当第12胸椎棘突下，左右旁开2横指宽处即是。

【刮痧体位】可采取坐位，也可采取俯卧姿势，以方便刮拭，自我感觉舒适为宜。

【刮拭方法】用面刮法从上向下刮拭脾俞穴至胃俞穴段。

刮拭胸腹部中脘穴、天枢穴

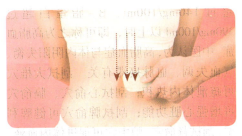

【选穴定位】

中脘：位于上腹部，前正中线上，脐中上4寸。取穴时，可采用仰卧位，脐中与胸剑联合部（心窝上边）的中点为取穴部位。

天枢：位于腹中部，距脐中2寸。取穴时，可采用仰卧的姿势，肚脐向左右3指宽处。

【刮痧体位】可采取坐位，也可采取仰卧姿势，以方便刮拭和自我感觉舒适为宜。

【刮拭方法】用面刮法从上向下刮拭腹部中脘穴、天枢穴。

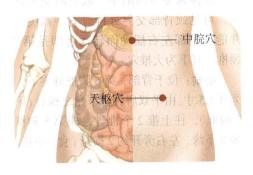

痰 湿

痰湿体质也称为迟冷质，多由饮食不当或疾病困扰而导致。痰湿体质是目前比较常见的一种体质类型，当人体脏腑、阴阳失调，气血津液运化失调，易形成痰湿时，便可以认为这种体质状态为痰湿体质，多见于肥胖人，或平素瘦今日肥的人。该体质的人常表现有体形肥胖，腹部肥满松软，面部皮肤油脂较多，多汗且黏，胸闷，痰多，面色淡黄而暗，眼泡微浮，容易困倦，平素舌体胖大，舌苔白腻或甜，身重不爽，喜食肥甘甜黏，大便正常或不实，小便不多或微混。刮拭胸部及四肢相关穴位，可以健脾益气，振奋阳气，促进水液代谢，利湿化痰，从而有效地改善痰湿体质。

重点刮拭部位

刮拭背腰部肺俞穴、脾俞穴、三焦俞穴、肾俞穴、膀胱俞穴

【选穴定位】

肺俞：位于背部，第 3 胸椎棘突下，旁开 1.5 寸。大椎穴往下推 3 个椎骨，即为第 3 胸椎，其下缘左右旁开约 2 横指（食、中指）处为取穴部位。

脾俞：位于背部，第 11 胸椎棘突下，旁开 1.5 寸。与肚脐中相对应处即为第 2 腰椎，由第 2 腰椎往上摸 3 个椎体，即为第 11 胸椎，其棘突下缘左右旁开约 2 横指（食、中指）处为取穴部位。

三焦俞：位于腰部，第 1 腰椎棘突下，左右旁开 2 指宽处。

肾俞：位于腰部，第 2 腰椎棘突下，旁开 1.5 寸。与肚脐中相对应处即为第 2 腰椎，其棘突下缘左右旁开约 2 横指（食、中指）处为取穴部位。

膀胱俞：位于骶部，骶正中嵴旁 1.5 寸，平第 2 骶孔。

【刮痧体位】可采取坐位或俯卧位，以方便刮拭和自我感觉舒适为宜。

【刮拭方法】用面刮法从上向下刮拭背腰双侧肺俞穴、脾俞穴、三焦俞穴、肾俞穴、膀胱俞穴。

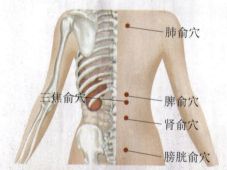

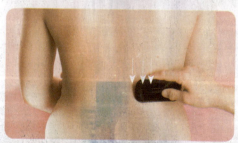

刮拭胸腹部中府穴、上脘穴、下脘穴、石门穴、关元穴、章门穴

【选穴定位】

中府：位于胸前壁的外上方，云门穴下 1 寸，前正中线旁开 6 寸，平第 1 肋间隙处。

上脘：位于腹部，前正中线上，脐中上 5 寸。

下脘：位于上腹部，前正中线上，脐中上2寸。

章门：位于侧腹部，第11肋游离端的下方。仰卧位或侧卧位时，在腋中线上，合腋屈肘时，肘尖止处是该穴。

石门：位于下腹部，前正中线上，脐中下2寸。

关元：位于下腹部，前正中线上，在脐中下3寸。

【刮痧体位】采用仰卧位，以方便刮拭和自我感觉舒适为宜。

【刮拭方法】用面刮法从上向下刮拭两侧中府穴，上脘穴至下脘穴段，石门穴至关元穴段；再用面刮法从里向外刮拭腹部双侧章门穴。

拭和自我感觉舒适为宜。

【刮拭方法】用面刮法从上向下刮拭上肢列缺穴至太渊穴段。

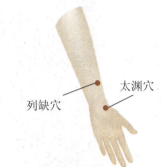

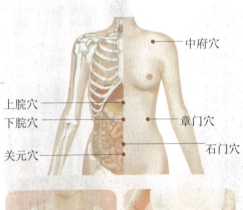

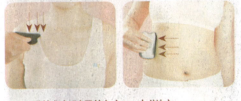

刮拭上肢列缺穴、太渊穴

【选穴定位】

列缺：位于前臂桡侧缘，桡骨茎突上方，腕横纹上1.5寸处。拇短伸肌腱与拇长展肌腱之间，拇长展肌腱沟的凹陷。

太渊：位于腕掌侧横纹桡侧端，桡动脉搏动处。

【刮痧体位】采取坐位，以方便刮

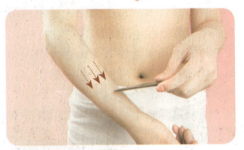

刮拭下肢足三里穴、阴陵泉穴、三阴交穴、公孙穴、丰隆穴

【选穴定位】

足三里：位于小腿前外侧，犊鼻下3寸，距胫骨前缘1横指（中指）处。取穴时，站位，用同侧手张开虎口围住髌骨上外缘，余4指向下，中指尖处为取穴部位。

阴陵泉：位于小腿内侧，胫骨内侧髁后下方凹陷处。取穴时，坐位，用拇指沿小腿内侧骨内缘（胫骨内侧）由下往上推，至拇指抵膝关节下时，胫骨向内上弯曲之凹陷为取穴部位。

三阴交：位于小腿内侧，足内踝尖上3寸，胫骨内侧缘后方。取穴时以手4指并拢，小指下边缘紧靠内踝尖上，食指上缘所在水平线在胫骨后缘的交点，为取穴部位。

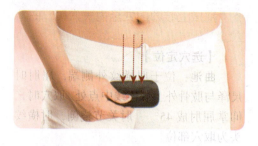

刮拭下肢阳陵泉穴、三阴交穴

【选穴定位】

阳陵泉：位于小腿外侧，腓骨头前下方凹陷处。取穴时，坐位，屈膝成90°，膝关节外下方，腓骨小头前缘与下缘交叉处的凹陷，为取穴部位。

三阴交：位于小腿内侧，足内踝尖上3寸，胫骨内侧缘后方。取穴时以手4指并拢，小指下边缘紧靠内踝尖上，食指上缘所在水平线在胫骨后缘的交点，为取穴部位。

【刮痧体位】采取坐位，以方便刮拭和自我感觉舒适为宜。

【刮拭方法】用面刮法从上向下刮拭下肢阳陵泉穴、三阴交穴。

刮拭下肢复溜穴、太溪穴

【选穴定位】

复溜：位于小腿内侧，太溪直上2寸，跟腱的前方。取穴时，正坐垂足或仰卧位，在太溪上2寸，跟腱之前缘处取穴。

太溪：位于足内侧内踝后方，内踝尖与跟腱之间的凹陷处。由足内踝尖向后推至凹陷处（大约当内踝尖与跟腱间之中点）为取穴部位。

【刮痧体位】采取坐姿，以方便刮拭和自我感觉舒适为宜。

【刮拭方法】用面刮法从上向下刮拭复溜穴至太溪穴段。

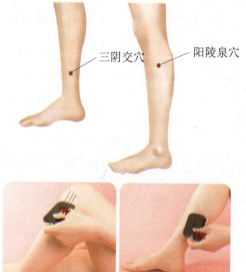

三阴交穴　阳陵泉穴

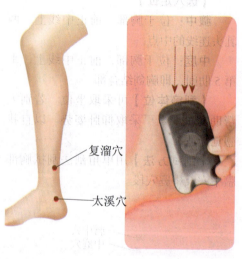

复溜穴
太溪穴

刮拭提醒

刮痧治疗泌尿系统感染，一般3~7次为1个疗程，然后根据疾病的缓急，病程的长短而决定治疗时间。

心 悸

心悸是一种患者自觉心脏跳动不适感或类似心慌的感觉。一般当心率加快时感到心脏跳动不适,心率减慢时感到心脏搏动有力。心悸时心率可快可慢或不齐,但也有人心悸时心率是正常的。心悸发作时常伴有胸闷、憋气、头晕、全身发抖、手足出汗等症状。心悸一般呈阵发性,每因情绪波动或劳累过度而发作。本症可见于各种原因引起的心律失常,如各类心脏病、甲亢、贫血、神经官能症等。中医认为,心悸是因为气血亏虚,阴阳失调,心失所养、心脉不畅所致,刮拭胸背部及上肢相关穴位,可调节心脏功能,有效地缓解心悸引发的胸闷、心慌等不适。

重点刮拭部位

刮拭背部天宗穴、心俞穴、至阳穴、胆俞穴

【选穴定位】

天宗:位于肩胛部,冈下窝中央凹陷处,与第4胸椎相平。取穴时,垂臂,由肩胛冈下缘中点至肩胛下角做连线,上1/3与下2/3交点处为取穴部位,用力按压有明显酸痛感。

心俞:位于背部,第5胸椎棘突下,旁开1.5寸。由平双肩胛骨下角之椎骨(第7胸椎),往上推2个椎骨,即第5胸椎棘突下缘,左右旁开约2横指(食、中指)处为取穴部位。

至阳:位于背部,后正中线上,第7胸椎棘突下凹陷中。取穴时低头,颈后隆起的骨突即为第7颈椎,由此往下数到第7个骨突即第7胸椎,其下方凹陷处就是至阳穴。

胆俞:位于背部,第10胸椎棘突下,旁开1.5寸。由平双肩胛骨下角之椎骨(第7胸椎),往下推3个椎骨,即第10胸椎棘突下缘,左右旁开约2横指(食、中指)处为取穴部位。

【刮痧体位】可采取坐位,也可采取俯卧姿势,以方便刮拭和自我感觉舒适为宜。

【刮拭方法】用面刮法从上向下刮拭背部天宗穴、心俞穴、至阳穴、胆俞穴。

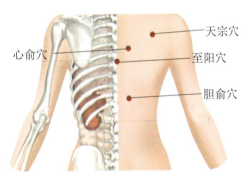

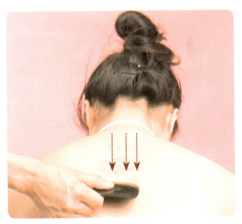

健 忘

健忘是指记忆力差、遇事易忘的症状。主要分为器质性健忘和功能性健忘两大类。器质性健忘是指由于大脑皮层记忆神经出了毛病，包括脑肿瘤、脑外伤、脑炎等，造成记忆力减退或丧失；或某些全身性严重疾病，如内分泌功能障碍、营养不良、慢性中毒等，也会损害大脑，造成健忘。功能性健忘，是指大脑皮层记忆功能出了问题。成年人由于肩负工作重任，精力往往不易集中，学了东西，记忆在大脑皮层的特定部位常常扎得不深，不如青少年时期，这类引起的健忘称之为功能性健忘。中医认为，健忘与心、脾、肾有关，多由于思虑、劳累过度而导致心脾不足，或年龄大，精亏髓减，致脑失所养而引起。刮拭身体相关部位，可以养精填髓、益气养血、化痰通窍、滋阴补肾、祛痰醒脑，从而达到治疗的目的。

重点刮拭部位

刮拭头部百会穴、太阳穴

【选穴定位】

太阳：位于耳郭前面，前额两侧，外眼角延长线的上方，由眉梢到耳朵之间大约1/3的地方，用手触摸最凹陷处就是太阳穴。

百会：位于头部，前发际正中直上5寸，或两耳尖连线的中点处。让患者采用正坐的姿势，可以通过两耳尖直上连线中点，来简易取此穴。

【刮痧体位】采取坐位，以方便刮拭及自我感觉舒适为宜。

【刮拭方法】放松身体，用单角刮法刮拭头部百会穴，再用平面按揉法按揉太阳穴。

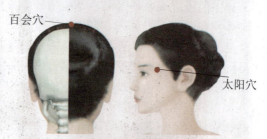

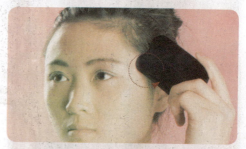

刮拭项背部天柱穴、膏肓俞穴、心俞穴、肾俞穴、志室穴

【选穴定位】

天柱：位于项部，枕骨之下，与风府穴相平，胸锁乳突肌与斜方肌上端之间的凹陷处。

膏肓俞：位于背部，第4胸椎棘突下，旁开3寸。俯卧位，两手抱肘，平第4胸椎棘突下，督脉左右旁开3寸，当肩胛骨脊柱缘处取穴。

心俞：位于背部，第5胸椎棘突下，旁开1.5寸。由平双肩胛骨下角之椎骨（第7胸椎），往上推2个椎骨，即第5胸椎棘突下缘，左右旁开约2横指（食、中指）处为取穴部位。

肾俞：位于腰部，第 2 腰椎棘突下，旁开 1.5 寸。与肚脐中相对应处即为第 2 腰椎，其棘突下缘左右旁开约 2 横指（食、中指）处为取穴部位。

志室：位于腰部，第 2 腰椎棘突下，旁开 3 寸。与肚脐中相对应处即为第 2 腰椎，其棘突下缘左右旁开 4 横指处为取穴部位。

【刮痧体位】采取坐位或俯卧位，以方便刮拭及自我感觉舒适为宜。

【刮拭方法】用面刮法从上向下刮拭双侧天柱穴、心俞穴、膏肓俞穴、肾俞穴、志室穴。

刮拭上肢内关穴、神门穴

【选穴定位】

内关：位于前臂掌侧，曲泽与大陵的连线上，腕横纹上 2 寸，掌长肌肌腱与桡侧腕屈肌肌腱之间。取穴时，患者采用正坐或仰卧，仰掌的姿势，从近手腕之横纹的中央，往上约 2 指宽的中央。

神门：位于腕部，腕掌侧横纹尺侧端，尺侧腕屈肌腱的桡侧凹陷处。取穴时仰掌，豌豆骨（手掌小鱼际肌近腕部有一突起圆骨）的桡侧，掌后第 1 横纹上取穴。

【刮痧体位】采取坐位，以方便刮拭及自我感觉舒适为宜。

【刮拭方法】用面刮法从上向下刮拭内关穴、神门穴。

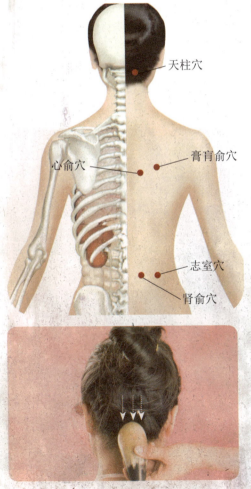

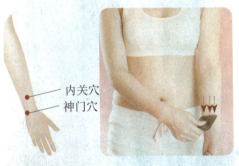

刮拭下肢足三里穴、太溪穴

【选穴定位】

太溪：位于足内侧内踝后方，内踝尖与跟腱之间的凹陷处。由足内踝尖向后推至凹陷处（大约当内踝尖与跟腱间之中点）为取穴部位。

足三里：位于小腿前外侧，犊鼻下 3 寸，距胫骨前缘 1 横指（中指）处。取穴时，站位，用同侧手张开虎口围住髌骨上外缘，余 4 指向下，中指尖处为取穴部位。

【刮痧体位】采取坐位，以方便刮拭及自我感觉舒适为宜。

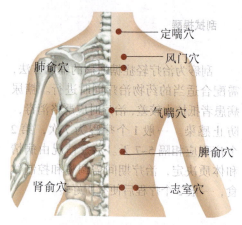

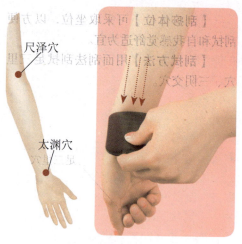

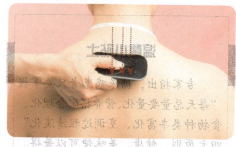

刮拭上肢太渊穴、尺泽穴

【选穴定位】

太渊：位于腕掌侧横纹桡侧端，桡动脉搏动处。

尺泽：位于肘横纹中，肱二头肌肌腱桡侧凹陷处。取穴时先将手臂上举，在手臂内侧中央处有粗腱，腱的外侧即是此穴。或在肘横纹中，肱二头肌桡侧凹陷处。该穴上方3～4寸处用手强压会感到疼痛处，就是"上尺泽"。

【刮痧体位】可采取坐位，以方便刮拭和自我感觉舒适为宜。

【刮拭方法】用面刮法从上向下刮拭上肢尺泽穴至太渊穴，重点刮太渊穴。

刮拭下肢足三里穴

【选穴定位】

足三里：位于小腿前外侧，犊鼻下3寸，距胫骨前缘1横指（中指）处。取穴时，站位，用同侧手张开虎口围住髌骨上外缘，余4指向下，中指尖处为取穴部位。

【刮痧体位】可采取坐位，以方便刮拭和自我感觉舒适为宜。

【刮拭方法】用面刮法从上向下刮拭足三里穴。

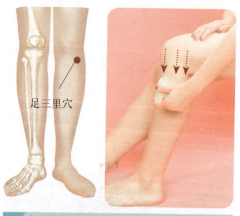

刮拭提醒

病重者应配合使用止喘药。刮拭结束后应尽量避风寒，休息片刻后方能外出。

低血压

低血压是指收缩压低于 12mmHg，舒张压低于 8mmHg。临床常常表现为头晕、倦怠乏力、精神不振、胃寒、四肢不温、抵抗力和免疫力下降，易感冒等。中医认为，低血压多见于脾胃虚弱者，脑力劳动者，或脆弱的老年心脏病患者。本病多由气虚，阳虚，阴血亏虚或气阴两虚所致。在相关穴位区刮痧能促进血液循环，益气补阴，健脾补肾，改善脏腑功能。刮拭头部百会穴可醒脑提神，快速缓解低血压引起的头晕、乏力、疲倦感；刮拭背部相关穴位，可促进气血运行，减轻低血压症状；刮拭上肢内关穴，可增强心脏的供血能力；刺激劳宫穴可快速提神，缓解疲劳。

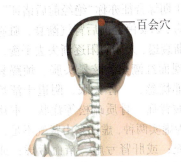

重点刮拭部位

刮拭头部百会穴
【选穴定位】
百会：位于头部，前发际正中直上5寸，或两耳尖连线的中点处。让患者采用正坐的姿势，可以通过两耳尖直上连线中点，来简易取此穴。

【刮痧体位】可采取坐位，以方便刮拭和自我感觉舒适为宜。

【刮拭方法】放松身体，持刮痧板用补法轻轻揉头顶百会穴。

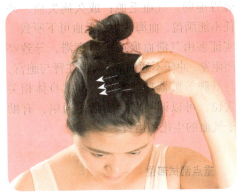

刮拭背部心俞穴、脾俞穴、肾俞穴
【选穴定位】
心俞：位于背部，第5胸椎棘突下，旁开1.5寸。由平双肩胛骨下角之椎骨（第7胸椎），往上推2个椎骨，即第5胸椎棘突下缘，左右旁开约2横指（食、中指）处为取穴部位。

脾俞：位于背部，第11胸椎棘突下，旁开1.5寸。与肚脐中相对应处即为第2腰椎，由第2腰椎往上摸3个椎体，即为第11胸椎，其棘突下缘左右旁开约2横指（食、中指）处为取穴部位。

肾俞：位于腰部，第2腰椎棘突下，旁开1.5寸。与肚脐中相对应处即为第2腰椎，其棘突下缘左右旁开约2横指（食、中指）处为取穴部位。

7胸椎），往上推2个椎骨，即第5胸椎棘突下缘，左右旁开约2横指（食、中指）处为取穴部位。

胆俞：位于背部，第10胸椎棘突下，旁开1.5寸。由平双肩胛骨下角之椎骨（第7胸椎），往下推3个椎骨，即第10胸椎棘突下缘，左右旁开约2横指（食、中指）处为取穴部位。

脾俞：位于背部，第11胸椎棘突下，旁开1.5寸。与肚脐中相对应处即为第2腰椎，由第2腰椎往上摸3个椎体，即为第11胸椎，其棘突下缘左右旁开约2横指（食、中指）处为取穴部位。

肾俞：位于腰部，第2腰椎棘突下，旁开1.5寸。与肚脐中相对应处即为第2腰椎，其棘突下缘左右旁开约2横指（食、中指）处为取穴部位。

【刮痧体位】采取坐位或俯卧位，以方便刮拭和自我感觉舒适为宜。

【刮拭方法】用面刮法从上向下刮拭头部风府穴，以及背部双侧心俞穴、胆俞穴、脾俞穴、肾俞穴。

刮拭胸部膻中穴、期门穴、章门穴
【选穴定位】

膻中：位于胸部，前正中线上，平第4肋间，两乳头连线的中点。

期门：位于胸部，乳头直下，第6肋间隙，前正中线旁开4寸。男性可取任意体，女性取卧位，乳头直下，往下数2根肋骨处为取穴部位。

章门：位于侧腹部，第11肋游离端的下方。仰卧位或侧卧位，在腋中线上，合腋屈肘时，肘尖止处是该穴。

【刮痧体位】采取仰卧位，以方便刮拭和自我感觉舒适为宜。

【刮拭方法】用单角刮法从上向下刮拭膻中穴，再以面刮法从里向外刮拭期门穴、章门穴。

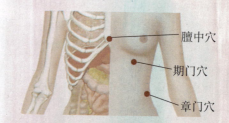

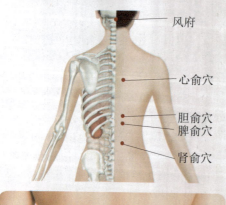

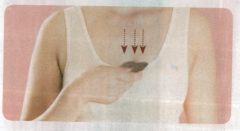

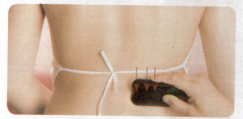

刮拭上肢曲池穴、内关穴
【选穴定位】

曲池：位于肘横纹外侧端，屈肘时尺泽与肱骨外上髁连线中点处。取穴时，仰掌屈肘成45°，肘关节桡侧，肘横纹头为取穴部位。

内关：位于前臂掌侧，曲泽与大陵的连线上，腕横纹上2寸，掌长肌肌腱与桡侧腕屈肌肌腱之间。取穴时，患者采用正坐或仰卧，仰掌的姿势，从近手腕之横纹的中央，往上约2指宽的中央。

【刮痧体位】采取坐位，以方便刮拭和自我感觉舒适为宜。

【刮拭方法】用面刮法从上向下刮拭手部曲池穴、内关穴。

食指上缘所在水平线在胫骨后缘的交点，为取穴部位。

行间：位于足背侧，第1、第2趾间，趾蹼缘的后方赤白肉际处。

【刮痧体位】采取坐位，以方便刮拭和自我感觉舒适为宜。

【刮拭方法】用面刮法从上向下刮拭下肢血海穴、三阴交穴，再用垂直按揉法按揉足背部行间穴。

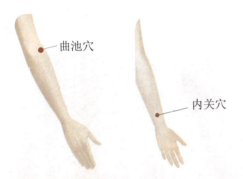

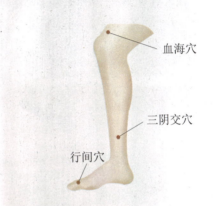

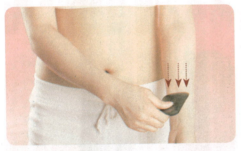

刮拭下肢血海穴、三阴交穴、行间穴

【选穴定位】

血海：位于大腿内侧，髌底内侧端上2寸，股四头肌内侧头的隆起处。取穴时，坐位，屈膝成90°，医者立于患者对面，用左手掌心对准右髌骨中央，手掌伏于其膝盖上，拇指尖所指处为取穴部位。

三阴交：位于小腿内侧，当足内踝尖上3寸，胫骨内侧缘后方。取穴时以手4指并拢，小指下边缘紧靠内踝尖上，

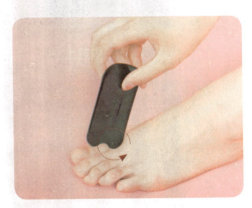

刮拭提醒

刮痧法治疗神经衰弱，每周刮拭1~2次，一般15次为1个疗程。

二间：位于食指本节（第2指关节）前，桡侧凹陷处。

合谷：位于第1、第2掌骨间，第2掌骨桡侧的中点处。取穴时，以一手的拇指掌面指关节横纹，放在另一手的拇、食指的指蹼缘上，屈指，拇指尖尽处为取穴部位。

【刮痧体位】采取坐位，以方便刮拭和自我感觉舒适为宜。

【刮拭方法】用面刮法刮拭外关穴、二间穴，用平面按揉法按揉手背合谷穴。

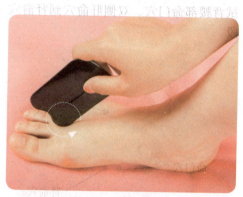

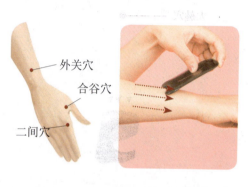

刮拭下肢太溪穴、行间穴、内庭穴

【选穴定位】

太溪：位于足内侧内踝后方，内踝尖与跟腱之间的凹陷处。由足内踝尖向后推至凹陷处（大约当内踝尖与跟腱间之中点）为取穴部位。

行间：位于足背侧，第1、第2趾间，趾蹼缘的后方赤白肉际处。

内庭：位于足背，第2、第3趾间，趾蹼缘后方赤白肉际处。

【刮痧体位】采取坐位，以方便刮拭和自我感觉舒适为宜。

【刮拭方法】用平面按揉法按揉太溪穴，用垂直按揉法按揉足背部行间穴、内庭穴。

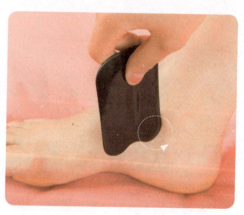

刮拭提醒

刮痧治疗牙痛可即时可效，疗效较好。病程较长者可治疗2~3次。

扁桃体炎

扁桃体炎是扁桃体的炎症，症状轻重不一。由病毒引起者，局部及全身症状皆较轻，扁桃体充血，表面无渗出物。由细菌所致者症状较重，起病较急，可有恶寒及高热，体温可达39～40℃，幼儿可因高热而抽搐，咽痛明显，吞咽时尤重，甚至可放射到耳部，病程约7天。中医称扁桃体为"乳蛾"，认为急性乳蛾的发病原因有风寒、湿邪、风瘟、风火、热毒、肺胃郁热等。总的来说，一是湿邪外感，直犯肺胃；二是内有伏火，上犯咽喉。而慢乳蛾主要是因为先天不足、痰气阻塞、热火上扰、饮食所伤、肝火痰结、痰瘀内结等。刮拭翳风穴可活络消肿；刮拭大椎穴可宣散阳热，泻火解毒；天突穴可行气解表，养阴清热；刮拭曲池穴配合谷穴可疏风解表，清热止痛；刮拭少商穴、鱼际穴可宣肺清热，利咽止痛；刮拭太溪穴可滋肾阴清虚热；刮拭内庭穴可清泻邪热。

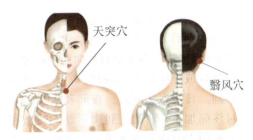

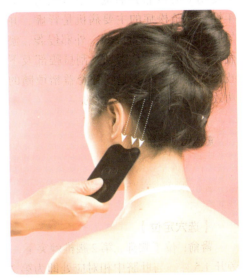

法刮拭翳风穴、天突穴。

重点刮拭部位

刮拭头颈部翳风穴、天突穴
【选穴定位】

翳风：位于头部侧面，耳朵下方耳垂后遮住之处。当耳后乳突与下颌角之间的凹陷处。

天突：位于颈部，前正中线上。取穴时，可采用仰靠、坐位的姿势，在两锁骨中间，胸骨上窝中央。

【刮痧体位】采取坐位，以方便刮拭和自我感觉舒适为宜。

【刮拭方法】放松身体，用单角刮

刮拭背部大椎穴
【选穴定位】

大椎：位于颈部下端，背部正中线上，第7颈椎棘突下凹陷中。取穴时正坐低头，可见颈背部交界处椎骨有一高突，并能随颈部左右摆动而转动者即是第7颈椎，其下为大椎穴。

【刮痧体位】采取坐位，以方便刮拭和自我感觉舒适为宜。

【刮拭方法】用面刮法从上向下刮拭背部大椎穴。

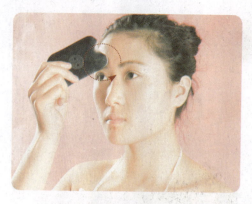

刮拭眼周承泣穴

【选穴定位】

承泣：位于面部，瞳孔直下，眼球与眶下缘之间。定位此穴时通常采用正坐或仰靠、仰卧的姿势。

【刮痧体位】采取坐位，力度以自我感觉舒适为宜。

【刮拭方法】用平刮法从内眼角沿下眼眶经承泣穴缓慢向外刮至瞳子髎穴，刮拭5~10下。

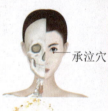
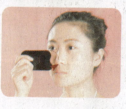

承泣穴

刮拭后项部风池穴

【选穴定位】

风池：位于项部，在枕骨之下，与风府穴相平，胸锁乳突肌与斜方肌上端之间的凹陷处。或当后头骨下，两条大筋外缘陷窝中，相当于耳垂齐平。

【刮痧体位】采取坐位，力度以自我感觉舒适为宜。

【刮拭方法】用单角刮法刮拭风池穴。

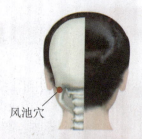

风池穴

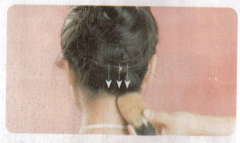

刮拭提醒

由于眼部皮肤非常娇嫩，刮拭以上部位时要在刮痧板边缘涂上刮痧乳。

温馨小贴士

日常生活注意眼保健，可以预防眼睛干涩，若发病则症状也会减轻。方法是平时用眼得当，注意精神放松，感到眼睛疲劳时进行适当休息。家里的电视机、办公室的电脑都不应该摆放在高于眼睛水平的位置，因为眼睛水平视物不容易疲劳，对眼睛的损耗小。电脑最好要有防辐射屏幕保护。在电脑前工作的干眼症高危人群，应该常备好视力眼贴，定期补水增加眼睛湿润，维持功能正常。

心慌气短

自觉心中跳动不安的一种症状，俗称"心慌""心跳"，中医又称之为"惊悸""怔忡"。心慌气短可能和心情、年龄有关，也可能是心脑疾病造成的。本病常见于窦性心动过速的伴发症状，可能是平时不锻炼身体，作息时间不规律，经常熬夜，睡眠不足，或电脑辐射，或血压过低，或房事过度等所造成的。要早点治疗才好，不然整个人都会萎靡不振，记忆力减退，做事无精打采。长时间如此会使得人体免疫力下降，各种疾病接踵而至。中医认为，本病的病因是中气不足导致的气血两虚。刮拭心俞穴、巨阙穴可以调补心气，养心安神；刮拭神堂穴配膻中穴可治胸闷；内关穴属于心包经，有理气宽胸、宁心安神的作用；刮拭太渊穴可宣肺理气。

重点刮拭部位

刮拭背部心俞穴、神堂穴

【选穴定位】

心俞：位于背部，第5胸椎棘突下，旁开1.5寸。由平双肩胛骨下角之椎骨（第7胸椎），往上推2个椎骨，即第5胸椎棘突下缘，左右旁开约2横指（食、中指）处为取穴部位。

神堂：位于背部，第5胸椎棘突下，左右旁开3寸。

【刮痧体位】采取坐位，也可采取俯卧姿势，以方便刮拭和自我感觉舒适为宜。

【刮拭方法】用面刮法从上向下刮拭背部双侧心俞穴、神堂穴。

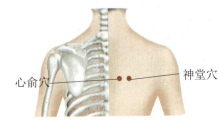

刮拭胸部膻中穴、巨阙穴

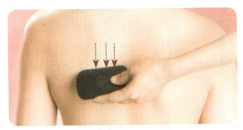

【选穴定位】

膻中：位于胸部，前正中线上，两乳头连线的中点。

巨阙：位于上腹部，前正中线上，脐中上6寸。取穴时通常让患者采用仰卧的姿势，左右肋骨相交之处，再向下2指宽即为此穴。

【刮痧体位】采取坐位，也可采取仰卧姿势，以方便刮拭和自我感觉舒适为宜。

【刮拭方法】用单角刮法从上向下缓慢刮拭胸部膻中穴至巨阙穴。

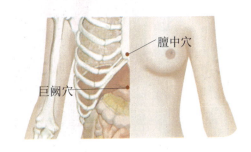

远视眼

远视是指眼在不使用调节时,平行光线通过眼的屈光系统屈折后,焦点落在视网膜之后的一种屈光状态。因此,要看清远距离目标时,远视眼需使用调节以增加屈光力,而要看清近目标则需使用更多的调节。当调节力不能满足这种需要时,即可出现近视力甚至远视力障碍。远视可并发慢性结膜、睑缘炎或麦粒肿反复发作,或者假性视盘炎,在儿童有时会发生内斜视,甚至出现弱视。中医认为,该病是由于先天禀赋不足、阴精亏损、肝胆湿热所致,刮拭头部及下肢相关穴位可补益先天、后天,以及清泻肝胆,从而达到治疗的目的。

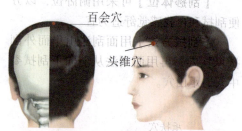

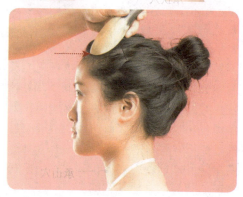

重点刮拭部位

刮拭头部百会穴、头维穴

【选穴定位】

百会:位于头部,前发际正中直上5寸,或两耳尖连线的中点处。让患者采用正坐的姿势,可以通过两耳尖直上连线中点,来简易取此穴。

头维:位于头侧部,额角发际上0.5寸,头正中线旁开4.5寸。取头维穴时一般采用正坐或仰靠、仰卧姿势,此穴在头侧部发际里,位于发际点向上1指宽之处,嘴动时肌肉也会动。

【刮痧体位】可采取坐位,以方便刮拭和自我感觉舒适为宜。

【刮拭方法】放松身体,用单角刮法刮拭头部百会穴、头维穴。

刮拭头部睛明穴、承泣穴、四白穴

【选穴定位】

睛明:位于面部,目内眦角稍上方凹陷处。

承泣:位于面部,瞳孔直下,眼球与眶下缘之间。定位此穴时通常采用正坐或仰靠、仰卧的姿势。

四白:位于面部,双眼平视时,瞳孔正中央下约2cm处(或瞳孔直下,眶下孔凹陷处),取穴时通常采用正坐或仰靠、仰卧姿势。

【刮痧体位】可采取坐位,以方便刮拭和自我感觉舒适为宜。

【刮拭方法】用垂直按揉法按揉睛明穴,再用平面按揉法按揉承泣穴、四白穴。

消化不良

消化不良者多具有上腹痛、上腹胀、早饱、嗳气、食欲不振、恶心、呕吐等不适症状，多是由于长期暴饮暴食，饮食积滞于胃所致。而先天脾胃虚弱，消化功能较差的人，也容易出现消化不良症状，表现为长期面黄肌瘦、气短乏力、胃胀、胃痛隐隐、稍不注意就腹泻等。中医认为，该病属于"痞满""郁证""反胃"等范畴。刮拭身体相关穴位可以健脾和胃、理气解郁，从而达到治疗的目的。

重点刮拭部位

刮拭背部大椎穴、悬枢穴、脾俞穴、三焦俞穴

【选穴定位】

大椎： 位于颈部下端，背部正中线上，第7颈椎棘突下凹陷中。取穴时正坐低头，可见颈背部交界处椎骨有一高突，并能随颈部左右摆动而转动者即是第7颈椎，其下为大椎穴。

脾俞： 位于背部，第11胸椎棘突下，旁开1.5寸。与肚脐中相对应处即为第2腰椎，由第2腰椎往上摸3个椎体，即为第11胸椎，其棘突下缘左右旁开约2横指（食、中指）处为取穴部位。

悬枢： 位于腰部，后正中线上，第1腰椎棘突下凹陷中。

三焦俞： 位于腰部，第1腰椎棘突下，左右旁开2指宽处。

【刮痧体位】采取坐位或俯卧位，以方便刮拭和自我感觉舒适为宜。

【刮拭方法】用面刮法从上向下刮拭背部大椎穴至悬枢穴段，双侧脾俞穴至三焦俞穴段。

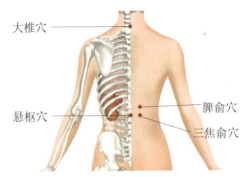

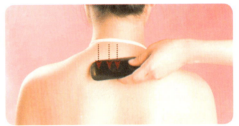

刮拭腹部中脘穴至气海穴、天枢穴、章门穴

【选穴定位】

中脘： 位于上腹部，前正中线上，脐中上4寸。取穴时，可采用仰卧位，脐中与胸剑联合部（心窝上边）的中点为取穴部位。

气海： 位于下腹部，前正中线上，脐中下1.5寸。取穴时，可采用仰卧的姿势，直线连结肚脐与耻骨上方，将其分为10等分，从肚脐3/10的位置，即为此穴。

章门： 位于侧腹部，第11肋游离端的下方。仰卧位或侧卧位时，在腋中线上，合腋屈肘时，肘尖止处是该穴。

天枢：位于腹中部，距脐中2寸。取穴时，可采用仰卧的姿势，肚脐向左右3指宽处。

【刮痧体位】采取仰卧位，以方便刮拭和自我感觉舒适为宜。

【刮拭方法】用面刮法从上向下刮拭腹部中脘穴至气海穴段，双侧天枢穴、章门穴。

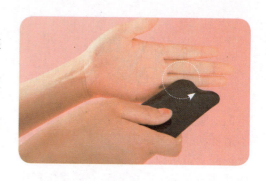

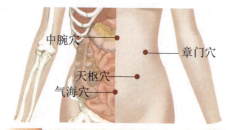

刮拭下肢足三里穴

【选穴定位】

足三里：位于小腿前外侧，犊鼻下3寸，距胫骨前缘1横指（中指）处。取穴时，站位，用同侧手张开虎口围住髌骨上外缘，余4指向下，中指尖处为取穴部位。

【刮痧体位】采取坐位，以方便刮拭和自我感觉舒适为宜。

【刮拭方法】用面刮法从上向下刮拭下肢足三里穴。

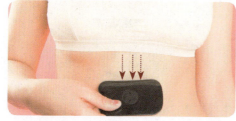

刮拭双手四缝穴

【选穴定位】

四缝：位于第2至第5指掌侧，近端指关节的中央，每手4穴，左右各8穴。在手2、3、4、5指的掌面，当第2指关节横纹中点为取穴部位。

【刮痧体位】采取坐位，以方便刮拭和自我感觉舒适为宜。

【刮拭方法】用垂直按揉法按揉双手四缝穴。

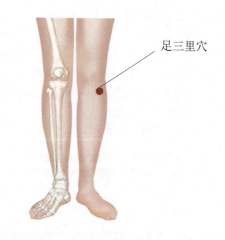

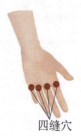

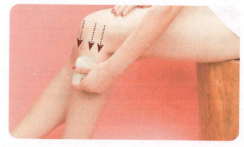

便秘

便秘是指大便次数减少，排便间隔时间过长，粪质干结，排便艰难，或粪质不硬，虽有便意，但便出不畅，多伴有腹部不适的病症。引起病变的原因有久坐少动、食物过于精细、缺少纤维素等，使大肠运动缓慢，水分被吸收过多，导致粪便干结坚硬，滞留肠腔，排除困难。还有年老体弱，津液不足；或贪食辛辣厚味，胃肠积热；或水分缺乏；或多次妊娠、过度肥胖等，皆可导致便秘。中医认为，便秘主要由燥热内结、气机郁滞、津液不足和脾肾虚寒所引起。刮拭迎香穴可调节肠胃功能；刮拭天枢穴主治大肠功能失调；刮拭手部少商穴、商阳穴，有助于疏泄阳热，调理肠胃；足三里是胃的下合穴，上巨虚是大肠的下合穴，刮拭两穴具有调理肠胃的功能。

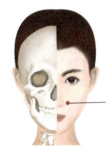

迎香穴

重点刮拭部位

刮拭面部迎香穴

【选穴定位】

迎香：位于面部，鼻翼外缘中点旁，鼻唇沟中。取穴时一般采用正坐或仰卧姿势，眼睛正视，在鼻孔两旁约五分的笑纹（微笑时鼻旁八字形的纹线）中取穴。

【刮痧体位】采取坐位，以方便刮拭和自我感觉舒适为宜。

【刮拭方法】放松身体，在刮痧板边缘涂抹少量美容刮痧乳，用平面按揉法分别按揉鼻两侧迎香穴。

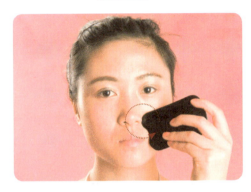

刮拭腹部天枢穴

【选穴定位】

天枢：位于腹中部，距脐中2寸。取穴时，可采用仰卧的姿势，肚脐向左右3指宽处。

【刮痧体位】采取坐位，也可采取仰卧位，以方便刮拭和自我感觉舒适为宜。

【刮拭方法】用面刮法从上向下刮拭腹部天枢穴。

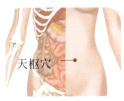

天枢穴

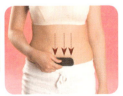

刮拭上肢少商穴、商阳穴

【选穴定位】

少商：位于拇指末节桡侧，距指甲角 0.1 寸。

商阳：位于手食指末节桡侧，距指甲角 0.1 寸。

【刮痧体位】采取坐位，以方便刮拭和自我感觉舒适为宜。

【刮拭方法】用面刮法从上向下刮拭手部少商穴、商阳穴。

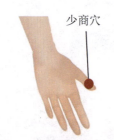
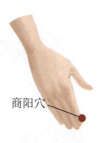

少商穴

商阳穴

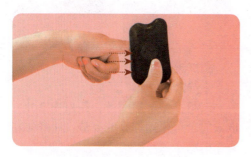

刮拭下肢足三里穴、上巨虚穴

【选穴定位】

足三里：位于小腿前外侧，犊鼻下 3 寸，距胫骨前缘 1 横指（中指）处。取穴时，站位，用同侧手张开虎口围住髌骨上外缘，余 4 指向下，中指尖处为取穴部位。

上巨虚：位于小腿前外侧，犊鼻下 6 寸，距胫骨前缘 1 横指（中指）。取穴时，在犊鼻穴向下，直量 2 次 4 横指处，当胫、腓骨之间为取穴部位。

【刮痧体位】采取坐位，以方便刮拭和自我感觉舒适为宜。

【刮拭方法】用面刮法从上向下刮拭下肢足三里穴至上巨虚穴段。

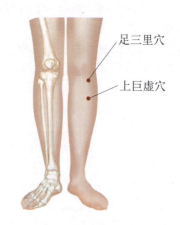

足三里穴

上巨虚穴

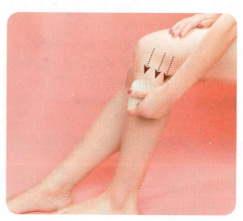

刮拭提醒

每个部位刮 3～5 分钟，一般不超过 10 分钟，待皮肤出现红点如粟，立即停止。刮痧治疗热秘、气秘、寒秘，疗效很明显；针对虚秘和习惯性便秘，如能长期坚持刮痧，同样会收到较好的效果。但要注意每次刮痧，都要等上次的痧完全消退了，才能刮下次。

手足怕冷

天气一冷，就感觉全身发冷，手脚尤其冰凉得受不了。这种情况，就是中医所说的"阳虚"，也就是一般俗称的"冷底"或是"寒底"。手脚冰冷和心血管系统有很大的关系。如果心血管系统的功能出现障碍，就会影响血液运行输送，造成手脚冰冷的情形。一般来说体型较瘦、虚寒体质的女性最容易出现手脚冰冷的情形，因为这种类型的人末梢血液循环较差，容易使体温调节的机制紊乱，而手脚冰冷正是自主神经功能调节不顺畅，血管变细所引起的。而且脚趾、膝盖、肩膀和手指等部位，属于运动较多的关节区，因为脂肪、血管皆相对较少，所以，热度容易散失。此外，压力过大、血糖太低、低血压、衣物不够保暖也会导致手足冰冷。中医认为，手足怕冷是由于气虚，血脉不充盈或气血运行不畅所致。刮拭手足部相关穴位有助于疏通经脉、活血通络，从而缓解怕冷的症状。

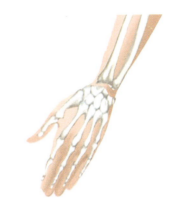

重点刮拭部位

刮拭手部各手指

【刮痧体位】采取坐位和仰卧位，以方便刮拭和自我感觉舒适为宜。

【刮拭方法】放松身体，用刮痧板凹槽刮拭各手指，由指根部至指尖，刮至手指发热。

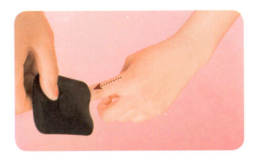

刮拭阳池穴、劳宫穴

【选穴定位】

阳池：位于手腕部位，即腕背横纹上，前对中指、无名指指缝。或在腕背横纹中，当指伸肌腱的尺侧缘凹陷处。

劳宫：位于手掌心，第2、3掌骨之间，偏于第3掌骨，握拳屈指时中指尖处。

【刮痧体位】采取坐位或仰卧位，以方便刮拭和自我感觉舒适为宜。

【刮拭方法】用面刮法或平面按揉法刮拭手腕部阳池穴、手掌心劳宫穴。

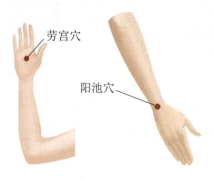

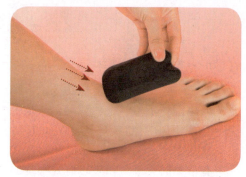

刮拭提醒

如果手、足掌皮肤干燥，可以在刮痧前涂抹少量的刮痧乳，以保护皮肤。

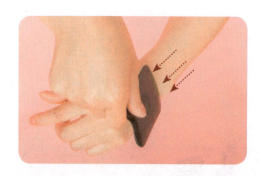

刮拭足部足背、足底

【刮痧体位】采取坐位或仰卧位，以方便刮拭和自我感觉舒适为宜。

【刮拭方法】用面刮法刮拭足背和足底。

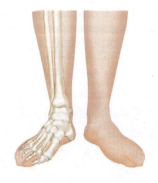

温馨小贴士

手脚冰冷的人，可以采取以下措施：

1. 饮食上，要多吃点温补类的食物，少吃点寒凉性的食物或者水果。
2. 穿着上，特别要注意腰腿部的保暖，如果下半身暖和了，那么上半身也不会感到太冷。
3. 积极参加户外运动，放松心情。
4. 不要给自己太大的压力，学会合理减压。
5. 不要坐的太多，防止腰部以下气血运行不通，大腿气血运化不好，导致水肿冰凉。

青春秘方，保健养生精神爽

健脑益智

中医认为，"脑为元神之府"。脑是精髓和神明高度汇聚之处，人之视觉、听觉、嗅觉、感觉、思维记忆力等，都是由于脑的作用。这说明脑是人体极其重要的器官。大脑清醒、思维活跃、精力充沛是人人都希望的。刮拭头部的经穴，不仅能改善头部血液循环，益智健脑，延缓大脑衰老；还能调整和增强五脏六腑的功能，以及各中枢神经系统的功能，畅达全身阳气。

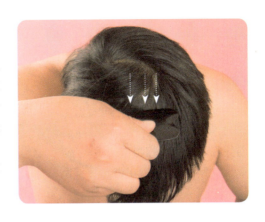

重点刮拭部位

刮拭百会穴

【选穴定位】

百会：位于头部，前发际正中直上5寸，或两耳尖连线的中点处。让患者采用正坐的姿势，可以通过两耳尖直上连线中点，来简易取此穴。

【刮痧体位】给他人头部刮痧，可让被刮拭者坐在椅子上，体质虚弱者可采取卧位。自我刮痧时，体位以自我感觉舒适为宜。

【刮拭方法】用面刮法从头顶部百会穴向前刮至头发发际处。

刮拭耳朵上部发际边缘

【刮痧体位】给他人头部刮痧，可让被刮拭者坐在椅子上，体质虚弱者可采取卧位。自我刮痧时，体位以自我感觉舒适为宜。

【刮拭方法】将刮痧板竖放在耳朵上部发际边缘，绕着耳朵像画问号一样，从前向后刮拭两侧头部。

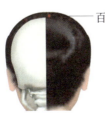

百会穴

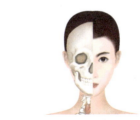

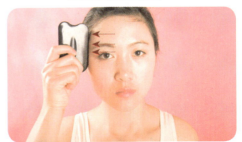

刮拭四神聪穴、头维穴、风池穴

【选穴定位】

四神聪：位于头部，在百会前、后、左、右各开1寸处，共有四穴。

头维：位于头侧部，额角发际上0.5寸，头正中线旁开4.5寸。取头维穴时一般采用正坐或仰靠、仰卧姿势，此穴在头侧部发际里，位于发际点向上1指宽之处，嘴动时肌肉也会动。

风池：位于项部，在枕骨之下，与风府穴相平，胸锁乳突肌与斜方肌上端之间的凹陷处。或当后头骨下，两条大筋外缘陷窝中，相当于耳垂齐平。

【刮痧体位】给他人头部刮痧，可让被刮拭者坐在椅子上，体质虚弱者可采取卧位。自我刮痧时，体位以自我感觉舒适为宜。

【刮拭方法】从百会穴向下刮后头部。最后用单角刮法刮拭百会穴、头维穴、四神聪穴、风池穴。

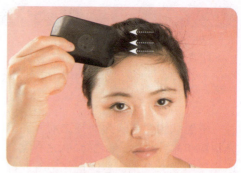

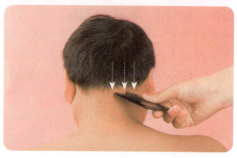

刮拭提醒

头部刮痧宜每日进行1~2次。刮拭时要有向下的按压力，但患有动脉硬化或糖尿病者，按压力要适当减小。最好在早晨或大脑疲劳时进行刮拭，不宜在临睡前刮拭，以免增加神经兴奋性，不易入睡。刮拭时应注意寻找并消除疼痛、结节等阳性反应，保健效果更好。

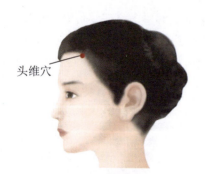

头维穴

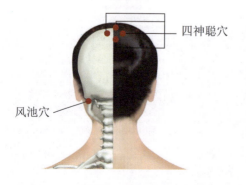

四神聪穴

风池穴

温馨小贴士

饮食上要多吃易于消化又富于营养的食物，保证足够的蛋白质，辅助地吃一些富含维生素B、维生素C的食物，以及富含胆碱的食物如杏、香蕉、葡萄、橙、鱼、菜等，也有一定的益处。

保护视力

中医认为,眼乃脏腑先天之精所成,为脏腑后天之精所养。过于激动,过于忧郁,过于生气,过于劳心费神都会引起体内阴阳失调,脏腑功能紊乱,气血失和,经络阻滞,导致眼营养渠道不畅通,目失所养,随之出现视物不清。刮痧通过疏通眼部周围的经脉气血,缓解眼疲劳、眼干涩,调节视力,预防眼部疾患。

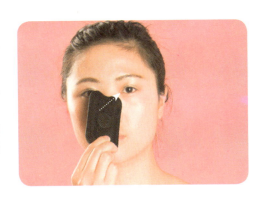

重点刮拭部位

刮拭睛明穴

【选穴定位】

睛明:位于面部,目内眦角稍上方凹陷处。

【刮痧体位】给他人眼部刮痧,可让被刮拭者坐在椅子上。自我刮痧时,力度以自我感觉舒适为宜。

【刮拭方法】放松身体,在刮痧板边缘涂抹适量美容刮痧乳,用垂直按揉法按揉睛明穴。

刮拭攒竹穴

【选穴定位】

攒竹:位于面部,当眉头陷中,眶上切迹处,取穴时应要求患者采用正坐或仰卧的姿势。

【刮痧体位】给他人眼部刮痧,可让被刮拭者坐在椅子上。自我刮痧时,力度以自我感觉舒适为宜。

【刮拭方法】用平刮法顺着上下眼眶从内眼角刮拭至外眼角,先刮上眼眶,重点刮拭攒竹穴,再刮下眼眶。

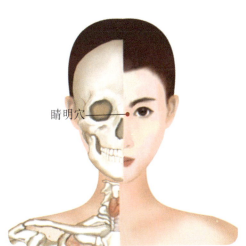

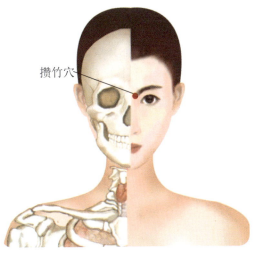

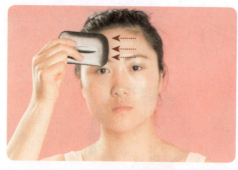

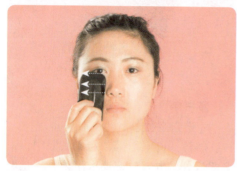

让被刮拭者坐在椅子上。自我刮痧时,力度以自我感觉舒适为宜。

【刮拭方法】用平面按揉法依次按揉瞳子髎穴、鱼腰穴、承泣穴、四白穴、太阳穴。

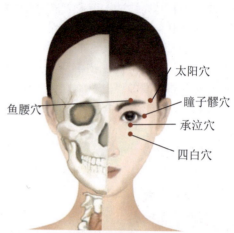

刮拭鱼腰穴、瞳子髎穴、承泣穴、四白穴、太阳穴

【选穴定位】

鱼腰：位于额部，瞳孔直上，眉毛中。

瞳子髎：位于面部，目外眦旁，眶外侧缘处。取穴时可以采用正坐或仰卧的姿势，眼睛外侧1厘米处。

承泣：位于面部，瞳孔直下，眼球与眶下缘之间。定位此穴时通常采用正坐或仰靠、仰卧的姿势。

四白：位于面部，双眼平视时，瞳孔正中央下约2厘米处(或瞳孔直下，眶下孔凹陷处)，取穴时通常采用正坐或仰靠、仰卧姿势。

太阳：位于耳郭前面，前额两侧，外眼角延长线的上方，由眉梢到耳朵之间大约1/3的地方，用手触摸最凹陷处就是太阳穴。

【刮痧体位】给他人眼部刮痧，可

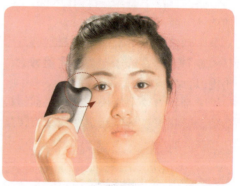

刮拭提醒

刮拭时要刮到局部微热，此时保健效果最好。宜每天刮拭1~2次。注意，刮痧时不要让刮痧乳进入眼内。

畅通血脉

血脉指人体内流通血液的脉络，血脉的健康关乎全身的新陈代谢。血脉不畅甚至瘀塞不通，可导致心脑血管病及其他多种疾病的发生，严重影响人体健康。中医认为，心主血，肝藏血，脾统血，内至五脏六腑，外到皮肉筋骨，都依赖血液的滋养而维持正常的生理活动。"气为血之帅，血为气之母"，气血的正常运行是人体生命的根本保证。故华佗曰："血脉流通，病不得生。"血脉不通，气血运行不畅可导致各种疾病，影响健康和生存质量，甚至危害生命。人体保健，气血是关键，血脉通畅，则脏腑滋养，内外调和，阴平阳秘。刮拭胸背部及四肢相关穴位，可活血化瘀，益气养血，既保持血脉的通畅，又促进血液的化生，维护血脉的正常运行。

重点刮拭部位

刮拭背部肺俞穴、心俞穴

【选穴定位】

肺俞：位于背部，第3胸椎棘突下，旁开1.5寸。大椎穴往下推3个椎骨，即为第3胸椎，其下缘左右旁开约2横指（食、中指）处为取穴部位。

心俞：位于背部，第5胸椎棘突下，旁开1.5寸。由平双肩胛骨下角之椎骨（第7胸椎），往上推2个椎骨，即第5胸椎棘突下缘，左右旁开约2横指（食、中指）处为取穴部位。

【刮痧体位】采取坐位，以自我感觉舒适和方便刮拭为宜。

【刮拭方法】用面刮法自上而下刮拭背部双侧肺俞穴、心俞穴。

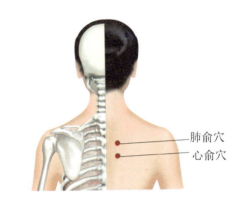
肺俞穴
心俞穴

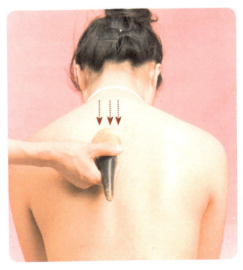

刮拭胸部中府穴、膻中穴、巨阙穴

【选穴定位】

中府：位于胸前壁的外上方，云门穴下1寸，前正中线旁开6寸，平第1肋间隙处。

膻中：位于胸部，前正中线上，平第4肋间，两乳头连线的中点。

巨阙：位于上腹部，前正中线上，

脐中上6寸。取穴时通常让患者采用仰卧的姿势，左右肋骨相交之处，再向下2指宽即为此穴。

【刮痧体位】可采取坐位，也可采用仰卧位，以自我感觉舒适和方便刮拭为宜。

【刮拭方法】用单角刮法从上向下刮拭胸部膻中穴、巨阙穴，及双侧中府穴。

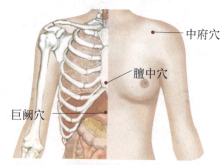

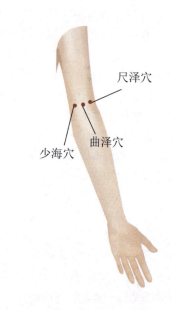

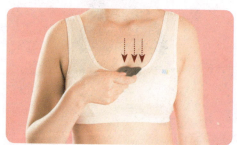

【刮痧体位】采取坐位，以自我感觉舒适和方便刮拭为宜。

【刮拭方法】用面刮法刮拭上肢肘窝部经穴。

刮拭上肢少海穴、曲泽穴、尺泽穴

【选穴定位】

少海： 位于肘横纹内侧端与肱骨内上髁连线的中点处。屈肘，在肘横纹尺侧纹头凹陷处取穴。

曲泽： 位于肘横纹中，肱二头肌腱的尺侧缘。

尺泽： 位于肘横纹中，肱二头肌肌腱桡侧凹陷处。取穴时先将手臂上举，在手臂内侧中央处有粗腱，腱的外侧即是此穴。或在肘横纹中，肱二头肌桡侧凹陷处。该穴上方3～4寸处用手强压会感到疼痛处，就是"上尺泽"。

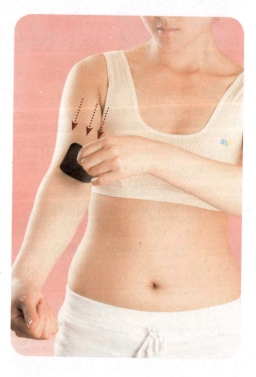

第二章 刮痧健体巧养生，健康自然来

刮拭下肢血海穴、委阳穴、委中穴、阴谷穴

【选穴定位】

血海：位于大腿内侧，髌底内侧端上2寸，股四头肌内侧头的隆起处。取穴时，坐位，屈膝成90°，医者立于患者对面，用左手掌心对准右髌骨中央，手掌伏于其膝盖上，拇指尖所指处为取穴部位。

委阳：位于腘横纹外侧端，股二头肌腱的内侧。

委中：位于腘横纹中点，股二头肌肌腱与半腱肌肌腱的中间。

阴谷：位于腘窝内侧，屈膝时，半腱肌肌腱与半膜肌肌腱之间。取穴时正坐屈膝，在腘窝内侧，和委中相平。

【刮痧体位】可采取坐位，也可采用俯卧位，刮拭下肢膝窝处的穴位时，以自我感觉舒适和方便刮拭为宜。

【刮拭方法】用面刮法从上向下刮拭下肢血海穴、委阳穴、委中穴、阴谷穴。

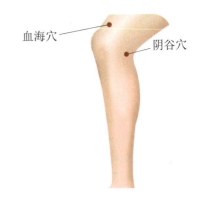
血海穴
阴谷穴

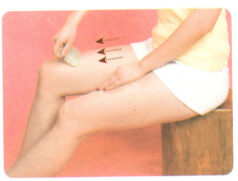

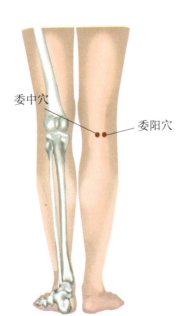
委中穴
委阳穴

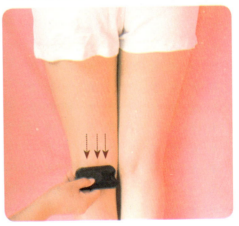

刮拭提醒

经常刮拭胸背部及四肢等处穴位，无论是否出痧，都有助于血脉的畅通与运行，是很好地保健血脉的方法。

益气润肺

肺,位于胸中,上通喉咙,左右各一,在人体脏腑中位置最高,故称肺为"华盖"。因肺叶娇嫩,不耐寒热,易被邪侵,故又称"娇脏"。肺为魄之处,气之主,在五行属金。肺功能正常,机体的抗病能力就强,精力充沛,呼吸功能良好,不易感冒,皮肤滋润,二便排泄正常。肺功能减弱,则气短乏力,自汗畏风,面色淡白,皮肤干燥,口燥咽干,形体消瘦,排便不畅。刮拭背部及四肢相关穴位,可以益气养肺,维护和促进肺的生理功能,延缓呼吸器官的衰老,改善呼吸系统亚健康的症状。

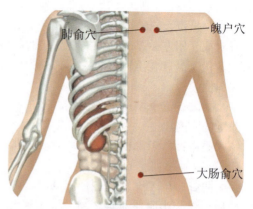

重点刮拭部位

刮拭背部肺俞穴、魄户穴、大肠俞穴

【选穴定位】

肺俞: 位于背部,第3胸椎棘突下,旁开1.5寸。大椎穴往下推3个椎骨,即为第3胸椎,其下缘左右旁开约2横指(食、中指)处为取穴部位。

魄户: 位于背部,第3胸椎棘突下,旁开3寸。取穴时俯卧位,身柱(督脉)左右旁开3寸,当肩胛骨脊柱缘处取穴。

大肠俞: 位于腰部,第4腰椎棘突下,旁开1.5寸。两侧髂前上棘之连线与脊柱的交点即为第4腰椎棘突下,其左右旁开约2横指(食、中指)处为取穴部位。

【刮痧体位】可采取坐位,以自我感觉舒适和方便刮拭为宜。

【刮拭方法】用面刮法自上而下刮拭背部双肺俞穴、魄户穴、大肠俞穴。

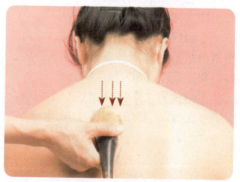

刮拭上肢尺泽穴、少商穴

【选穴定位】

尺泽: 位于肘横纹中,肱二头肌肌腱桡侧凹陷处。取穴时先将手臂上举,在手臂内侧中央处有粗腱,腱的外侧即是此穴。或在肘横纹中,肱二头肌桡侧凹陷处。该穴上方3~4寸处用手强压会感到疼痛处,就是"上尺泽"。

少商: 位于拇指末节桡侧,距指甲角0.1寸。

【刮痧体位】可采取坐位,以自我感觉舒适和方便刮拭为宜。

【刮拭方法】用面刮法从肘窝尺泽穴刮拭至手大拇指少商穴。

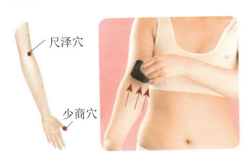

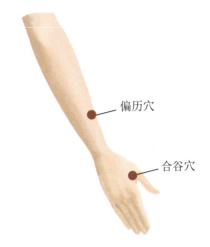

刮拭上肢偏历穴、列缺穴、太渊穴、合谷穴

【选穴定位】

偏历：位于前臂背面桡侧，阳溪与曲池的连线上，腕横纹上3寸。

列缺：位于前臂桡侧缘，桡骨茎突上方，腕横纹上1.5寸处。拇短伸肌腱与拇长展肌腱之间，拇长展肌腱沟的凹陷。

太渊：位于腕掌侧横纹桡侧端，桡动脉搏动处。

合谷：位于第1、第2掌骨间，第2掌骨桡侧的中点处。取穴时，以一手的拇指掌面指关节横纹，放在另一手的拇、食指的指蹼缘上，屈指，拇指尖尽处为取穴部位。

【刮痧体位】可采取坐位，以自我感觉舒适和方便刮拭为宜。

【刮拭方法】用面刮法重点刮拭偏历穴、列缺穴、太渊穴、合谷穴。

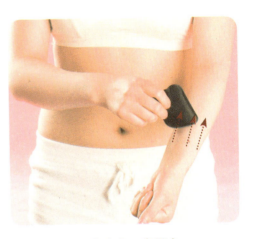

刮拭上肢曲池穴、商阳穴

【选穴定位】

曲池：位于肘横纹外侧端，屈肘时尺泽与肱骨外上髁连线中点处。取穴时，仰掌屈肘成45°，肘关节桡侧，肘横纹头为取穴部位。

商阳：位于手食指末节桡侧，距指甲角0.1寸。

【刮痧体位】可采取坐位，以自我感觉舒适和方便刮拭为宜。

【刮拭方法】用面刮法从上向下刮拭肘关节曲池穴至食指商阳穴。

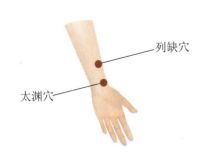

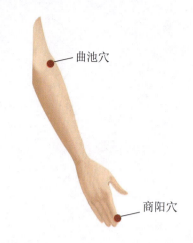

曲池穴

商阳穴

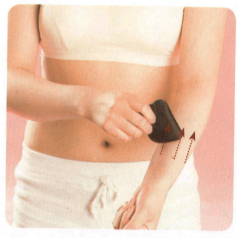

刮拭提醒

若刮拭肺俞穴及其他相关部位常有密集的深色痧斑、刺痛感或结节，均提示肺脏气血瘀滞程度较重，为重度亚健康状态，须警惕疾病倾向，及时刮痧治疗，必须时去医院进一步检查、确诊，预防和治疗肺脏疾病。

温馨小贴士

肺的主要生理功能是进行体内外气体交换，吸清呼浊，即吸进氧气，呼出二氧化碳。所以，日常生活中肺的养生保健最重要的是相近空气的清新，主要与生活和劳动环境相关。

1. 环境养生保健。生活和劳动环境应尽量挑选自然条件良好的地方，最好是歇息在有湖泊，树木，绿地，阳光充分，水源干净，空气新鲜的地方。清新的空气是肺养生保健的需要条件，也是人体健康的重要条件之一，所以进行空气净化，如多种植花草树木、绿化环境以维持空气的干净，是保护肺脏的措施之一。在都市生活的中老年人，离退休的老年人，要在本人身体条件允许的情况下，多到郊区有山有水有森林的地方活动。这些地方负氧离子含量高，既有益于肺的养生保健，也有益于身心健康。

2. 顺时养生保健。要根据四季冷热的情况，适量地增减衣服和被褥。机体顺应季节和气候的改变，可使肺脏不被冷热燥湿等外邪侵害。

养胃健脾

中医认为，饮食入胃后，须赖于脾的运化功能，才能将水谷转化为精微物质，并依赖于脾的转输和散精功能，才能将水谷精微布散于全身，从而使五脏六腑、四肢百骸等各个组织、器官得到充足的营养，以维持正常的生理功能。胃的主要生理功能是受纳和腐熟水谷，运动特点是主通降，特性是喜润恶燥。若脾胃功能正常，则食欲良好，大便规律，身轻体健，口唇红润丰满。若脾胃功能减弱，则出现食欲不振，腹胀、便溏、消化不良，以至倦怠，消瘦等。刮拭背部、腹部及下肢相关穴位，可以促进消化系统的生理功能，延缓脾胃的衰老，改善脾胃的亚健康症状。

重点刮拭部位

刮拭背部脾俞穴、胃俞穴、意舍穴、胃仓穴

【选穴定位】

脾俞：位于背部，第11胸椎棘突下，旁开1.5寸。与肚脐中相对应处即为第2腰椎，由第2腰椎往上摸3个椎体，即为第11胸椎，其棘突下缘左右旁开约2横指(食、中指)处为取穴部位。

胃俞：位于背部，第12胸椎棘突下，旁开1.5寸。取穴时，可采用俯卧的取穴姿势，该穴位于背部，当第12胸椎棘突下，左右旁开2横指宽处即是。

意舍：位于背部，第11胸椎棘突下，旁开3寸。

胃仓：位于背部，第12胸椎棘突下，旁开3寸。

【刮痧体位】可采取坐位，也可采取俯卧姿势，以方便刮拭和自我感觉舒适为宜。

【刮拭方法】用面刮法从上向下刮双侧脾俞穴、意舍穴、胃俞穴、胃仓穴。

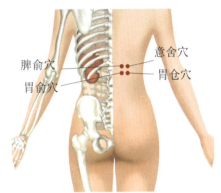

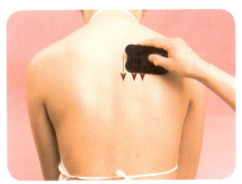

刮拭腹部中脘穴、章门穴

【选穴定位】**脘**：位于上腹部，前正中线上，脐中上4寸。取穴时，可采用仰卧位，脐中与胸剑联合部(心窝上边)的中点为取穴部位。

章门：位于侧腹部，第11肋游离端

的下方。仰卧位或侧卧位，在腋中线上，合腋屈肘时，肘尖止处是该穴。

【刮痧体位】可采取坐位，也可采取仰卧姿势，以方便刮拭和自我感觉舒适为宜。

【刮拭方法】用面刮法从上向下刮腹部中脘穴及双侧章门穴。

三阴交：位于小腿内侧，当足内踝尖上3寸，胫骨内侧缘后方。取穴时以手4指并拢，小指下边缘紧靠内踝尖上，食指上缘所在水平线在胫骨后缘的交点处为取穴部位。

【刮痧体位】采取坐位，以方便刮拭和自我感觉舒适为宜。

【刮拭方法】用面刮法从上向下刮拭下肢阴陵泉穴、足三里穴、丰隆穴、三阴交穴。

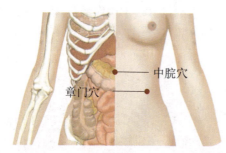

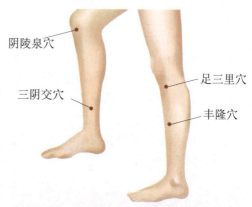

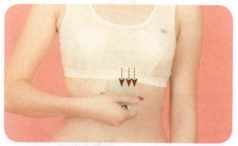

刮拭下肢阴陵泉穴、足三里穴、丰隆穴、三阴交穴

【选穴定位】

阴陵泉：位于小腿内侧，胫骨内侧髁后下方凹陷处。取穴时，坐位，用拇指沿小腿内侧骨内缘（胫骨内侧）由下往上推，至拇指抵膝关节下时，胫骨向内上弯曲之凹陷为取穴部位。

足三里：位于小腿前外侧，犊鼻下3寸，距胫骨前缘1横指（中指）处。取穴时，站位，用同侧手张开虎口围住髌骨上外缘，余4指向下，中指尖处为取穴部位。

丰隆：位于小腿前外侧，外踝尖上8寸，条口穴外，距胫骨前缘2横指（中指）处。

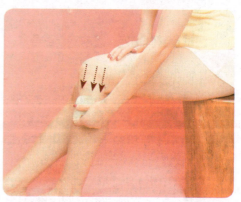

刮拭提醒

刮拭时，动作要慢，寻找并刮拭疼痛或结节的部位。

疏肝利胆

肝脏是身体内以代谢功能为主的一个器官,并在身体里面起着去氧化,储存肝糖,分泌性蛋白质的合成等的作用。胆附与肝之短叶间,与肝相连,主要功能为储存和排泄胆汁,并参与食物的消化。肝和胆又有经脉相互络属,互为表里。肝胆功能正常则眼睛明亮,脊椎、四肢灵活有力;功能失调则头晕目眩,耳鸣耳聋,烦躁易怒,口苦尿黄,双目干涩,失眠健忘。刮拭胸背部及下肢相关穴位,可以调畅全身气机,促进血脉通畅,维持和促进肝胆和消化系统的生理功能,延缓肝胆的衰老。

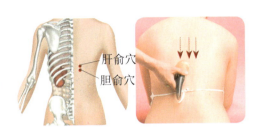

重点刮拭部位

刮拭背部肝俞穴、胆俞穴

【选穴定位】

肝俞:位于背部,第9胸椎棘突下,旁开1.5寸。由平双肩胛骨下角之椎骨(第7胸椎),往下推2个椎骨,即第9胸椎棘突下缘,左右旁开约2横指(食、中指)处为取穴部位。

胆俞:位于背部,第10胸椎棘突下,旁开1.5寸。由平双肩胛骨下角之椎骨(第7胸椎),往下推3个椎骨,即第10胸椎棘突下缘,左右旁开约2横指(食、中指)处为取穴部位。

【刮痧体位】可采取坐位,也可采取俯卧姿势,以方便刮拭和自我感觉舒适为宜。

【刮拭方法】用面刮法从上向下刮拭背部双侧肝俞穴、胆俞穴。

刮拭胸腹部期门穴、日月穴

【选穴定位】

期门:位于胸部,乳头直下,第6肋间隙,前正中线旁开4寸。男性可取任意体,女性取卧位,乳头直下,往下数2根肋骨处为取穴部位。

日月:位于上腹部,乳头正下方的肋骨和肚子交接处"期门"之下,第7肋间隙中。或乳头直下,第7肋间隙,前正中线旁开4寸。

【刮痧体位】可采取坐位,也可采取俯卧仰卧姿势,以方便刮拭和自我感觉舒适为宜。

【刮拭方法】用面刮法从里向外刮拭胸腹部期门穴、日月穴。

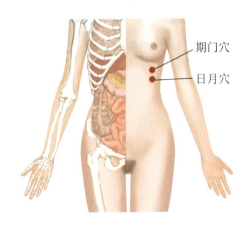

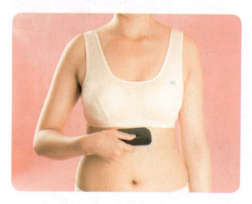

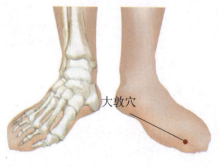

刮拭下肢曲泉穴、阳陵泉穴、光明穴、大敦穴

【选穴定位】

曲泉：位于膝内侧，膝关节内侧面横纹内侧端，股骨内侧髁的后缘，半腱肌、半膜肌止端的前缘凹陷处。取穴时，屈膝端坐，膝内侧高骨（股骨内上髁）后缘，位于两筋前方，腘横纹头上方处为取穴部位。

阳陵泉：位于小腿外侧，腓骨头前下方凹陷处。取穴时，坐位，屈膝成90°，膝关节外下方，腓骨小头前缘与下缘交叉处的凹陷，为取穴部位。

光明：位于小腿外侧，外踝尖上5寸，腓骨前缘。

大敦：位于大拇趾（靠第二趾一侧）甲根边缘约2毫米处。

【刮痧体位】可采取坐位，以方便刮拭和自我感觉舒适为宜。

【刮拭方法】用面刮法从上向下刮拭下肢曲泉穴、阳陵泉穴、光明穴、大敦穴。

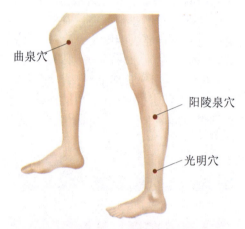

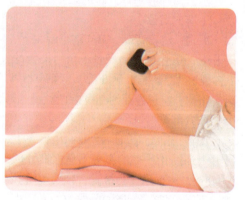

刮拭提醒

刮拭时，动作要慢，寻找并刮拭疼痛或结节的部位。

第三章
对症刮痧，刮走病痛一身轻

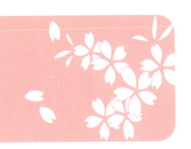

内科常见病症的刮痧治疗

感 冒

感冒是呼吸道的常见疾病，四季均可发生。中医认为，感冒是由于外邪侵袭卫表，患者免疫功能下降，机体正气不足，卫表不固，卫外功能减弱所致。临床可分为风寒、风热、暑湿等外感。常见有头痛、四肢酸痛、发热、畏寒、乏力、鼻塞、流涕、咳嗽，部分患者还伴有食欲差、恶心、腹泻、呕吐等症状。用刮痧的方法能够宣通肺气，发散表邪，舒缓筋脉，驱赶身体的风、寒、热、暑、湿，感冒便可快速治愈。

重点刮拭部位

刮拭风池穴
【选穴定位】
风池：位于项部，在枕骨之下，与风府穴相平，胸锁乳突肌与斜方肌上端之间的凹陷处。或当后头骨下，两条大筋外缘陷窝中，相当于耳垂齐平。

【刮拭体位】颈背部刮痧时，可让被刮拭者面向椅背骑坐，手臂放在椅背上。

【刮拭方法】用单角刮法，自上而下刮拭风池穴。

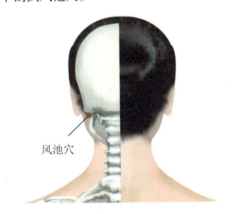

风池穴

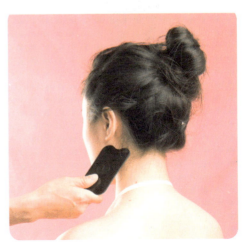

刮拭肺俞穴，颈部大椎穴
【选穴定位】

大椎穴：位于颈部下端，背部正中线上，第7颈椎棘突下凹陷中。取穴时正坐低头，可见颈背部交界处椎骨有一高突，并能随颈部左右摆动而转动者即是第7颈椎，其下为大椎穴。

肺俞穴：位于背部，第3胸椎棘突下，旁开1.5寸。大椎穴往下推3个椎骨，即为第3胸椎，其下缘左右旁开约2横指（食、中指）处为取穴部位。

【刮拭体位】被刮拭者面向椅背骑坐，手臂放在椅背上。

【刮拭方法】用面刮法自上而下刮拭大椎穴、肺俞穴。

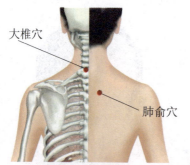

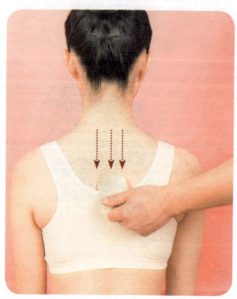

刮拭足三里穴
【选穴定位】

足三里：位于小腿前外侧，犊鼻下3寸，距胫骨前缘1横指（中指）处。取穴时，站位，用同侧手张开虎口围住髌骨上外缘，余4指向下，中指尖处为取穴部位。

【刮拭体位】可采用坐位（自己刮拭）或仰卧体位（别人刮拭）。

【刮拭方法】用面刮法从上向下刮拭下肢足三里穴。

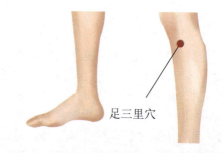

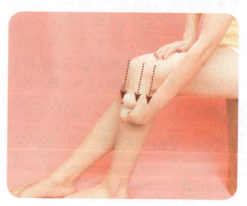

刮拭提醒

刮痧时力度要适中，不能太轻也不能太重，太轻没作用，太重容易弄伤皮肤，以感觉刮痧的部位稍有疼痛感为宜。

咳嗽

咳嗽是机体对侵入气道的病邪的一种保护性反应。古人以有声无痰为之咳,有痰无声为之嗽。临床上二者常并见,通称为咳嗽。根据发作时的特点及伴随症状的不同,一般可以分为风寒咳嗽、风热咳嗽及风燥咳嗽3型。中医认为,咳嗽的病位在肺,由于肺失宣降,肺气上逆所致。大杼至肺俞可以疏风,宣肺解表,尺泽为肺经合穴,列缺为肺经络穴,刮拭诸穴既可疏散肺经风寒,又可清泻肺热而达宣肺止咳化痰的效果。

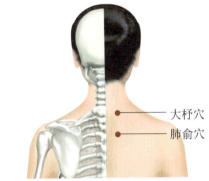

大杼穴
肺俞穴

重点刮拭部位

刮拭背部的大杼穴、肺俞穴
【选穴定位】

大杼:位于背部,第1胸椎棘突下,旁开1.5寸。取穴时低头,可见颈背部交界处椎骨有一高突,并能随颈部左右摆动而转动者即是第7颈椎,其下为大椎穴。由大椎穴再向下推1个椎骨,其下缘左右旁开2横指(食、中指)处为取穴部位。

肺俞:位于背部,第3胸椎棘突下,旁开1.5寸。大椎穴往下推3个椎骨,即为第3胸椎,其下缘左右旁开约2横指(食、中指)处为取穴部位。

【刮痧体位】被刮拭者面向椅背骑坐或者俯卧位。

【刮拭方法】用面刮法从上向下刮拭双侧大杼穴至肺俞穴。

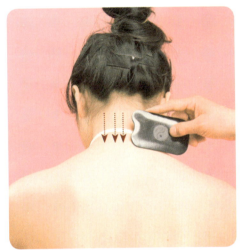

刮拭尺泽穴
【选穴定位】

尺泽:位于肘横纹中,肱二头肌肌腱桡侧凹陷处。取穴时先将手臂上举,在手臂内侧中央处有粗腱,腱的外侧即是此穴。或在肘横纹中,肱二头肌桡侧凹陷处。该穴上方3~4寸处用手强压会感到疼痛处。

【刮痧体位】刮拭上肢尺泽穴时,可自己刮拭,或者由他人帮助刮拭,患者自己调整一个舒适的坐姿或者仰卧体位。

【刮拭方法】用面刮法从上向下刮拭两侧手臂的尺泽穴。

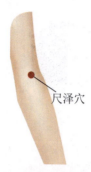
尺泽穴

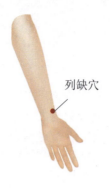
列缺穴

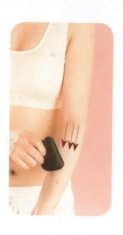

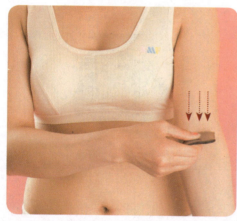

刮拭提醒

背部刮痧用力可稍重些，如果患者体力较好，可用力刮至患者能够忍受的程度；如果体质较弱，则刮拭力量要柔和，刮至皮肤出痧即可。一般刮拭1~2次即可痊愈。

刮拭列缺穴

【选穴定位】

列缺：位于前臂桡侧缘，桡骨茎突上方，腕横纹上1.5寸处。拇短伸肌腱与拇长展肌腱之间，拇长展肌腱沟的凹陷。

【刮痧体位】刮拭列缺穴时，可自己刮拭，或者由他人帮助刮拭，患者自己调整一个舒适的坐姿或者仰卧体位。

【刮拭方法】用面刮法从上向下刮拭两侧手臂的列缺穴。

温馨小贴士

普通咳嗽通过刮痧即可治愈，同时还可配合饮用如下止咳汤：将白萝卜1个，梨1个，生姜3片，一同入锅并加适量水同煮，煮熟盛出稍凉，调入适量蜂蜜即可服食。

对于不明原因、长时期的慢性咳嗽（尤其是超过两周的慢性咳嗽），千万不要草率地喝点咳嗽药水了事，更不能置之不理，一定要去医院，在医生的帮助下找出咳嗽病因，对症治疗。

腹泻

腹泻是一种常见症状,俗称"拉肚子",是指排便次数明显超过平日习惯的频率,粪质稀薄,水分增加,每日排便量超过200g,或含未消化食物或脓血、黏液。腹泻常伴有排便急迫感、肛门不适、失禁等症状。腹泻分急性和慢性两类。急性腹泻发病急剧,病程在2～3周之内。慢性腹泻指病程在两个月以上或间歇期在2～4周内的复发性腹泻。患有急慢性肠炎、肠结核、肠道紊乱、直肠炎等都会出现腹泻情况。腹泻在夏季常常发生,这是因为人们在夏季会不自觉地食用生冷的食物。刮痧能够清理肠胃,止泻,促进身体康复。

重点刮拭部位

刮拭背腰部脾俞穴、肾俞穴、大肠俞穴

【选穴定位】

脾俞:位于背部,第11胸椎棘突下,旁开1.5寸。与肚脐中相对应处即为第2腰椎,由第2腰椎往上摸3个椎体,即为第11胸椎,其棘突下缘左右旁开约2横指(食、中指)处为取穴部位。

肾俞:位于腰部,第2腰椎棘突下,旁开1.5寸。与肚脐中相对应处即为第2腰椎,其棘突下缘左右旁开约2横指(食、中指)处为取穴部位。

大肠俞:位于腰部,当第4腰椎棘突下,旁开1.5寸。两侧髂前上棘之连线与脊柱的交点即为第4腰椎棘突下,其左右旁开约2横指(食、中指)处为取穴部位。

部位。

【刮痧体位】可采用坐位或俯卧,以方便刮拭为宜。

【刮拭方法】用面刮法从上到下刮拭背部的脾俞穴至大肠俞穴。

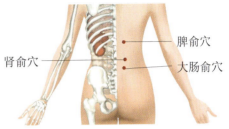

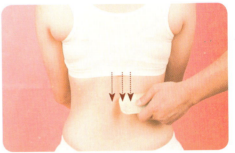

刮拭提醒

双侧脾俞到大肠俞在背部,此处用补法轻刮的方式刮痧,直到出现痧痕为止。

刮拭腹部中脘穴、建里穴,章门穴,气海穴

【选穴定位】

中脘:位于上腹部,前正中线上,脐中上4寸位。取穴时,可采用仰卧位,脐中与胸剑联合部(心窝上边)的中点为取穴部位。

建里：位于上腹部，前正中线上，脐中上3寸。在脐上3寸，腹中线上，仰卧取穴。

章门：位于侧腹部，第11肋游离端的下方。仰卧位或侧卧位时，在腋中线上，合腋屈肘时，肘尖止处是该穴。

气海：位于下腹部，前正中线上，脐中下1.5寸。取穴时，可采用仰卧的姿势，直线连结肚脐与耻骨上方，将其分为10等分，从肚脐3/10的位置，即为此穴。

【刮痧体位】可采取坐位（自己刮拭）或仰卧（别人刮拭），以方便刮拭为宜。

【刮拭方法】用面刮法从上到下刮拭腹部中脘穴至气海穴、双侧章门穴。

刮拭提醒

腹部上面的三个穴位，同样可以用补法轻刮的方式来刮痧，直到出现痧痕为止。

刮拭下肢足三里穴、上巨虚穴

【选穴定位】

足三里：位于小腿前外侧，犊鼻下3寸，距胫骨前缘1横指（中指）处。取穴时，站位，用同侧手张开虎口围住髌骨上外缘，余4指向下，中指尖处为取穴部位。

上巨虚：位于小腿前外侧，犊鼻下6寸，距胫骨前缘1横指（中指）。取穴时，在犊鼻穴向下，直量2次4横指处，当胫、腓骨之间为取穴部位。

【刮痧体位】可采取坐位（自己刮拭）或仰卧（别人刮拭），以方便刮拭为宜。

【刮拭方法】用面刮法从上到下刮拭足三里穴至上巨虚穴。

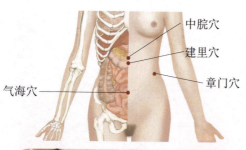

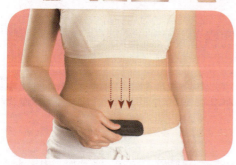

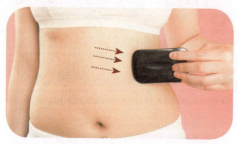

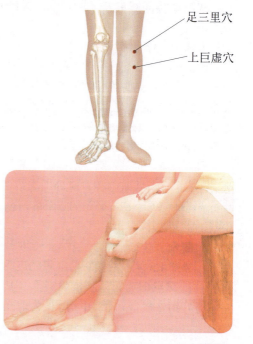

刮拭提醒

足三里、上巨虚属于胃经,要轻刮至感受到气感为宜。

刮拭下肢阴陵泉穴、公孙穴

【选穴定位】

阴陵泉:位于小腿内侧,胫骨内侧髁后下方凹陷处。取穴时,坐位,用拇指沿小腿内侧骨内缘(胫骨内侧)由下往上推,至拇指抵膝关节下时,胫骨向内上弯曲之凹陷为取穴部位。

公孙:位于足内侧缘,第1跖骨基底部的前下方,赤白肉际处。

【刮痧体位】可采取坐位(自己刮拭)或仰卧(别人刮拭),以方便刮拭为宜。

【刮拭方法】用平面按揉法按揉阴陵泉穴、公孙穴。

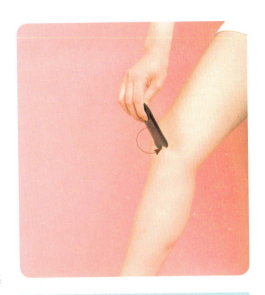

刮拭提醒

刮痧辅助治疗腹泻时,可每日刮拭1次、3次为1个疗程,一般患者1个疗程后便可止泻。

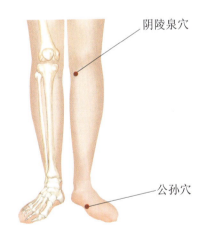

阴陵泉穴
公孙穴

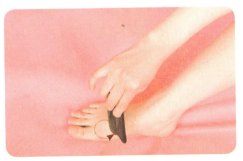

温馨小贴士

腹泻时由于大量排便,导致身体严重缺水和电解质紊乱,此时必须补充大量水分。含有氯化钠、氯化钾和葡萄糖的补液是理想的选择,因为它能补充体内流失的葡萄糖、矿物质,并且调节钾钠电解质、水分酸碱平衡;而胡萝卜汁、苹果汁、西瓜汁等不仅能补充水分,而且可以补充必需的维生素,也是很好的补充品。它们都是防止机体腹泻脱水和虚脱的良方。

腹 胀

腹胀是一种常见的消化系统症状。可以是一种主观上的感觉，感到腹部的一部分或全腹部胀满，通常伴有相关的症状，如呕吐、腹泻、嗳气等；也可以是一种客观上的检查所见，发现腹部一部分或全腹部膨隆。腹胀常见于消化不良，肠功能紊乱，肠道菌群失调，各类肠炎，肠结核，肠梗阻，慢性肝、胆、胰腺疾患，以及心肾功能不全等疾病。中医认为，腹胀多因饮食、废气凝结于肠胃所致，刮拭胃肠区相关穴位，可以调理肠胃不适，帮助废气排出，快速解决腹胀。

重点刮拭部位

刮拭背部至阳穴至悬枢穴段、肝俞穴至胃俞穴段，大肠俞穴至小肠俞穴段

【选穴定位】

至阳：位于背部，后正中线上，第7胸椎棘突下凹陷中。取穴时低头，颈后隆起的骨突即为第7颈椎，由此往下数到第7个骨突即第7胸椎，其下方凹陷处就是至阳穴。

肝俞：位于背部，第9胸椎棘突下，旁开1.5寸。由平双肩胛骨下角之椎骨(第7胸椎)，往下推2个椎骨，即第9胸椎棘突下缘，左右旁开约2横指(食、中指)处为取穴部位。

胃俞：位于背部，第12胸椎棘突下，旁开1.5寸。取穴时，可采用俯卧的取穴姿势。该穴位于背部，第12胸椎棘突下，左右旁开2指宽处即是。

悬枢：位于腰部，当后正中线上，第1腰椎棘突下凹陷中。

大肠俞：位于腰部，第4腰椎棘突下，旁开1.5寸。两侧髂前上棘之连线与脊柱的交点即为第4腰椎棘突下，其左右旁开约2横指(食、中指)处为取穴部位。

小肠俞：位于骶部，骶正中嵴旁1.5寸，平第一骶后孔。

【刮痧体位】可采用坐位或俯卧，以方便刮拭为宜。

【刮拭方法】用面刮法，先从上向下刮拭背部至阳穴到悬枢穴段，再以同样的方法刮拭肝俞穴至胃俞穴段，然后仍用面刮法刮拭大肠俞至小肠俞穴段。

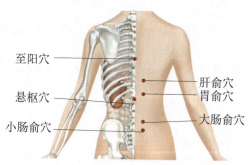

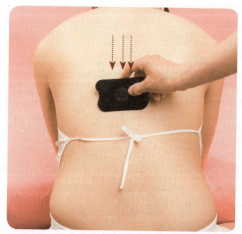

第三章 对症刮痧，刮走病痛一身轻

刮拭腹部上脘穴至下脘穴段、气海穴、天枢穴

【选穴定位】

上脘：位于腹部，前正中线上，脐中上5寸。

下脘：位于上腹部，前正中线上，脐中上2寸。

天枢：位于腹中部，距脐中2寸。取穴时，可采用仰卧的姿势，肚脐向左右3指宽处。

气海：位于下腹部，前正中线上，脐中下1.5寸。取穴时，可采用仰卧的姿势，直线连结肚脐与耻骨上方，将其分为10等分，从肚脐3/10的位置，即为此穴。

【刮痧体位】可采取坐位（自己刮拭）或仰卧（别人刮拭）以方便刮拭为宜。

【刮拭方法】用面刮法刮拭腹部上脘穴至下脘穴段。继续用面刮法从上向下刮拭气海穴、天枢穴。

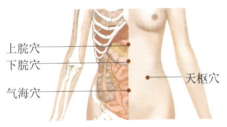

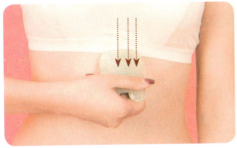

刮拭下肢足三里穴、太冲穴

【选穴定位】

足三里：位于小腿前外侧，犊鼻下3寸，距胫骨前缘1横指（中指）处。取穴时，站位，用同侧手张开虎口围住髌骨上外缘，余4指向下，中指尖处为取穴部位。

太冲：位于足背侧，第1跖骨间隙的后方凹陷处。取穴时，由第1、第2趾间缝纹向足背上推，至其两骨联合缘凹陷（约缝纹头上2横指）处，为取穴部位。

【刮痧体位】可采取坐位（自己刮拭）或仰卧（别人刮拭）以方便刮拭为宜。

【刮拭方法】用平面按揉法按揉足三里穴，用垂直按揉法按揉太冲穴。

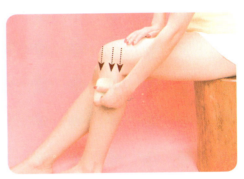

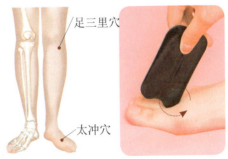

刮拭提醒

轻度腹胀患者，一般刮拭2次便可治愈。如果持续腹胀超过3天，并且没有其他诱因，还伴有严重腹痛，可能是阑尾炎发作；若伴有右上腹痛，可能是胆结石或胃溃疡。如有此类情况应立即到医院就诊。

头痛

头痛是临床常见症状，发于各种急、慢性疾病，如感冒、高血压病、颈椎病、发热性疾病、颅内疾病、五官疾病等均可导致。头痛多为风邪袭入经络，肝阳上亢，气血亏损，以及瘀血阻络。神经性头痛系长期焦虑、紧张和疲劳所致，偏头痛是颅脑血管神经功能紊乱所致。无论何种原因引起的头痛，都和头部的经脉气血失调有关。因此，用刮痧方法刮拭并疏通头部对应区的疼痛区域，可以快速缓解头痛症状。

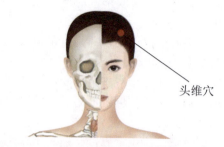

头维穴

重点刮拭部位

刮拭头维穴

【选穴定位】

头维：于头侧部，当额角发际上0.5寸，头正中线旁开4.5寸。取头维穴时，一般采用正坐或仰靠、仰卧姿势，此穴在头侧部发际里，位于发际点向上1指宽之处，嘴动时肌肉也会动。

【刮痧体位】给他人头部刮痧，可让被刮拭者坐在椅子上，体质虚弱者可采取卧位。自我刮痧时，体位以自我感觉舒适为宜。

【刮拭方法】手持刮痧板梳，用面刮法从前向后刮拭头维穴（从头维穴刮至侧头部下面发际边缘处）。

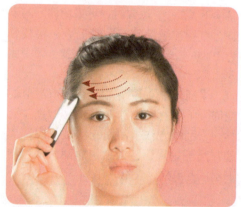

以百会穴开始向前后刮拭至前后头发际处

【选穴定位】

百会：位于头部，前发际正中直上5寸，或两耳尖连线的中点处。让患者采用正坐的姿势，可以通过两耳尖直上连线中点，来简易取此穴。

【刮痧体位】给他人头部刮痧，可让被刮拭者坐在椅子上，体质虚弱者可采取卧位。自我刮痧时，体位以自我感觉舒适为宜。

【刮拭方法】用刮痧板梳以面刮法从百会穴开始向前刮至前头发际处；用刮痧板梳以面刮法从百会穴开始向后刮至后头发际处。

| 第三章 对症刮痧，刮走病痛一身轻

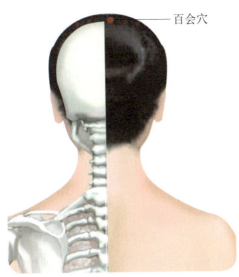

百会穴

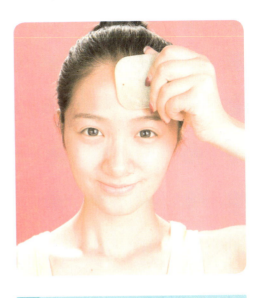

刮拭提醒

由于头部有头发覆盖，可不涂刮痧油，如头发稀少，可涂适量刮痧油。头部刮痧宜每日刮拭1~2次，12天为1个疗程。一般患者可于3~5次刮痧后病情好转，头痛减轻。注意，刮拭头部时，应避开有疖肿的头皮处。

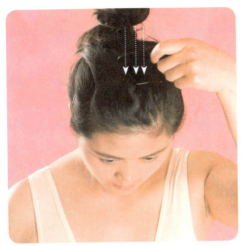

刮拭头部疼痛部位

【刮痧体位】给他人头部刮痧，可让被刮拭者坐在椅子上，体质虚弱者可采取卧位。自我刮痧时，体位以自我感觉舒适为宜。

【刮拭方法】刮拭时注意寻找有疼痛感觉的区域，对疼痛部位要重点刮拭，每个部位刮拭20~30下至头皮处有热感。

温馨小贴士

头痛患者应禁食火腿、干奶酪、保存过久的野味食物，少吃牛奶、巧克力、乳酪、啤酒、咖啡、茶叶等食物。还应禁烟、禁酒、禁喝浓茶，因为这些行为可导致心率加快、小动脉痉挛，而导致头痛加重。紧张性头痛多与肝脾有关，饮食方面，注意晚饭可进食早一些或适当减少晚餐的用量。

胃炎

胃炎是胃黏膜炎症的统称，可分为急性和慢性两类。急性胃炎常见单纯性和糜烂性两种。前者表现为上腹不适、疼痛、厌食和恶心、呕吐；后者从消化道出血为主要表现，有呕血和黑便。慢性胃炎通常又可分为浅表性胃炎、萎缩性胃炎和肥厚性胃炎。慢性胃炎病程迁延，大多无明显症状和体征，一般仅见饭后饱胀、泛酸、嗳气、无规律性腹痛等消化不良症状。确诊主要依赖胃镜检查和胃黏膜活组织检查。本病常见于成人，许多病因可刺激胃，如饮食不当、病毒和细菌感染、药物刺激等均可能引发本病。刮拭背部相关穴位，可以强健肝、胆、脾，促进胃功能恢复正常。刮拭膈俞穴可活血化瘀，有助于胃部气血的流通，因为膈俞穴为"血之海"；刮拭腹部上脘、中脘、下脘穴位，可以调理胃脏功能；刮拭手足部的相关穴位，可以宽胸解郁。

重点刮拭部位

刮拭背部膈俞穴、胆俞穴、脾俞穴、胃俞穴

【选穴定位】

膈俞：位于背部，第7胸椎棘突下，旁开1.5寸。由平双肩胛骨下角之椎骨（第7胸椎），其棘突下缘左右旁开约2横指（食、中指）处为取穴部位。

胆俞：位于背部，第10胸椎棘突下，旁开1.5寸。由平双肩胛骨下角之椎骨（第7胸椎），往下推3个椎骨，即第10胸椎棘突下缘，左右旁开约2横指（食、中指）处为取穴部位。

脾俞：位于背部，第11胸椎棘突下，旁开1.5寸。与肚脐中相对应处即为第2腰椎，由第2腰椎往上摸3个椎体，即为第11胸椎，其棘突下缘左右旁开约2横指（食、中指）处为取穴部位。

胃俞：位于背部，第12胸椎棘突下，旁开1.5寸。取穴时，可采用俯卧的取穴姿势，该穴位于背部，当第12胸椎棘突下，左右旁开2横指宽处即是。

【刮痧体位】可采取坐位，也可采取俯卧姿势，以自我感觉舒适为宜。

【刮拭方法】用面刮法从上向下刮拭背部膈俞穴、胆俞穴、脾俞穴、胃俞穴。

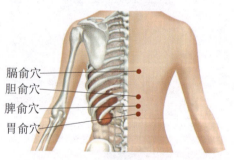

膈俞穴
胆俞穴
脾俞穴
胃俞穴

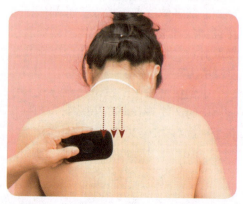

刮拭腹部上脘穴、中脘穴、下脘穴

【选穴定位】

上脘：位于腹部，前正中线上，脐中上 5 寸。

中脘：位于上腹部，前正中线上，脐中上 4 寸。取穴时，可采用仰卧位，脐中与胸剑联合部（心窝上边）的中点为取穴部位。

下脘：位于上腹部，前正中线上，脐中上 2 寸。

【刮痧体位】可采取坐位，也可采取仰卧姿势，以自我感觉舒适为宜。

【刮拭方法】用面刮法从上向下刮拭腹部上脘穴、中脘穴、下脘穴。

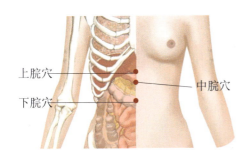

刮拭上肢内关穴

【选穴定位】

内关：位于前臂掌侧，曲泽与大陵的连线上，腕横纹上 2 寸，掌长肌肌腱与桡侧。取此穴道时应要患者采用正坐或仰卧，仰掌的姿势，从近手腕之横纹的中央，往上约 2 指宽的中央。

【刮痧体位】可采取坐位，也可采取仰卧姿势，以自我感觉舒适为宜。

【刮拭方法】用面刮法从上向下刮拭手臂内关穴。

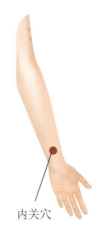

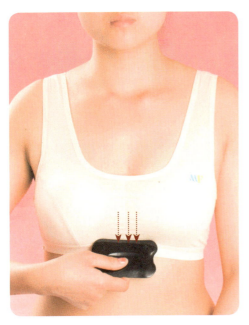

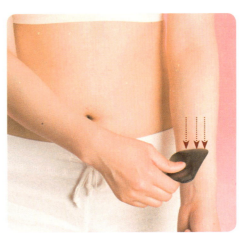

刮拭下肢足三里穴、三阴交、公孙穴、太冲穴

【选穴定位】

足三里：位于小腿前外侧，犊鼻下3寸，距胫骨前缘1横指（中指）处。取穴时，站位，用同侧手张开虎口围住髌骨上外缘，余4指向下，中指尖处为取穴部位。

三阴交：位于小腿内侧，足内踝尖上3寸，胫骨内侧缘后方。取穴时以手4指并拢，小指下边缘紧靠内踝尖上，食指上缘所在水平线在胫骨后缘的交点，为取穴部位。

公孙：位于足内侧缘，第1跖骨基底部的前下方，赤白肉际处。

太冲：位于足背侧，第1跖骨间隙的后方凹陷处。取穴时，由第1、第2趾间缝纹向足背上推，至其两骨联合缘凹陷（约缝纹头上2横指）处，为取穴部位。

【刮痧体位】 可采取坐位，也可采取仰卧姿势，以自我感觉舒适为宜。

【刮拭方法】 用面刮法从上向下刮拭足三里穴、三阴交穴、公孙穴；再用垂直按揉法按揉太冲穴。

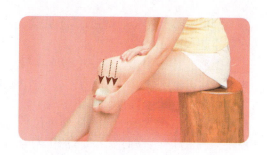

刮拭提醒

治疗胃炎须隔日刮痧1次，坚持治疗2周以上，便可见到成效。

温馨小贴士

人们常说"人食五谷杂粮，孰能无疾"。由于在慢性胃炎的发病中饮食因素占有重要地位，因此，养成良好的饮食习惯是防治胃炎的关键，这也是与其他疾病不同的地方。总的来说，进食时若做到以下几点，慢性胃炎可以说已治愈了一半。

1. 应按时就餐，细嚼慢咽，最好一日三餐定时定量，胃炎发作时可少吃多餐，平常尽量不吃零食以减少胃的负担。

2. 注意进食的温度，避免进食过烫、过冷或忽热忽冷的食物。

3. 避免进食不易消化的食物，如坚硬、粗糙、细腻及纤维过多的食品。

4. 避免进食刺激性食品及戒烟酒等。

5. 此外，还要保持心情舒畅，避免劳累过度。

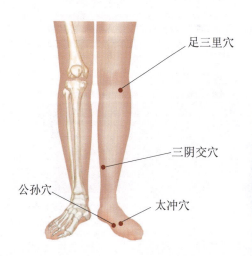

足三里穴
三阴交穴
公孙穴
太冲穴

心绞痛

心绞痛是冠状动脉供血不足，心肌急剧的、暂时缺血与缺氧所引起的以发作性胸痛或胸部不适为主要表现的临床综合征。心绞痛多表现为闷痛，压榨性疼痛或胸骨后、咽喉部紧缩感，有些患者仅有胸闷。典型的心绞痛发作，多在劳动或兴奋时、受寒或饱餐后突然发生，疼痛位于胸骨上段或中段之后，亦可波及大部分心前区，可放射至肩、上腰、颈或背，以左肩或左上肢由前臂内侧直达小指与无名指较多见。有些患者夜间发生疼痛，发作时面色苍白，表情焦虑，严重者可出冷汗。多种心脏疾病都可出现心绞痛。刮拭背部至阳穴与心俞穴，可有效改善心肌缺血和胸部疼痛；刮拭胸部膻中穴，可调理心脏功能失调；手腕部的大陵穴与内关穴，都是调理心脏气血、止心痛的重要经穴。

重点刮拭部位

刮拭背部至阳穴、心俞穴

【选穴定位】

至阳：位于背部，后正中线上，第7胸椎棘突下凹陷中。取穴时低头，颈后隆起的骨突即为第7颈椎，由此往下数到第7个骨突即第7胸椎，其下方凹陷处就是至阳穴。

心俞：位于背部，第5胸椎棘突下，旁开1.5寸。由平双肩胛骨下角之椎骨（第7胸椎），往上推2个椎骨，即第5胸椎棘突下缘，左右旁开约2横指（食、中指）处为取穴部位。

【刮痧体位】可采取坐位，也可采取俯卧姿势，以自我感觉舒适为宜。

【刮拭方法】手握刮痧板，用按压力大的手法从上向下刮拭背部至阳穴或按揉至阳穴；用面刮法刮拭双侧心俞穴。

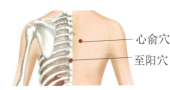

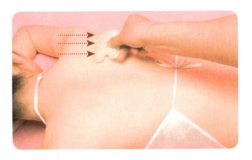

刮拭胸部膻中穴

【选穴定位】

膻中：位于胸部，前正中线上，两乳头连线的中点。

【刮痧体位】可采取坐位，也可采取仰卧姿势，以自我感觉舒适为宜。

【刮拭方法】用单角刮法从上向下刮拭胸部膻中穴。

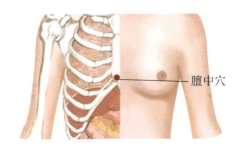

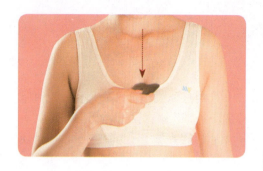

刮拭手腕部内关穴、大陵穴

【选穴定位】

内关：位于前臂掌侧，曲泽与大陵的连线上，腕横纹上2寸，掌长肌肌腱与桡侧腕屈肌肌腱之间。取穴时，患者采用正坐或仰卧，仰掌的姿势，从近手腕之横纹的中央，往上约2指宽的中央。

大陵：位于腕掌横纹的中点处，掌长肌腱与桡侧腕屈肌肌腱之间。

【刮痧体位】可采取坐位，也可采取仰卧姿势，以自我感觉舒适为宜。

【刮拭方法】用平面按揉法按揉手腕部大陵穴、双侧内关穴。

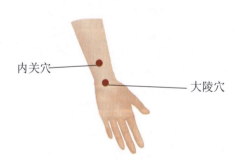

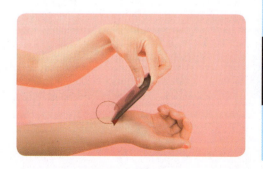

刮拭提醒

刮痧治疗心绞痛应在缓解期进行操作，一般7~10次为1个疗程，根据病程的长短及证型的虚实而决定。患者还应及时服药，定期检查，以免贻误治疗时机。

温馨小贴士

良好的习惯对防治心绞痛非常关键，平时要注意以下几点：

1. 控制盐的摄入。盐的主要成分是氯化钠，长期大量食用氯化钠，会使血压升高、血管内皮受损。心绞痛的患者每天的盐摄入量应控制在6g以下。

2. 控制脂肪的摄入。少吃脂肪、减少热量的摄取。高脂饮食会增加血液黏稠度，增高血脂，故高脂血症是心绞痛的诱因。油类也是形成脂肪的重要物质，故应尽量减少食用油的量，但可以选择含不饱和脂肪酸的植物油代替动物油，每日的总用油量应限制在5~8茶匙。

3. 避免食用动物内脏。动物内脏含有丰富的胆固醇，例如肝、心、肾等。

4. 戒烟戒酒。众所周知，烟酒对人体有害，它不仅诱发心绞痛，也诱发急性心肌梗死。

5. 多吃富含维生素和膳食纤维的食物，如新鲜蔬菜、水果、粗粮等，多吃海鱼和大豆有益于冠心病的防治。

6. 多吃利于改善血管的食物。如大蒜、洋葱、山楂、黑木耳、大枣、豆芽、鲤鱼等。

7. 避免吃刺激性食物和胀气食物。如浓茶、咖啡、辣椒、咖喱等。

8. 注意少食多餐，切忌暴饮暴食。晚餐不宜吃得过饱，以免诱发急性心肌梗死。

面部神经麻痹

面部神经麻痹又称为面神经炎，俗称"面瘫""歪嘴巴""歪歪嘴""吊线风"，是以面部表情肌群运动功能障碍为主要特征的一种常见病多发病。一般症状是口眼歪斜，其发病不受年龄的限制。本病有中枢性和周围性之分。临床可见一侧面部板滞、麻木、瘫痪，不能作蹙额、皱眉、露齿、鼓颊等动作，口角向健侧歪斜，漱口患侧漏水，进食时常有食物停留于齿颊间，或眼睑闭合不全，迎风流泪。中医认为，面神经麻痹多由于脉络空虚，风寒之邪乘虚侵袭阳明、少阳脉络，导致经气阻滞，经脉失养，筋肌纵缓不收而发病。刮拭面部阳白穴可治眼睑闭合不全，刮拭迎香穴、翳风穴可治面神经麻痹，刮拭地仓穴、颊车穴可治口角歪斜、流口水，刮拭太阳穴和牵正穴对治疗神经麻痹有显著的功效，刮拭手部养老穴、合谷穴可治对侧神经麻痹，刮拭内庭穴、昆仑穴可治口角歪斜。

重点刮拭部位

刮拭面部阳白穴、迎香穴、地仓穴、颊车穴

【选穴定位】

阳白：位于面部，瞳孔直上方，离眉毛上缘约2cm处。取穴时患者一般采用正坐或仰靠、仰卧的姿势，阳白穴位于面部，瞳孔直上方，离眉毛上缘约2cm处。

迎香：位于面部，鼻翼外缘中点旁，鼻唇沟中。取穴时一般采用正坐或仰卧姿势，眼睛正视，在鼻孔两旁约五分的笑纹(微笑时鼻旁八字形的纹线)中取穴。

地仓：位于面部，口角外侧，上直对瞳孔。

颊车：位于头部侧面下颌骨边角上，向鼻子斜方向约1cm处的凹陷中。取该穴道时一般让患者采用正坐或仰卧、仰靠姿势，以方便实施者准确地找寻穴道。

【刮痧体位】可采取坐位，以自我感觉舒适为宜。

【刮拭方法】用平面按揉法按揉阳白穴、迎香穴、地仓穴，并从地仓穴刮至颊车穴。

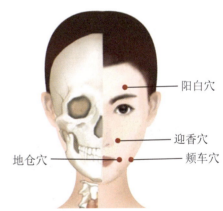

阳白穴
迎香穴
地仓穴
颊车穴

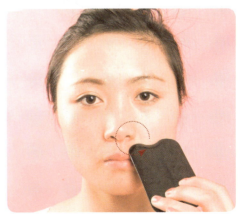

刮拭头部太阳穴、风池穴、牵正穴、翳风穴

【选穴定位】

太阳：位于耳郭前面，前额两侧，外眼角延长线的上方，由眉梢到耳朵之间大约1/3的地方，用手触摸最凹陷处就是太阳穴。

风池：位于项部，在枕骨之下，与风府穴相平，胸锁乳突肌与斜方肌上端之间的凹陷处。或当后头骨下，两条大筋外缘陷窝中，相当于耳垂齐平。

牵正：面颊部，耳垂前方0.5寸，与耳中点相平处。

翳风：位于头部侧面，耳朵下方耳垂后遮住之处。当耳后乳突与下颌角之间的凹陷处。

【刮痧体位】可采取坐位，以自我感觉舒适为宜。

【刮拭方法】用单角刮法刮拭翳风穴、风池穴，再用平面按揉法按揉太阳穴、牵正穴。

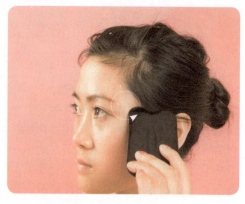

刮拭手部合谷穴、养老穴

【选穴定位】

合谷：位于第1、第2掌骨间，第2掌骨桡侧的中点处。取穴时，以一手的拇指掌面指关节横纹，放在另一手的拇、食指的指蹼缘上，屈指，拇指尖尽处为取穴部位。

养老：位于前臂背面尺侧，尺骨小头近端桡侧凹陷中。取穴时，屈肘，掌心向胸，在尺骨小头的桡侧缘上，与尺骨小头最高点平齐的骨缝中。

【刮痧体位】可采取坐位，以自我感觉舒适为宜。

【刮拭方法】用面刮法从上向下刮拭养老穴，再以平面按揉法刮拭上肢合谷穴。

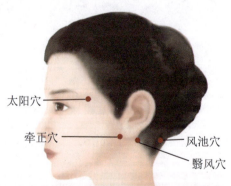

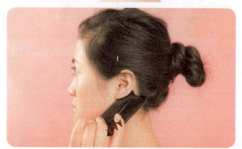

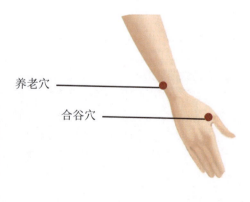

第三章 对症刮痧，刮走病痛一身轻

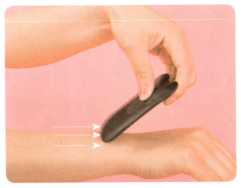

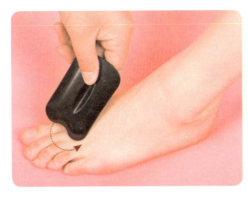

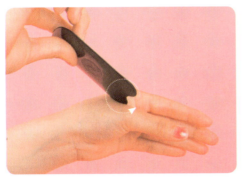

刮拭提醒

刮痧治疗面部神经麻痹，一般一个疗程需要刮5次，需治疗2个疗程以上，方可见成效。病程持久者需长时间治疗。

刮拭足部昆仑穴、内庭穴

【选穴定位】

昆仑：位于外踝后方，外踝尖与跟腱之间的凹陷处。

内庭：位于足背，第2、第3趾间，趾蹼缘后方赤白肉际处。

【刮痧体位】可采取坐位，以自我感觉舒适为宜。

【刮拭方法】用平面按揉法按揉昆仑穴，再以垂直按揉法按揉内庭穴。

温馨小贴士

面瘫不会对患者的生命和日常生活造成严重威胁，一旦治疗效果不佳，就会因表情功能的丧失而容貌受损。因此，对于面瘫的治疗预防不容忽视。面瘫要早发现、早治疗。为防止面瘫，专家建议：一是要注意保暖，出门尽量戴口罩；二是开车或坐车时，最好不要摇下车窗；三是在疲劳之时或洗浴后，不要再受风；四是尽量不要开窗睡觉；五是适当锻炼，多食蔬菜水果。

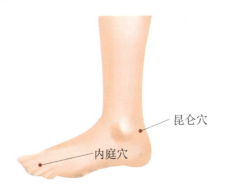

昆仑穴

内庭穴

中风后遗症

中风后遗症是指中风（即脑血管意外）经治疗后遗留下来的口眼歪斜，语言不利，半身不遂等症状的总称。常因本体先虚，阴阳失衡，气血逆乱，痰瘀阻滞，肢体失养所致。痰瘀为本病的主要病理因素，痰瘀阻滞脉络而致肢体不能随意运动，久则患肢枯瘦、麻木不仁。中风后遗症属中医"偏瘫""偏枯""偏废"等病症范畴。刮拭头部百会、风池等穴位可以振奋阳气；刮拭腰背部大椎穴、夹脊穴、腰阳关穴，可以活血通络，有助于偏瘫的康复。

重点刮拭部位

刮拭头部疼痛部位

【刮痧体位】可采取坐位，以自我感觉舒适为宜。

【刮拭方法】放松头部，手握刮痧板梳，用面刮法刮拭全头，寻找疼痛点，做重点刮拭。

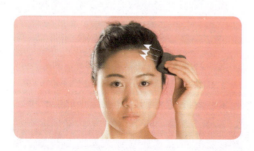

刮拭头部百会穴、风府穴、风池穴

【选穴定位】

百会：位于头部，前发际正中直上5寸，或两耳尖连线的中点处。让患者采用正坐的姿势，可以通过两耳尖直上连线中点，来简易取此穴。

风府：位于项部，后发际正中直上1寸，枕外隆凸直下，两侧斜方肌之间凹陷处。取此穴时通常采用俯伏、俯卧或正坐的取穴姿势，风府穴位于后颈部，两风池穴连线中点，颈顶窝处。

风池：位于项部，在枕骨之下，与风府穴相平，胸锁乳突肌与斜方肌上端之间的凹陷处。或当后头骨下，两条大筋外缘陷窝中，相当于耳垂齐平。

【刮痧体位】可采取坐位，以自我感觉舒适为宜。

【刮拭方法】用单角刮法刮拭头部百会穴、风池穴，用面刮法从上向下刮拭风府穴。

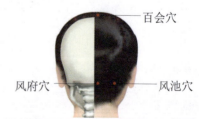

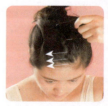 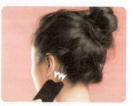

刮拭腰背部大椎穴、腰阳关穴
【选穴定位】

大椎：位于颈部下端，背部正中线上，第7颈椎棘突下凹陷中。取穴时正坐低头，可见颈背部交界处椎骨有一高突，并能随颈部左右摆动而转动者即是第7颈椎，其下为大椎穴。

腰阳关：位于腰部，后正中线上，第4腰椎棘突下凹陷中。取穴时，俯卧位，腰部两髂嵴连线与后正中线相交处为取穴部位。

【**刮痧体位**】可采取坐位，也可采取俯卧姿势，以自我感觉舒适为宜。

【**刮拭方法**】暴露背部，涂抹适量的刮痧油，用面刮法从上向下刮拭大椎穴至腰阳关穴段。

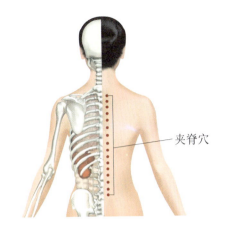

夹脊穴

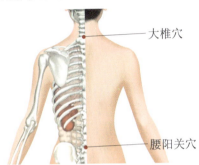

大椎穴

腰阳关穴

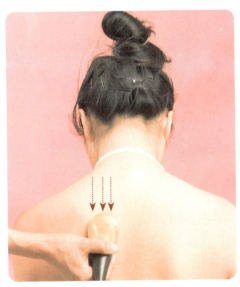

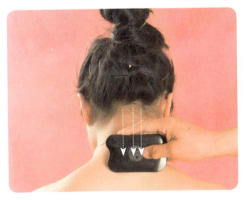

刮拭腰背部夹脊穴

【**选穴定位**】

夹脊：位于背腰部，第1胸椎至第5腰椎棘突下两侧，后正中线旁开0.5寸，一侧17个穴位，左右共34穴。

【**刮痧体位**】可采取坐位，也可采取俯卧姿势，以自我感觉舒适为宜。

【**刮拭方法**】用双角刮法从上向下刮拭脊柱两侧夹脊穴。

刮拭提醒

对于有中风后遗症的患者来说，早期的康复治疗非常重要，尤其是在发病后的前3个月，是恢复的最佳时期。对于病程超过2年的患者，恢复得会缓慢一些，并且对其刮痧治疗时，应当使用轻柔的手法，禁用泻法刮拭。

呃 逆

呃逆俗称"打嗝",是指气逆上冲,喉间呃呃连声,声短而频繁,不能自制的一种病症,甚则妨碍谈话、咀嚼、呼吸、睡眠等。常见于胃肠神经官能症,或某些胃肠、腹膜、纵膈、食道的疾病。呃逆可单独发生,持续数分钟至数小时后不治而愈,但也有个别病例反复发生,虽经多方治疗仍迁延数月不愈。多在寒凉刺激、饮食过急、过饱、情绪激动、疲劳、呼吸过于深频等诱因下引发。中医认为,呃逆主要由饮食不节,正气亏虚,导致胃气上逆所致。刮拭背部膈俞穴与膈关穴可以缓解痉挛的膈肌,刮拭腹部气海穴与关元穴有助于体内气体的运行,点按足部太溪穴有助于调整体内气体运行的通路。

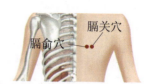
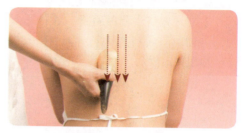

重点刮拭部位

刮拭背部膈俞穴、膈关穴

【选穴定位】

膈俞: 位于背部,第 7 胸椎棘突下,旁开 1.5 寸。由平双肩胛骨下角之椎骨(第 7 胸椎),其棘突下缘左右旁开约 2 横指(食、中指)处为取穴部位。

膈关: 位于背部,第 7 胸椎棘突下,旁开 3 寸。

【刮痧体位】可采取坐位,也可采取俯卧姿势,以自我感觉舒适为宜。

【刮拭方法】手握刮痧板,用面刮法自上而下刮拭背部膈俞穴、膈关穴。

刮拭腹部气海穴、关元穴

【选穴定位】

气海: 位于下腹部,前正中线上,脐中下 1.5 寸。取穴时,可采用仰卧的姿势,直线连结肚脐与耻骨上方,将其分为十等分,从肚脐 3/10 的位置,即为此穴。

关元: 位于下腹部,前正中线上,脐中下 3 寸。

【刮痧体位】可采取坐位,也可采取仰卧姿势,以自我感觉舒适为宜。

【刮拭方法】用面刮法从上向下刮拭腹部气海穴至关元穴。

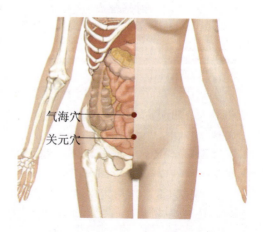

第三章 对症刮痧，刮走病痛一身轻

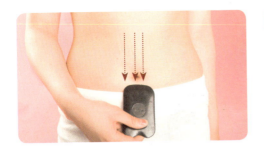

刮拭提醒

一般刮拭1次便可见效。刮痧后，患者要注意保暖、休息，精神要安宁，不吃生冷难消化的食物。如果呃逆长时间连续不断，可能提示有疾患或病情恶化，需引起注意。

刮拭足部太溪穴

【选穴定位】

太溪：位于足内侧内踝后方，内踝尖与跟腱之间的凹陷处。由足内踝尖向后推至凹陷处(大约当内踝尖与跟腱间之中点)为取穴部位。

【刮痧体位】可采取坐位，也可采取仰卧姿势，以自我感觉舒适为宜。

【刮拭方法】用平面按揉法按揉足部双侧太溪穴。

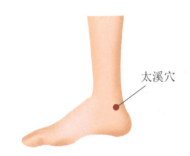

太溪穴

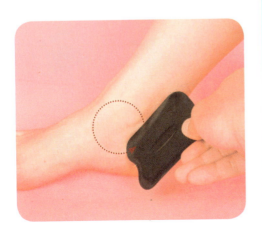

温馨小贴士

发生呃逆时不要心焦气躁，尽量屏气，有时可止住；或饮少量水，在呃逆的同时将水咽下也可止嗝。下面向大家推荐几种治疗呃逆的简易方法：

1. 喝水弯腰法。将身体弯腰至90度时，大口喝下几口温水，因胃部离膈肌较近，可从内部温暖膈肌，在弯腰时，内脏还会对膈肌起到按摩作用，缓解膈肌痉挛，瞬间达到止嗝的目的。

2. 屏气法。直接屏住呼吸30～45秒，或取一根干净的筷子放入口中，轻轻刺激上腭后1/3处，呃逆症状会立即停止。但心肺功能不好的人慎用此法。

3. 惊吓法。患者取坐位或站立位，医者立其背后，将手指伸直，五指并拢，腕部伸直，用手掌根部趁其不备时，去打背部膈俞和胃俞穴，左、右各击1～2掌可止。如呃逆一时难以止住，又无特殊不适，可听其自然，一般过会儿就会停止。

中暑

中暑是高温环境下，人体产生的严重不良反应。正常人的体温由大脑皮层、间脑、延髓及视丘脑下部的体温调节中枢管理。人体产生的热通过传导、辐射、对流和蒸发而散失，从而维持适当的体温。当外界温度过高，长时间日晒、湿热或空气不流通的高温环境等阻碍了散热时，就会发生中暑。中暑可以分为先兆中暑、轻度中暑，还有重度中暑。中暑会出现头痛、耳鸣、头晕、发热、血压下降、恶心、呕吐、肢体痉挛、昏迷等症状。中暑刮痧要选择在阴凉通风的地方，让患者平躺，为其解开衣领皮带，用风扇等使其散热。刮拭头部人中穴、百会穴，具有清热、开窍、醒脑的功效；刮拭背部大椎穴至至阳穴段可宁心开窍、宽中理气；刮拭肺俞穴至心俞穴，可清解肺热；刮拭手部内关穴、曲池穴，可以宣通毛窍，有助于暑热之邪得以宣散。

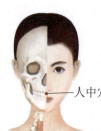 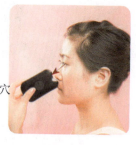

人中穴

重点刮拭部位

刮拭面部人中穴

【选穴定位】

人中：位于上嘴唇沟的上 1/3 与下 2/3 交界处，为急救昏厥的要穴。

【刮痧体位】可采取坐位，以自我感觉舒适为宜。

【刮拭方法】放松身体，手握刮痧板以重力连续点按人中穴。

刮拭头部百会穴

【选穴定位】

百会：位于头部，前发际正中直上 5 寸，或两耳尖连线的中点处。让患者采用正坐的姿势，可以通过两耳尖直上连线中点，来简易取此穴。

【刮痧体位】可采取坐位，以自我感觉舒适为宜。

【刮拭方法】用单角刮法刮拭头部百会穴。

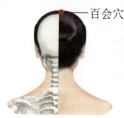 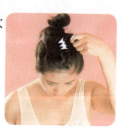

百会穴

刮拭背部大椎穴、肺俞穴、心俞穴、至阳穴

【选穴定位】

大椎：位于颈部下端，背部正中线上，第 7 颈椎棘突下凹陷中。取穴时正坐低头，可见颈背部交界处椎骨有一高突，并能随颈部左右摆动而转动者即是第 7 颈椎，其下为大椎穴。

肺俞：位于背部，第 3 胸椎棘突下，旁开1.5寸。大椎穴往下推3个椎骨，即为第3胸椎，其下缘左右旁开约2横指（食、中指）处为取穴部位。

心俞：位于背部，第5胸椎棘突下，旁开1.5寸。由平双肩胛骨下角之椎骨（第7胸椎），往上推2个椎骨，即第5胸椎棘突下缘，左右旁开约2横指（食、中指）处为取穴部位。

至阳：位于背部，后正中线上，第7胸椎棘突下凹陷中。取穴时低头，颈后隆起的骨突即为第7颈椎，由此往下数到第7个骨突即第7胸椎，其下方凹陷处就是至阳穴。

【**刮痧体位**】可采取坐位，也可采取俯卧姿势，以自我感觉舒适为宜。

【**刮拭方法**】用面刮法从上向下刮拭背部大椎穴至至阳穴，双侧肺俞穴至心俞穴。

刮拭上肢曲池穴、内关穴

【**选穴定位**】

曲池：位于肘横纹外侧端，屈肘时尺泽与肱骨外上髁连线中点处。取穴时，仰掌屈肘成45°，肘关节桡侧，肘横纹头为取穴部位。

内关：位于前臂掌侧，曲泽与大陵的连线上，腕横纹上2寸，掌长肌肌腱与桡侧腕屈肌肌腱之间。取穴时，患者采用正坐或仰卧，仰掌的姿势，从近手腕之横纹的中央，往上约2指宽的中央。

【**刮痧体位**】可采取坐位，以自我感觉舒适为宜。

【**刮拭方法**】用面刮法从上向下刮拭上肢曲池穴、内关穴。

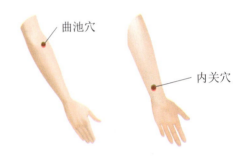

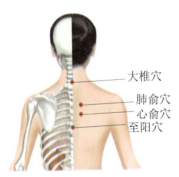

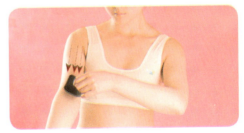

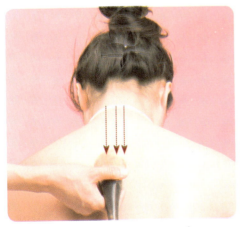

刮拭提醒

每个部位通常要刮约3～5分钟，直到出现紫红色的刮痕为佳。每次刮痧都应该相隔3～6天，要根据皮肤上面的刮痕来判断是否需要再次刮痧，刮痕褪去之后才能再次刮痧。

胆囊炎

胆囊炎是胆囊因细菌感染而发炎，发病多与胆囊结石、胆囊管阻塞致使胆汁排出不畅有关。常见致病菌为大肠杆菌。胆囊炎有急性和慢性之分。急性胆囊炎多表现为突然发作，右上腹疼痛，并阵发性加重，恶心、呕吐和发热；体检右上腹出现压痛、肌紧张，偶可摸到肿大的胆囊等。慢性胆囊炎可见胆囊区轻度触痛，消化不良，胃部饱胀，嗳气等。中医认为，此病是由肝胆湿热、气滞血瘀、肝气横逆等引发，刮拭身体相关穴位，可以疏肝利胆，行气止痛。

【刮拭方法】手握刮痧板，用面刮法从上向下刮拭背部肝俞穴、胆俞穴、胃俞穴。

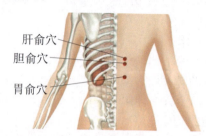

重点刮拭部位

刮拭背部肝俞穴、胆俞穴、胃俞穴

【选穴定位】

肝俞：位于背部，第9胸椎棘突下，旁开1.5寸。由平双肩胛骨下角之椎骨（第7胸椎），往下推2个椎骨，即第9胸椎棘突下缘，左右旁开约2横指（食、中指）处为取穴部位。

胆俞：位于背部，第10胸椎棘突下，旁开1.5寸。由平双肩胛骨下角之椎骨（第7胸椎），往下推3个椎骨，即第10胸椎棘突下缘，左右旁开约2横指（食、中指）处为取穴部位。

胃俞：位于背部，第12胸椎棘突下，旁开1.5寸。取穴时，可采用俯卧的取穴姿势。该穴位于背部，第12胸椎棘突下，左右旁开2指宽处即是。

【刮痧体位】可采取坐位，也可采取俯卧姿势，以自我感觉舒适为宜。

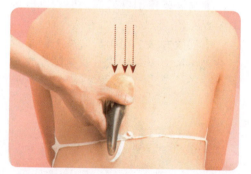

刮拭胸腹部上脘穴、中脘穴、期门穴、日月穴、章门穴

【选穴定位】

上脘：位于腹部，前正中线上，脐中上5寸。

中脘：位于上腹部，前正中线上，脐中上4寸位。取穴时，可采用仰卧位，脐中与胸剑联合部（心窝上边）的中点为取穴部位。

期门：位于胸部，乳头直下，第6肋间隙，前正中线旁开4寸。男性可取任意体，女性取卧位，乳头直下，往下数2根肋骨处为取穴部位。

日月穴：位于上腹部，乳头正下方的肋骨和肚子交接处"期门"之下，第

7肋间隙中。或乳头直下,第7肋间隙,前正中线旁开4寸。

章门:位于侧腹部,第11肋游离端的下方。仰卧位或侧卧位时,在腋中线上,合腋屈肘时,肘尖止处是该穴。

【刮痧体位】可采取坐位,也可采取仰卧姿势,以自我感觉舒适为宜。

【刮拭方法】用面刮法刮拭腹部上脘穴至中脘穴段;再从内向外以面刮法刮拭胸腹部期门穴、日月穴、章门穴。

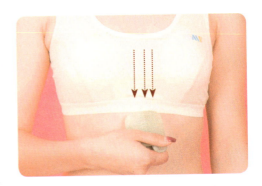

刮拭下肢足三里穴、阳陵泉穴、胆囊穴

【选穴定位】

足三里:位于小腿前外侧,犊鼻下3寸,距胫骨前缘1横指(中指)处。取穴时,站位,用同侧手张开虎口围住髌骨上外缘,余4指向下,中指尖处为取穴部位。

阳陵泉:位于小腿外侧,腓骨头前下方凹陷处。取穴时,坐位,屈膝成90°,膝关节外下方,腓骨小头前缘与下缘交叉处的凹陷,为取穴部位。

胆囊:位于小腿外侧上部,腓骨小头前下方凹陷处(阳陵泉)直下2寸。

【刮痧体位】可采取坐位,以自我感觉舒适为宜。

【刮拭方法】用平面按揉法按揉右下肢阳陵泉穴、胆囊穴,再用按压力大、速度慢的手法刮拭双侧足三里穴。

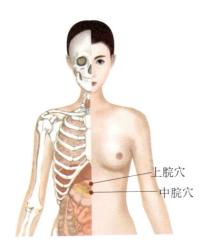

上脘穴
中脘穴

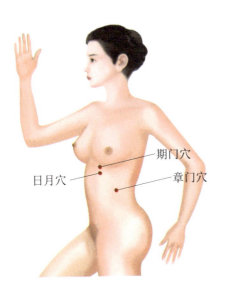

期门穴
日月穴
章门穴

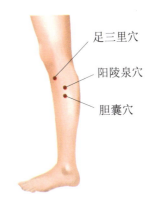

足三里穴
阳陵泉穴
胆囊穴

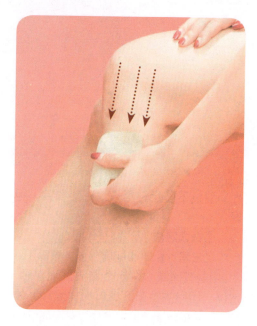

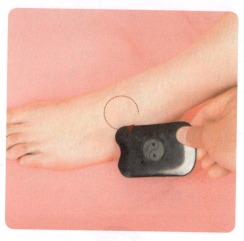

刮拭提醒

刮痧治疗胆囊炎，一般7次为1个疗程，然后根据疾病的缓急，病程的长短而决定治疗时间。每次刮拭时可变换着交替取穴，不必全取。

刮拭下肢丘墟穴、太冲穴

【选穴定位】

丘墟：位于足外踝的前下方，趾长伸肌腱的外侧凹陷处。

太冲：位于足背侧，第1跖骨间隙的后方凹陷处。取穴时，由第1、第2趾间缝纹向足背上推，至其两骨联合缘凹陷（约缝纹头上2横指）处，为取穴部位。

【刮痧体位】可采取坐位，以自我感觉舒适为宜。

【刮拭方法】用平面按揉法按揉足部双侧丘墟穴，再用垂直按揉法按揉双侧太冲穴。

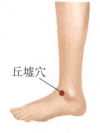

温馨小贴士

应积极预防和治疗细菌感染及并发症，注意饮食卫生，防止胆道寄生虫病的发生，并积极治疗肠蛔虫症。应生活起居有节制，注意劳逸结合、寒温适宜，保持乐观情绪及大便通畅。经常保持左侧卧位，有利于胆汁排泄。本病若有结石，或经常发作，可考虑手术治疗。应选用低脂肪餐，以减少胆汁分泌，减轻胆囊负担。

胃痉挛

胃痉挛就是胃部肌肉抽搐，主要表现为上腹痛、呕吐等。胃痉挛本身是一种症状，不是疾病，出现胃痉挛时，主要对症解痉、止痛、止呕，如果常常出现胃痉挛，应注意寻找原因，从根源上治疗。中医认为，胃部肌肉抽搐是寒邪客胃、饮食不节、情志失调、肝气郁结、素体阴虚，又复感外寒而致病。气机郁滞、失于和降是其共同病机。胃为水谷之海，主受纳和腐熟水谷，宜通而不宜滞。气机郁滞，失于和降，则胃痛频作。应用刮痧疗法可疏通经络、运行气血，使胃部疼痛缓解。

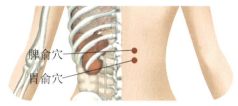

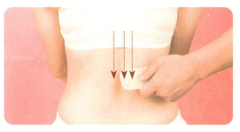

刮拭胸腹部中脘穴、天枢穴

重点刮拭部位

刮拭背部脾俞穴、胃俞穴

【选穴定位】

脾俞：位于背部，第11胸椎棘突下，旁开1.5寸。与肚脐中相对应处即为第2腰椎，由第2腰椎往上摸3个椎体，即为第11胸椎，其棘突下缘左右旁开约2横指（食、中指）处为取穴部位。

胃俞：位于背部，第12胸椎棘突下，旁开1.5寸。取穴时，可采用俯卧的取穴姿势，该穴位于背部，当第12胸椎棘突下，左右旁开2横指宽处即是。

【刮痧体位】可采取坐位，也可采取俯卧姿势，以方便刮拭，自我感觉舒适为宜。

【刮拭方法】用面刮法从上向下刮拭脾俞穴至胃俞穴段。

【选穴定位】

中脘：位于上腹部，前正中线上，脐中上4寸。取穴时，可采用仰卧位，脐中与胸剑联合部（心窝上边）的中点为取穴部位。

天枢：位于腹中部，距脐中2寸。取穴时，可采用仰卧的姿势，肚脐向左右3指宽处。

【刮痧体位】可采取坐位，也可采取仰卧姿势，以方便刮拭和自我感觉舒适为宜。

【刮拭方法】用面刮法从上向下刮拭腹部中脘穴、天枢穴。

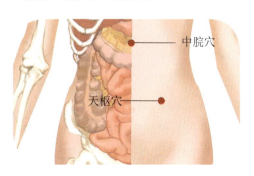

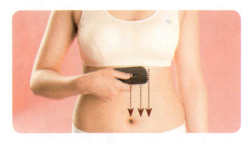

刮拭上肢内关穴、手三里穴

【选穴定位】

内关：位于前臂掌侧，曲泽与大陵的连线上，腕横纹上2寸，掌长肌肌腱与桡侧腕屈肌肌腱之间。取穴时，患者采用正坐或仰卧，仰掌的姿势，从近手腕之横纹的中央，往上约2指宽的中央。

手三里：位于前臂背面桡侧，阳溪与曲池连线上，肘横纹下2寸。

【刮痧体位】可采取坐位，以方便刮拭和自我感觉舒适为宜。

【刮拭方法】用面刮法刮拭上肢手三里穴、内关穴。

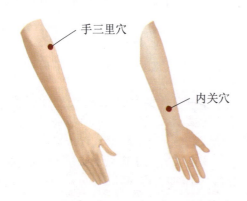

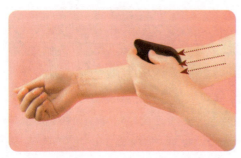

刮拭下肢足三里穴

【选穴定位】

足三里：位于小腿前外侧，犊鼻下3寸，距胫骨前缘1横指（中指）处。取穴时，站位，用同侧手张开虎口围住髌骨上外缘，余4指向下，中指尖处为取穴部位。

【刮痧体位】可采取坐位，以方便刮拭和自我感觉舒适为宜。

【刮拭方法】用面刮法从上向下刮拭下肢足三里穴。

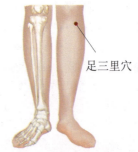

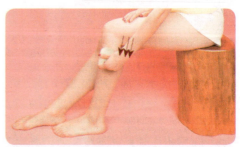

刮拭提醒

刮痧法缓解胃痉挛时需要注意：先用热毛巾擦洗准备刮痧的部位，最好用75%的酒精做常规消毒；施术者手持刮痧工具在润滑剂中蘸湿，沿选定的经穴，顺一个方向，用力均匀、缓慢地刮；一般每处刮抹20次左右，以皮下出微紫红或紫黑色即可，刮拭2~5分钟便可见效，具体刮拭时可视个人的具体情况处理。

泌尿系统感染

泌尿系统感染是指因细菌等感染所造成的泌尿系统的急性炎症，包括尿道炎、膀胱炎、肾盂肾炎等。主要表现为尿频、尿急、尿痛，可伴有发热、畏寒，炎症侵及肾盂时可伴腰痛。尿液镜检有白细胞或脓球。中医将泌尿系感染归属于"淋证"范畴。认为本病的发生主要是由于感受湿热之邪，邪蕴下焦，膀胱气化失常所致。刮拭身体相关穴区，可以祛湿热、通淋利尿、活血化瘀，从而促进病症的康复。

重点刮拭部位

刮拭背腰部肾俞穴、膀胱俞穴

【选穴定位】

肾俞：位于腰部，第2腰椎棘突下，旁开1.5寸。与肚脐中相对应处即为第2腰椎，其棘突下缘左右旁开约2横指（食、中指）处为取穴部位。

膀胱俞：位于骶部，骶正中嵴旁1.5寸，平第2骶孔。

【刮痧体位】采取俯卧姿势，以方便刮拭和自我感觉舒适为宜。

【刮拭方法】用面刮法刮拭背腰部肾俞穴至膀胱俞穴段。

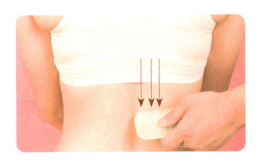

刮拭腹部关元穴、中极穴、水道穴、归来穴

【选穴定位】

关元：位于下腹部，前正中线上，脐中下3寸。

中极：位于下腹部，前正中线上，脐中下4寸。

水道：位于下腹部，脐中下3寸，距前正中线2寸。

归来：位于下腹部，脐中下4寸，距前正中线2寸。或在前正中线上，耻骨联合上缘上1横指处，再旁开2横指处为取穴部位。

【刮痧体位】采取仰卧姿势，以方便刮拭和自我感觉舒适为宜。

【刮拭方法】用面刮法从上向下刮拭腹部关元穴至中极穴段，水道穴至归来穴段。

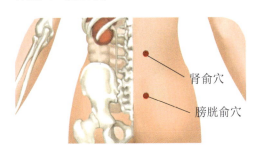

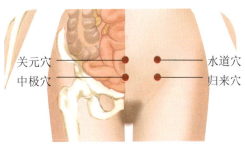

| 一用就灵 对症刮痧百病消

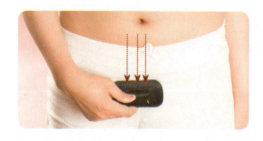

刮拭下肢阳陵泉穴、三阴交穴

【选穴定位】

阳陵泉：位于小腿外侧，腓骨头前下方凹陷处。取穴时，坐位，屈膝成90°，膝关节外下方，腓骨小头前缘与下缘交叉处的凹陷，为取穴部位。

三阴交：位于小腿内侧，足内踝尖上3寸，胫骨内侧缘后方。取穴时以手4指并拢，小指下边缘紧靠内踝尖上，食指上缘所在水平线在胫骨后缘的交点，为取穴部位。

【刮痧体位】采取坐位，以方便刮拭和自我感觉舒适为宜。

【刮拭方法】用面刮法从上向下刮拭下肢阳陵泉穴、三阴交穴。

刮拭下肢复溜穴、太溪穴

【选穴定位】

复溜：位于小腿内侧，太溪直上2寸，跟腱的前方。取穴时，正坐垂足或仰卧位，在太溪上2寸，跟腱之前缘处取穴。

太溪：位于足内侧内踝后方，内踝尖与跟腱之间的凹陷处。由足内踝尖向后推至凹陷处（大约当内踝尖与跟腱间之中点）为取穴部位。

【刮痧体位】采取坐姿，以方便刮拭和自我感觉舒适为宜。

【刮拭方法】用面刮法从上向下刮拭复溜穴至太溪穴段。

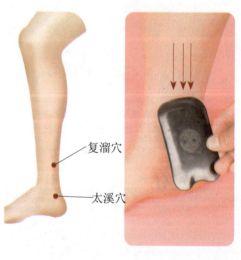

刮拭提醒

刮痧治疗泌尿系统感染，一般3~7次为1个疗程，然后根据疾病的缓急、病程的长短而决定治疗时间。

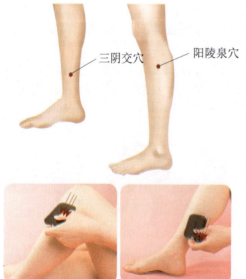

心 悸

心悸是一种患者自觉心脏跳动不适感或类似心慌的感觉。一般当心率加快时感到心脏跳动不适，心率减慢时感到心脏搏动有力。心悸时心率可快可慢或不齐，但也有人心悸时心率是正常的。心悸发作时常伴有胸闷、憋气、头晕、全身发抖、手足出汗等症状。心悸一般呈阵发性，每因情绪波动或劳累过度而发作。本症可见于各种原因引起的心律失常，如各类心脏病、甲亢、贫血、神经官能症等。中医认为，心悸是因为气血亏虚，阴阳失调，心失所养，心脉不畅所致，刮拭胸背部及上肢相关穴位，可调节心脏功能，有效地缓解心悸引发的胸闷、心慌等不适。

重点刮拭部位

刮拭背部天宗穴、心俞穴、至阳穴、胆俞穴

【选穴定位】

天宗：位于肩胛部，冈下窝中央凹陷处，与第4胸椎相平。取穴时，垂臂，由肩胛冈下缘中点至肩胛下角做连线，上1/3与下2/3交点处为取穴部位，用力按压有明显酸痛感。

心俞：位于背部，第5胸椎棘突下，旁开1.5寸。由平双肩胛骨下角之椎骨（第7胸椎），往上推2个椎骨，即第5胸椎棘突下缘，左右旁开约2横指（食、中指）处为取穴部位。

至阳：位于背部，后正中线上，第7胸椎棘突下凹陷中。取穴时低头，颈后隆起的骨突即为第7颈椎，由此往下数到第7个骨突即第7胸椎，其下方凹陷处就是至阳穴。

胆俞：位于背部，第10胸椎棘突下，旁开1.5寸。由平双肩胛骨下角之椎骨（第7胸椎），往下推3个椎骨，即第10胸椎棘突下缘，左右旁开约2横指（食、中指）处为取穴部位。

【刮痧体位】可采取坐位，也可采取俯卧姿势，以方便刮拭和自我感觉舒适为宜。

【刮拭方法】用面刮法从上向下刮拭背部天宗穴、心俞穴、至阳穴、胆俞穴。

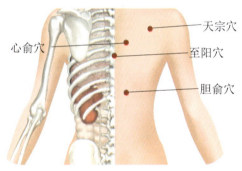

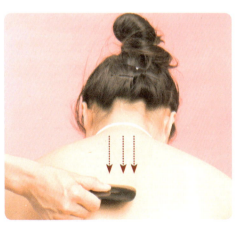

刮拭胸部膻中穴、中庭穴、鸠尾穴、巨阙穴

【选穴定位】

膻中：位于胸部，前正中线上，两乳头连线的中点。

中庭：位于胸部，前正中线上，平第5肋间，即胸剑结合部。

鸠尾：位于脐上7寸，剑突下半寸。

巨阙：位于上腹部，前正中线上，脐中上6寸。取穴时通常让患者采用仰卧的姿势，左右肋骨相交之处，再向下2指宽即为此穴。

【刮痧体位】可采取坐位，也可采取仰卧姿势，以方便刮拭和自我感觉舒适为宜。

【刮拭方法】用面刮法刮拭膻中穴至巨阙穴段。

刮拭上肢内关穴、神门穴

【选穴定位】

内关：位于前臂掌侧，曲泽与大陵的连线上，腕横纹上2寸，掌长肌肌腱与桡侧。取此穴道时应要患者采用正坐或仰卧，仰掌的姿势，从近手腕之横纹的中央，往上约2指宽的中央。

神门：位于腕部，掌侧横纹尺侧端，尺侧腕屈肌腱的桡侧凹陷处。取穴时仰掌，豌豆骨(手掌小鱼际肌近腕部有一突起圆骨)的桡侧，掌后第1横纹上取穴。

【刮痧体位】可采取坐位，以方便刮拭和自我感觉舒适为宜。

【刮拭方法】用面刮法刮拭内关穴、神门穴。

刮拭提醒

刮痧治疗心悸，一般7~10次为1个疗程，然后根据病程的长短及证型的虚实而决定治疗时间。

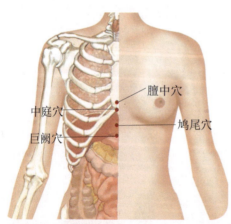

温馨小贴士

心悸患者应保持精神乐观，情绪稳定，坚持治疗，坚定信心；应避免惊恐刺激及忧思恼怒等；生活作息要有规律；饮食有节，宜进食营养丰富而易消化吸收的食物，宜低脂、低盐饮食，忌烟酒、浓茶。轻症可从事适当体力活动，以不觉劳累、不加重症状为度，避免剧烈活动。重症应卧床休息，此外，还应及早发现变证，做好急救准备。

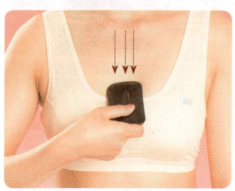

哮 喘

哮喘是一种常见的反复发作性的呼吸系统疾病。喉中痰鸣声谓之哮，呼吸急促困难谓之喘。哮和喘常相伴发生，难以严格划分，故称为哮喘。中医认为，哮喘病的发生在于本虚，宿痰内伏于肺。肺有虚，在受到外因感染、饮食失调、情志不畅、劳倦伤身等因素时，可导致痰阻气道，肺气上逆，出现一系列哮喘的症状和体征。在相关穴位区刮痧可以有效缓解症状。刮拭风门穴主治气喘；刮拭定喘穴、气喘穴为治疗哮喘的经验效穴；刮拭肺俞穴可调解肺气，脾俞穴、志室穴、肾俞穴可补脾、肾之气；刮拭太渊穴可以宣肺止咳、化痰；刮拭足三里可调理脾胃。

重点刮拭部位

刮拭背部定喘穴、风门穴、肺俞穴、气喘穴、志室穴、脾俞穴、肾俞穴

【选穴定位】

定喘：位于背部，第7颈椎棘突下，旁开0.5寸。患者俯卧位或正坐低头，穴位于后正中线上，第7颈椎棘突下定大椎穴，旁开0.5寸处。

风门：位于背部，第2胸椎棘突下，旁开1.5寸。大椎穴往下推2个椎骨，其下缘左右旁开约2横指（食、中指）处为取穴部位。

肺俞：位于背部，第3胸椎棘突下，旁开1.5寸。大椎穴往下推3个椎骨，即为第3胸椎，其下缘左右旁开约2横指（食、中指）处为取穴部位。

气喘：位于背部，第七胸椎棘突下，旁开1.5寸。

志室：位于腰部，第2腰椎棘突下，旁开3寸。与肚脐中相对应处即为第2腰椎，其棘突下缘左右旁开4横指处为取穴部位。

脾俞：位于背部，第11胸椎棘突下，旁开1.5寸。与肚脐中相对应处即为第2腰椎，由第2腰椎往上摸3个椎体，即为第11胸椎，其棘突下缘左右旁开约2横指（食、中指）处为取穴部位。

肾俞：位于腰部，第2腰椎棘突下，旁开1.5寸。与肚脐中相对应处即为第2腰椎，其棘突下缘左右旁开约2横指（食、中指）处为取穴部位。

【刮痧体位】可采取坐位，也可采取俯卧姿势，以方便刮拭和自我感觉舒适为宜。

【刮拭方法】用面刮法自上而下刮拭背部定喘穴、风门穴、肺俞穴、气喘穴、脾俞穴、志室穴、肾俞穴。

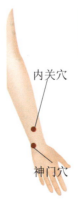
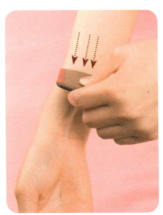

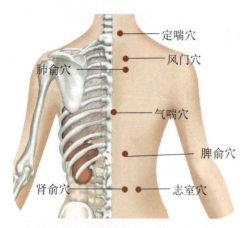

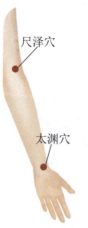

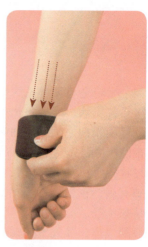

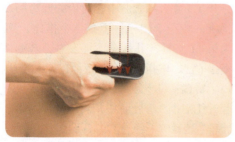

刮拭上肢太渊穴、尺泽穴

【选穴定位】

太渊：位于腕掌侧横纹桡侧端，桡动脉搏动处。

尺泽：位于肘横纹中，肱二头肌肌腱桡侧凹陷处。取穴时先将手臂上举，在手臂内侧中央处有粗腱，腱的外侧即是此穴。或在肘横纹中，肱二头肌桡侧凹陷处。该穴上方3～4寸处用手强压会感到疼痛处，就是"上尺泽"。

【刮痧体位】可采取坐位，以方便刮拭和自我感觉舒适为宜。

【刮拭方法】用面刮法从上向下刮拭上肢尺泽穴至太渊穴，重点刮太渊穴。

刮拭下肢足三里穴

【选穴定位】

足三里：位于小腿前外侧，犊鼻下3寸，距胫骨前缘1横指（中指）处。取穴时，站位，用同侧手张开虎口围住髌骨上外缘，余4指向下，中指尖处为取穴部位。

【刮痧体位】可采取坐位，以方便刮拭和自我感觉舒适为宜。

【刮拭方法】用面刮法从上向下刮拭足三里穴。

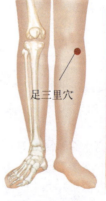

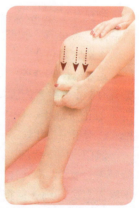

刮拭提醒

病重者应配合使用止喘药。刮拭结束后应尽量避风寒，休息片刻后方能外出。

低血压

低血压是指收缩压低于 12mmHg，舒张压低于 8mmHg。临术常常表现为头晕、倦怠乏力、精神不振、胃寒、四肢不温、抵抗力和免疫力下降，易感冒等。中医认为，低血压多见于脾胃虚弱者，脑力劳动者，或脆弱的老年心脏病患者。本病多由气虚，阳虚，阴血亏虚或气阴两虚所致。在相关穴位区刮痧能促进血液循环，益气补阴，健脾补肾，改善脏腑功能。刮拭头部百会穴可醒脑提神，快速缓解低血压引起的头晕、乏力、疲倦感；刮拭背部相关穴位，可促进气血运行，减轻低血压症状；刮拭上肢内关穴，可增强心脏的供血能力；刺激劳宫穴可快速提神，缓解疲劳。

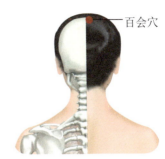
百会穴

重点刮拭部位

刮拭头部百会穴

【选穴定位】

百会：位于头部，前发际正中直上5寸，或两耳尖连线的中点处。让患者采用正坐的姿势，可以通过两耳尖直上连线中点，来简易取此穴。

【刮痧体位】可采取坐位，以方便刮拭和自我感觉舒适为宜。

【刮拭方法】放松身体，持刮痧板用补法轻轻揉头顶百会穴。

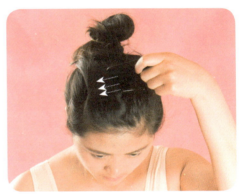

刮拭背部心俞穴、脾俞穴、肾俞穴

【选穴定位】

心俞：位于背部，第5胸椎棘突下，旁开1.5寸。由平双肩胛骨下角之椎骨(第7胸椎)，往上推2个椎骨，即第5胸椎棘突下缘，左右旁开约2横指(食、中指)处为取穴部位。

脾俞：位于背部，第11胸椎棘突下，旁开1.5寸。与肚脐中相对应处即为第2腰椎，由第2腰椎往上摸3个椎体，即为第11胸椎，其棘突下缘左右旁开约2横指(食、中指)处为取穴部位。

肾俞：位于腰部，第2腰椎棘突下，旁开1.5寸。与肚脐中相对应处即为第2腰椎，其棘突下缘左右旁开约2横指(食、中指)处为取穴部位。

【刮痧体位】可采取坐位,以方便刮拭和自我感觉舒适为宜。

【刮拭方法】用面刮法从上向下刮拭背部心俞穴、脾俞穴、肾俞穴。

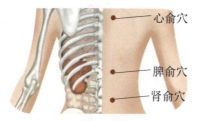

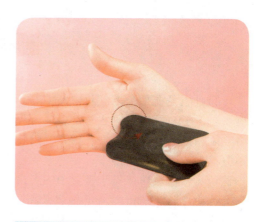

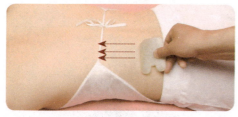

刮拭上肢内关穴、劳宫穴

【选穴定位】

内关:位于前臂掌侧,曲泽与大陵的连线上,腕横纹上2寸,掌长肌肌腱与桡侧。取此穴道时应要患者采用正坐或仰卧,仰掌的姿势,从近手腕之横纹的中央,往上约2指宽的中央。

劳宫:位于手掌心,第2、3掌骨之间,偏于第3掌骨,握拳屈指时中指尖处。

【刮痧体位】可采取坐位,以方便刮拭和自我感觉舒适为宜。

【刮拭方法】用平面按揉法按揉内关穴、劳宫穴。

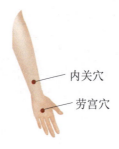

刮拭提醒

用刮痧方法治疗低血压,一般10次为1个疗程,根据疾病种类的不同,疗效及治疗时间亦不同。低血压患者刮拭时禁用泻法,宜用补法,以培补、生化气血。

温馨小贴士

低血压患者可以通过适当参加体力活动来增强体质,如医疗体操、保健操、太极拳、气功、按摩,以及理疗等,有助于改善心肺功能,提升血压。饮食营养方面应给予高营养、易消化和富含维生素的饮食,适当补充维生素C、维生素B族和烟酰胺等。适量饮用咖啡、可可和浓茶,有助于提高中枢神经系统的兴奋性,改善血管舒缩中枢功能,有利于提升血压和改善临床症状。此外,饮用蜂蜜或蜂王浆也有裨益。

第三章 对症刮痧，刮走病痛一身轻

五官科常见病症的刮痧治疗

牙痛

牙痛，是口腔科牙齿疾病最常见的症状之一，其表现为牙龈红肿、遇冷热刺激痛、面颊部肿胀等。牙痛大多由牙龈炎、牙周炎、蛀牙或折裂牙导致牙髓(牙神经)感染所引起的。中医认为，牙痛是由于外感风邪、胃火炽盛、肾虚火旺、虫蚀牙齿等原因所致。刮拭面部相关经穴可通经止痛；刮拭颈部风池穴可疏风解表，治疗牙痛；刮拭手足部相关穴位，可清热泻火止痛，有助于牙痛的缓解。

重点刮拭部位

刮拭面颈部下关穴、颊车穴
【选穴定位】

下关：位于面部耳前方，颧弓与下颌切迹所形成的凹陷中。取穴时，闭口，由耳屏向前摸有一高骨，其下方有一凹陷，若张口则该凹陷闭合和突起，此凹陷为取穴部位。

颊车：位于头部侧面下颌骨边角上，向鼻子斜方向约1cm处的凹陷中。取该穴道时一般让患者采用正坐或仰卧、仰靠姿势，以方便实施者准确地找寻穴道。

【刮痧体位】采取坐位，以方便刮拭和自我感觉舒适为宜。

【刮拭方法】放松身体，用平面按揉法按揉面部下关穴、颊车穴。

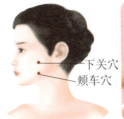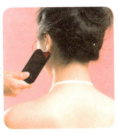

刮拭颈部风池穴
【选穴定位】

风池：位于项部，在枕骨之下，与风府穴相平，胸锁乳突肌与斜方肌上端之间的凹陷处。或当后头骨下，两条大筋外缘陷窝中，相当于耳垂齐平。

【刮痧体位】采取坐位，以方便刮拭和自我感觉舒适为宜。

【刮拭方法】用单角刮法刮拭颈部风池穴。

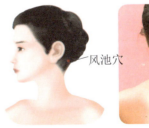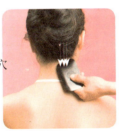

刮拭上肢外关穴、二间穴、合谷穴
【选穴定位】

外关：位于前臂背侧，阳池与肘尖的连线上，腕背横纹上2寸，尺骨与桡骨之间。

二间：位于食指本节（第2指关节）前，桡侧凹陷处。

合谷：位于第1、第2掌骨间，第2掌骨桡侧的中点处。取穴时，以一手的拇指掌面指关节横纹，放在另一手的拇、食指的指蹼缘上，屈指，拇指尖尽处为取穴部位。

【刮痧体位】采取坐位，以方便刮拭和自我感觉舒适为宜。

【刮拭方法】用面刮法刮拭外关穴、二间穴，用平面按揉法按揉手背合谷穴。

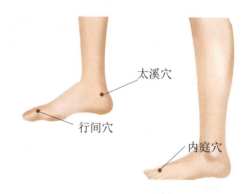

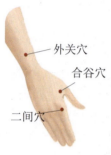
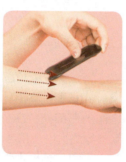

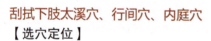

刮拭下肢太溪穴、行间穴、内庭穴

【选穴定位】

太溪：位于足内侧内踝后方，内踝尖与跟腱之间的凹陷处。由足内踝尖向后推至凹陷处（大约当内踝尖与跟腱间之中点）为取穴部位。

行间：位于足背侧，第1、第2趾间，趾蹼缘的后方赤白肉际处。

内庭：位于足背，第2、第3趾间，趾蹼缘后方赤白肉际处。

【刮痧体位】采取坐位，以方便刮拭和自我感觉舒适为宜。

【刮拭方法】用平面按揉法按揉太溪穴，用垂直按揉法按揉足背部行间穴、内庭穴。

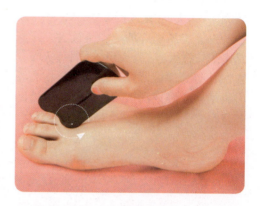

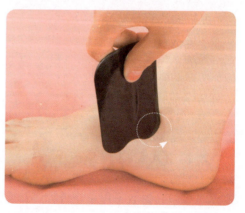

刮拭提醒

刮痧治疗牙痛可即时可效，疗效较好。病程较长者可治疗2~3次。

扁桃体炎

扁桃体炎是扁桃体的炎症，症状轻重不一。由病毒引起者，局部及全身症状皆较轻，扁桃体充血，表面无渗出物。由细菌所致者症状较重，起病较急，可有恶寒及高热，体温可达39～40℃，幼儿可因高热而抽搐，咽痛明显，吞咽时尤重，甚至可放射到耳部，病程约7天。中医称扁桃体为"乳蛾"，认为急性乳蛾的发病原因有风寒、湿邪、风瘟、风火、热毒、肺胃郁热等。总的来说，一是湿邪外感，直犯肺胃；二是内有伏火，上犯咽喉。而慢乳蛾主要是因为先天不足、痰气阻塞、热火上扰、饮食所伤、肝火痰结、痰瘀内结等。刮拭翳风穴可活络消肿；刮拭大椎穴可宣散阳热，泻火解毒；天突穴可行气解表，养阴清热；刮拭曲池穴配合谷穴可疏风解表，清热止痛；刮拭少商穴、鱼际穴可宣肺清热，利咽止痛；刮拭太溪穴可滋肾阴清虚热；刮拭内庭穴可清泻邪热。

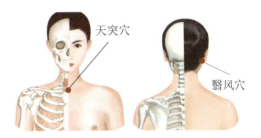

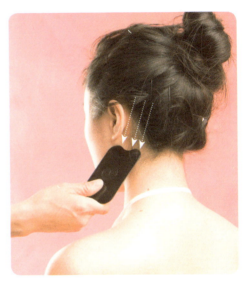

重点刮拭部位

刮拭头颈部翳风穴、天突穴
【选穴定位】

翳风：位于头部侧面，耳朵下方耳垂后遮住之处。当耳后乳突与下颌角之间的凹陷处。

天突：位于颈部，前正中线上。取穴时，可采用仰靠、坐位的姿势，在两锁骨中间，胸骨上窝中央。

【刮痧体位】采取坐位，以方便刮拭和自我感觉舒适为宜。

【刮拭方法】放松身体，用单角刮法刮拭翳风穴、天突穴。

刮拭背部大椎穴
【选穴定位】

大椎：位于颈部下端，背部正中线上，第7颈椎棘突下凹陷中。取穴时正坐低头，可见颈背部交界处椎骨有一高突，并能随颈部左右摆动而转动者即是第7颈椎，其下为大椎穴。

【刮痧体位】采取坐位，以方便刮拭和自我感觉舒适为宜。

【刮拭方法】用面刮法从上向下刮拭背部大椎穴。

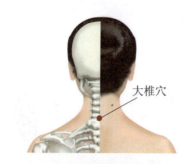

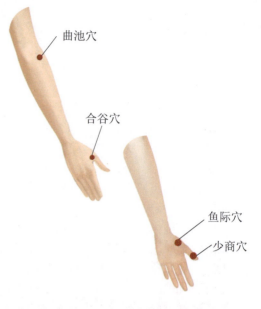

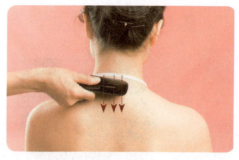

刮拭上肢曲池穴、合谷穴、鱼际穴、少商穴

【选穴定位】

曲池：位于肘横纹的外侧端，屈肘时尺泽与肱骨外上髁连线中点处。取穴时，仰掌屈肘成45°，肘关节桡侧，肘横纹头为取穴部位。

合谷：位于第1、第2掌骨间，第2掌骨桡侧的中点处。取穴时，以一手的拇指掌面指关节横纹，放在另一手的拇、食指的指蹼缘上，屈指，拇指尖尽处为取穴部位。

鱼际：位于手外侧，第1掌骨中点，赤白肉际处。

少商：位于拇指末节桡侧，距指甲角0.1寸。

【刮痧体位】 采取坐位，以方便刮拭和自我感觉舒适为宜。

【刮拭方法】 用面刮法从上向下刮拭上肢曲池穴、鱼际穴、少商穴，再以平面按揉法按揉手背合谷穴。

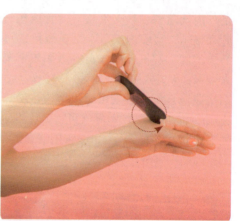

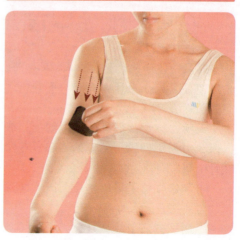

刮拭下肢太溪穴、内庭穴

【选穴定位】

太溪：位于足内侧内踝后方，内踝尖与跟腱之间的凹陷处。由足内踝尖向后推至凹陷处（大约当内踝尖与跟腱间之中点）为取穴部位。

内庭：位于足背，第2、第3趾间，趾蹼缘后方赤白肉际处。

【刮痧体位】采取坐位，以方便刮拭和自我感觉舒适为宜。

【刮拭方法】用平面按揉法按揉下肢太溪穴，再用垂直按揉法按揉内庭穴。

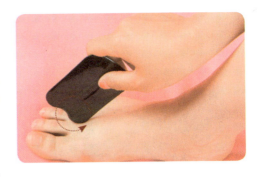

刮拭提醒

用刮痧治疗扁桃体炎，急性患者可每日刮拭1次，一般7次为1个疗程；慢性患者一般2周为1个疗程。

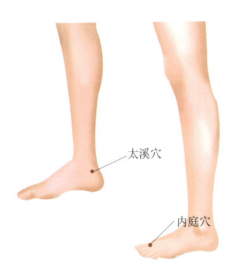

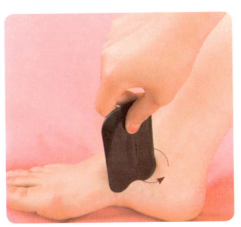

温馨小贴士

预防扁桃体炎的关键是锻炼身体，增强体质。在日常生活中要注意休息，多饮水，通大便，进流食或软食。咽痛明显时要注意尽早输液治疗，以免感染扩散。反复发作或伴有相应症状时可在急性发作时进行心电图及小便检查，以排除并发肾炎，心肌炎，关节炎等的可能。反复发作或伴有扁桃体周围脓肿的患者最好在炎症消退后手术治疗。要注意本病与会厌炎相区别，不要因为咽喉疼痛就认为是急性扁桃体炎，会厌炎是可以引起短时间呼吸困难而引起死亡的疾病，决不能轻视。因此，如有呼吸不畅，应即到医院就诊。

远视眼

远视是指眼在不使用调节时，平行光线通过眼的屈光系统屈折后，焦点落在视网膜之后的一种屈光状态。因此，要看清远距离目标时，远视眼需使用调节以增加屈光力，而要看清近目标则需使用更多的调节。当调节力不能满足这种需要时，即可出现近视力甚至远视力障碍。远视可并发慢性结膜、睑缘炎或麦粒肿反复发作，或者假性视盘炎，在儿童有时会发生内斜视，甚至出现弱视。中医认为，该病是由于先天禀赋不足、阴精亏损、肝胆湿热所致，刮拭头部及下肢相关穴位可补益先天、后天，以及清泻肝胆，从而达到治疗的目的。

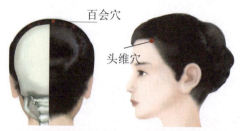

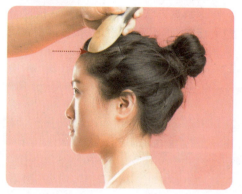

重点刮拭部位

刮拭头部百会穴、头维穴

【选穴定位】

百会：位于头部，前发际正中直上5寸，或两耳尖连线的中点处。让患者采用正坐的姿势，可以通过两耳尖直上连线中点，来简易取此穴。

头维：位于头侧部，额角发际上0.5寸，头正中线旁开4.5寸。取头维穴时一般采用正坐或仰靠、仰卧姿势，此穴在头侧部发际里，位于发际点向上1指宽之处，嘴动时肌肉也会动。

【刮痧体位】可采取坐位，以方便刮拭和自我感觉舒适为宜。

【刮拭方法】放松身体，用单角刮法刮拭头部百会穴、头维穴。

刮拭头部睛明穴、承泣穴、四白穴

【选穴定位】

睛明：位于面部，目内眦角稍上方凹陷处。

承泣：位于面部，瞳孔直下，眼球与眶下缘之间。定位此穴时通常采用正坐或仰靠、仰卧的姿势。

四白：位于面部，双眼平视时，瞳孔正中央下约2cm处(或瞳孔直下，眶下孔凹陷处)，取穴时通常采用正坐或仰靠、仰卧姿势。

【刮痧体位】可采取坐位，以方便刮拭和自我感觉舒适为宜。

【刮拭方法】用垂直按揉法按揉睛明穴，再用平面按揉法按揉承泣穴、四白穴。

第三章 对症刮痧,刮走病痛一身轻

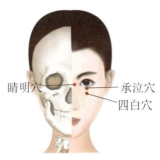
睛明穴　承泣穴　四白穴

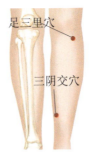
足三里穴
三阴交穴

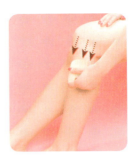

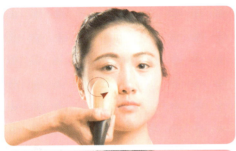

刮拭下肢照海穴、太冲穴

【选穴定位】

照海：位于足内侧,内踝尖下方凹陷处。

太冲：位于足背侧,第1跖骨间隙的后方凹陷处。取穴时,由第1、第2趾间缝纹向足背上推,至其两骨联合缘凹陷(约缝纹头上2横指)处,为取穴部位。

【刮痧体位】可采取坐位,以方便刮拭和自我感觉舒适为宜。

【刮拭方法】用平面按揉法按揉照海穴,再用垂直按揉法按揉太冲穴。

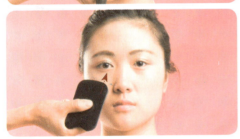

刮拭下肢足三里穴、三阴交穴

【选穴定位】

足三里：位于小腿前外侧,犊鼻下3寸,距胫骨前缘1横指(中指)处。取穴时,站位,用同侧手张开虎口围住髌骨上外缘,余4指向下,中指尖处为取穴部位。

三阴交：位于小腿内侧,足内踝尖上3寸,胫骨内侧缘后方。取穴时以手4指并拢,小指下边缘紧靠内踝尖上,食指上缘所在水平线在胫骨后缘的交点,为取穴部位。

【刮痧体位】可采取坐位,以方便刮拭和自我感觉舒适为宜。

【刮拭方法】用面刮法从上向下刮拭足三里穴、三阴交穴。

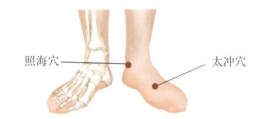
照海穴　　　　　　太冲穴

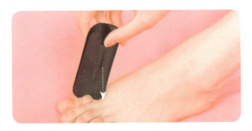

刮拭提醒

刮痧治疗远视眼一般7次为1个疗程,需治疗3~5个疗程方可见到成效。

近视眼

近视眼也称短视眼，因为只能看近物而视远不清。眼球在调节静止的状态下，来自5米以外的平等光线经过眼的屈光后，焦点恰好落在视网膜上，形成清晰的像，具有这种屈光状态的眼称为正视眼。其焦点落在视网膜前，不能准确地在视网膜上形成清晰的像，称为轴性近视。近视对来自近处目标的分散光线却具有高度适应能力，只要目标向眼前移动到一定距离，就能获得清晰的视力。所以，近视眼看近距离目标清晰，看远模糊，用凹球面透镜可矫正。中医认为，近视是眼部调节机能失常、脏腑功能失调，肝血不足、眼部气血不畅或后天用眼不当、久视伤目等导致的。刮拭身体相关穴位可以健脾生血，补肝养血，滋阴明目，从而达到治疗的作用。

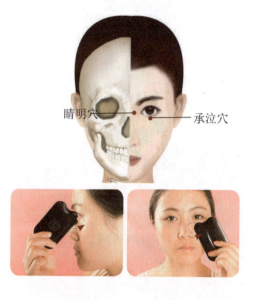

重点刮拭部位

刮拭头部睛明穴、承泣穴

【选穴定位】

睛明：位于面部，目内眦角稍上方凹陷处。

承泣：位于面部，瞳孔直下，眼球与眶下缘之间。定位此穴时通常采用正坐或仰靠、仰卧的姿势。

【刮痧体位】采取坐位，以方便刮拭和自我感觉舒适为宜。

【刮拭方法】放松身体，用垂直按揉法按揉睛明穴，再用平面按揉法按揉承泣穴。

刮拭颈部翳明穴、风池穴

【选穴定位】

翳明：在翳风穴后1寸处。

风池：位于项部，在枕骨之下，与风府穴相平，胸锁乳突肌与斜方肌上端之间的凹陷处。或当后头骨下，两条大筋外缘陷窝中，相当于耳垂齐平。

【刮痧体位】采取坐位，以方便刮拭和自我感觉舒适为宜。

【刮拭方法】用单角刮法刮拭颈部翳明穴、风池穴。

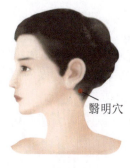
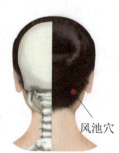

第三章 对症刮痧，刮走病痛一身轻

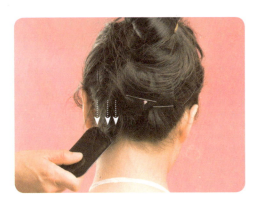

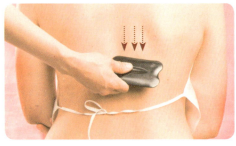

刮拭背部肝俞穴、肾俞穴
【选穴定位】

肝俞：位于背部，第9胸椎棘突下，旁开1.5寸。由平双肩胛骨下角之椎骨(第7胸椎)，往下推2个椎骨，即第9胸椎棘突下缘，左右旁开约2横指(食、中指)处为取穴部位。

肾俞：位于腰部，第2腰椎棘突下，旁开1.5寸。与肚脐中相对应处即为第2腰椎，其棘突下缘左右旁开约2横指(食、中指)处为取穴部位。

【刮痧体位】采取坐位，以方便刮拭和自我感觉舒适为宜。

【刮拭方法】用面刮法从上向下刮拭背部肝俞穴、肾俞穴。

刮拭手背合谷穴
【选穴定位】

合谷：位于第1、第2掌骨间，第2掌骨桡侧的中点处。取穴时，以一手的拇指掌面指关节横纹，放在另一手的拇、食指的指蹼缘上，屈指，拇指尖尽处为取穴部位。

【刮痧体位】采取坐位，以方便刮拭和自我感觉舒适为宜。

【刮拭方法】用平面按揉法按揉手背合谷穴。

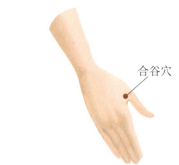

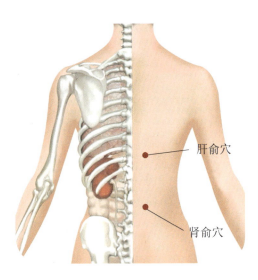

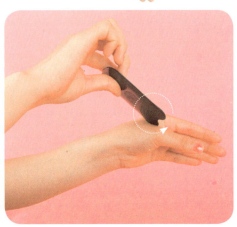

刮拭下肢足三里穴、光明穴、三阴交穴

【选穴定位】

足三里：位于小腿前外侧，犊鼻下3寸，距胫骨前缘1横指（中指）处。取穴时，站位，用同侧手张开虎口围住髌骨上外缘，余4指向下，中指尖处为取穴部位。

三阴交：位于小腿内侧，足内踝尖上3寸，胫骨内侧缘后方。取穴时以手4指并拢，小指下边缘紧靠内踝尖上，食指上缘所在水平线在胫骨后缘的交点，为取穴部位。

光明：位于小腿外侧，外踝尖上5寸，腓骨前缘。

【刮痧体位】采取坐位，以方便刮拭和自我感觉舒适为宜。

【刮拭方法】用平面刮法从上向下刮拭下肢足三里穴、光明穴、三阴交穴。

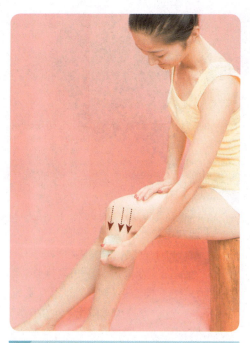

刮拭提醒

刮痧法治疗近视眼适用于18岁以下的患者，一般7次为1个疗程，需要治疗5~7个疗程。

近视眼患者平时要多注意用眼卫

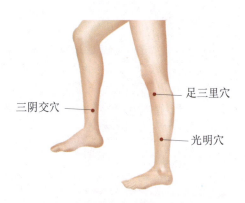

三阴交穴　　足三里穴　　光明穴

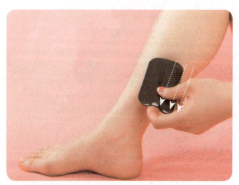

温馨小贴士

生，看书时要保持正确的姿势，不要躺着看书，工作和学习一段时间后要眺望远处数分钟。同时还应加强身体锻炼，坚持做眼保健操，饮食方面要少食辛辣，多吃一些富含蛋白质、维生素、微量元素锌等的食物。

视力减退

视力减退是临床上常见的一个症状，可见于多种眼病，但主要是指因用眼不当、用眼过度，或年老、体弱等，以致出现近视、远视、散光、视物模糊等。中医认为，视力减退主要在于先天禀赋不足，或疾病耗伤，引起肝肾不足、气血虚弱，使目失所养而成。刮拭攒竹穴、睛明穴可疏调局部经气，调节眼部气血；瞳子髎穴、承泣穴为治疗眼疾的有效穴；刮拭肝俞穴、肾俞穴可调补肝肾经气；刮拭合谷穴、风池穴可疏风通络；刮拭光明穴可调补肝胆而明目。

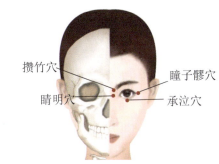

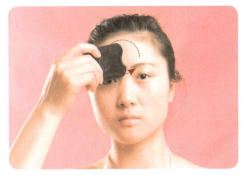

重点刮拭部位

刮拭头部攒竹穴、瞳子髎穴、睛明穴、承泣穴

【选穴定位】

攒竹：位于面部，当眉头陷中，眶上切迹处，取穴时应要求患者采用正坐或仰卧的姿势。

瞳子髎：位于面部，目外眦旁，眶外侧缘处。取穴时可以采用正坐或仰卧的姿势，眼睛外侧1cm处。

睛明：位于面部，目内眦角稍上方凹陷处。

承泣：位于面部，瞳孔直下，眼球与眶下缘之间。定位此穴时通常采用正坐或仰靠、仰卧的姿势。

【刮痧体位】采取坐位，以方便刮拭和自我感觉舒适为宜。

【刮拭方法】放松身体，用平面按揉法按揉面部攒竹穴、瞳子髎穴、承泣穴，再用垂直按揉法按揉睛明穴。

刮拭头部风池穴

【选穴定位】

风池：位于项部，在枕骨之下，与风府穴相平，胸锁乳突肌与斜方肌上端之间的凹陷处。或当后头骨下，两条大筋外缘陷窝中，相当于耳垂齐平。

【刮痧体位】采取坐位，以方便刮拭和自我感觉舒适为宜。

【刮拭方法】用单角刮法刮拭后头部风池穴。

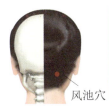
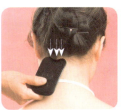

刮拭背部肝俞穴、肾俞穴

【选穴定位】

肝俞：位于背部，第9胸椎棘突下，旁开1.5寸。由平双肩胛骨下角之椎骨（第7胸椎），往下推2个椎骨，即第9胸椎棘突下缘，左右旁开约2横指（食、中指）处为取穴部位。

肾俞：位于腰部，第2腰椎棘突下，旁开1.5寸。与肚脐中相对应处即为第2腰椎，其棘突下缘左右旁开约2横指（食、中指）处为取穴部位。

【刮痧体位】 采取坐位，以方便刮拭和自我感觉舒适为宜。

【刮拭方法】 用面刮法从上向下刮拭背部肝俞穴、肾俞穴。

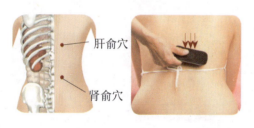

刮拭头部手足部合谷穴、光明穴

【选穴定位】

合谷：位于第1、第2掌骨间，第2掌骨桡侧的中点处。取穴时，以一手的拇指掌面指关节横纹，放在另一手的拇、食指的指蹼缘上，屈指，拇指尖尽处为取穴部位。

光明：位于小腿外侧，当外踝尖上5寸，腓骨前缘。

【刮痧体位】 采取坐位，以方便刮拭和自我感觉舒适为宜。

【刮拭方法】 用平面按揉法按揉手背部合谷穴及下肢外侧光明穴。

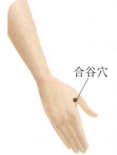
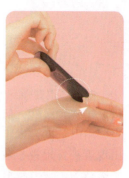
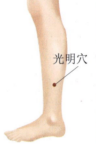
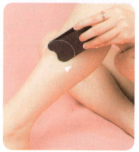

刮拭提醒

刮痧治疗视力减退，一般7次为1个疗程，需治疗5~7个疗程方可见到成效。

温馨小贴士

用眼过度是导致视力减退的主要元凶，长时间阅读或书写时，应每隔一段时间就让眼睛休息一下。当感觉眼睛疲劳时，可以闭目5分钟。此外，还可以多吃一些有益肝脏的食物，如猪肝、菠菜、胡萝卜等。

目赤肿痛

目赤肿痛为多种眼科疾患中的一种急性症状，俗称火眼或红眼。常见目睛红赤、畏光、流泪、目涩难睁、眼睑肿胀，可伴头痛、发热、口苦、咽痛。常见于急性结膜炎、结核性结膜炎、急性流行性结膜炎、急性出血性结膜炎。中医认为，该病多因外感时邪，侵袭目窍，郁而不宣，或因肝胆火盛，以致经脉闭阻，血壅气滞所致。刮拭眉冲穴、攒竹穴、太阳穴，可治疗眼部疾病；刮拭上星穴与风池穴可疏泄风热；刮拭背部相关经穴可宣肺清热，疏阳平肝；刮拭手足部相关经穴，可以清热散风，清肝明目，有效治疗目赤红肿。

【刮拭方法】放松身体，用面刮法刮拭上星穴、眉冲穴、攒竹穴，再用平面按揉法按揉患侧太阳穴。

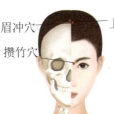
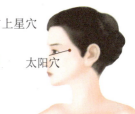
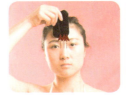
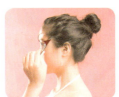

重点刮拭部位

刮拭头部上星穴、眉冲穴、攒竹穴、太阳穴

【选穴定位】

上星：位于头部，前发际正中直上1寸。

眉冲：位于头部，攒竹穴直上入发际0.5寸，神庭穴与曲差穴连线之间。

攒竹：位于面部，当眉头陷中，眶上切迹处，取穴时应要求患者采用正坐或仰卧的姿势。

太阳：位于耳郭前面，前额两侧，外眼角延长线的上方，由眉梢到耳朵之间大约1/3的地方，用手触摸最凹陷处就是太阳穴。

【刮痧体位】采取坐位，以方便刮拭和自我感觉舒适为宜。

刮拭头颈部风池穴，背部肺俞穴、肝俞穴、胆俞穴

【选穴定位】

风池：位于项部，在枕骨之下，与风府穴相平，胸锁乳突肌与斜方肌上端之间的凹陷处。或当后头骨下，两条大筋外缘陷窝中，相当于耳垂齐平。

肺俞：位于背部，第3胸椎棘突下，旁开1.5寸。大椎穴往下推3个椎骨，即为第3胸椎，其下缘左右旁开约2横指（食、中指）处为取穴部位。

肝俞：位于背部，第9胸椎棘突下，旁开1.5寸。由平双肩胛骨下角之椎骨（第7胸椎），往下推2个椎骨，即第9胸椎棘突下缘，左右旁开约2横指（食、中指）处为取穴部位。

胆俞：位于背部，第10胸椎棘突下，旁开1.5寸。由平双肩胛骨下角之椎骨（第7胸椎），往下推3个椎骨，即第10胸椎

棘突下缘，左右旁开约2横指（食、中指）处为取穴部位。

【刮痧体位】采取坐位，以方便刮拭和自我感觉舒适为宜。

【刮拭方法】用单角刮法刮拭头颈部双侧风池穴，再用面刮法自上而下刮拭背部双侧肺俞穴、肝俞穴、胆俞穴。

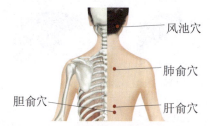

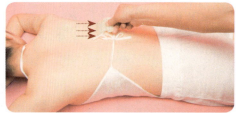

刮拭上肢少商穴、三间穴、二间穴、合谷穴、商阳穴

【选穴定位】

三间：位于手食指本节（第2掌指关节）后，桡侧凹陷处。

二间：位于食指本节（第2掌指关节）前，桡侧凹陷处。

合谷：位于第1、第2掌骨间，第2掌骨桡侧的中点处。取穴时，以一手的拇指掌面指关节横纹，放在另一手的拇、食指的指蹼缘上，屈指，拇指尖尽处为取穴部位。

商阳：位于手食指末节桡侧，距指甲角0.1寸。

少商：位于拇指末节桡侧，距指甲角0.1寸。

【刮痧体位】采取坐位，以方便刮拭和自我感觉舒适为宜。

【刮拭方法】用平面按揉法按揉合谷穴，用面刮法刮三间穴和二间穴，再用推刮法刮拭商阳穴和少商穴。

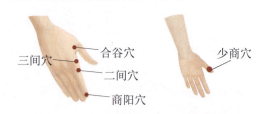

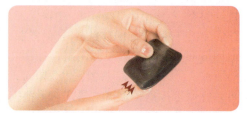

刮拭下肢光明穴、阳辅穴、侠溪穴

【选穴定位】

光明：位于小腿外侧，外踝尖上5寸，腓骨前缘。

阳辅：位于小腿外侧，外踝尖上4寸，腓骨前缘稍前方。

侠溪：位于足背部，第四、五趾缝间，趾蹼缘后方赤白肉际处。

【刮痧体位】采取坐位，以方便刮拭和自我感觉舒适为宜。

【刮拭方法】用平面刮法刮拭小腿外侧光明穴至阳辅穴，再用垂直按揉法按揉侠溪穴。

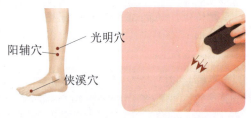

刮拭提醒

刮痧法治疗目赤肿痛，可每日刮拭1次，3天为1个疗程。

耳 鸣

耳鸣的表现为经常或间歇性的自觉耳内鸣响，声调多种，或如蝉鸣，或如潮涌，或如雷鸣，难以忍受。鸣响或短暂，或间歇出现，或持续不息。耳鸣对听力多有影响，但在早期或神经衰弱及全身性疾病引起的耳鸣，常不影响听力。中医认为，耳鸣有虚实之分。实证主要由风热侵袭、肝火上扰、痰浊上壅所致，耳中暴鸣如钟鼓；虚证主要由肝肾不足、脾胃虚弱所致，常伴有头晕、目眩、腰痛等症。根据耳鸣的虚实症状，采用相应的补泻手法刮拭身体的相关穴位，可补虚泻实，从而达到治疗的目的。

【刮拭方法】放松身体，用单角刮法刮拭角孙穴、翳风穴，再用刮痧板角部垂直按揉耳门穴、听宫穴、听会穴。

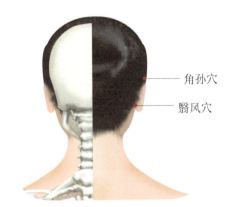

重点刮拭部位

刮拭头部耳门穴、听宫穴、听会穴、角孙穴、翳风穴

【选穴定位】

耳门：位于面部，耳屏上切迹的前方，下颌骨髁状突后缘，张口有凹陷处。

听宫：位于头部侧面耳屏前部，耳珠平行缺口凹陷中，耳门穴的稍下方即是。

听会：位于面部，耳屏间切迹的前方，下颌骨髁突的后缘，张口有凹陷处。

角孙：位于头部，折耳郭向前，当耳尖直上入发际处。

翳风：位于头部侧面，耳朵下方耳垂后遮住之处。当耳后乳突与下颌角之间的凹陷处。

【刮痧体位】采取坐位，以方便刮拭和自我感觉舒适为宜。

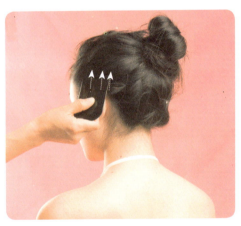

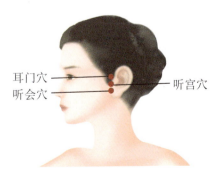

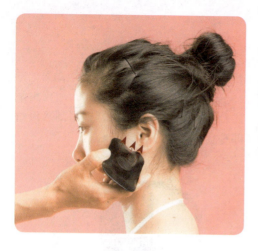
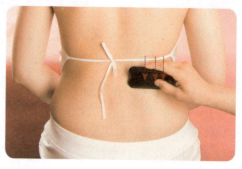

刮拭腰部肾俞穴、命门穴

【选穴定位】

命门：位于腰部，后正中线上，第2腰椎棘突下凹陷处。取穴时采用俯卧的姿势，指压时，有强烈的压痛感。

肾俞：位于腰部，第2腰椎棘突下，旁开1.5寸。与肚脐中相对应处即为第2腰椎，其棘突下缘左右旁开约2横指（食、中指）处为取穴部位。

【刮痧体位】采取坐位，以方便刮拭和自我感觉舒适为宜。

【刮拭方法】用面刮法从上向下刮拭腰部命门穴、肾俞穴。

刮拭下肢足三里穴、太冲穴

【选穴定位】

足三里：位于小腿前外侧，犊鼻下3寸，距胫骨前缘1横指（中指）处。取穴时，站位，用同侧手张开虎口围住髌骨上外缘，余4指向下，中指尖处为取穴部位。

太冲：位于足背侧，第1跖骨间隙的后方凹陷处。取穴时，由第1、第2趾间缝纹向足背上推，至其两骨联合缘凹陷（约缝纹头上2横指）处，为取穴部位。

【刮痧体位】采取坐位，以方便刮拭和自我感觉舒适为宜。

【刮拭方法】用面刮法从上向下刮拭下肢足三里穴，再用垂直按揉法按揉太冲穴。

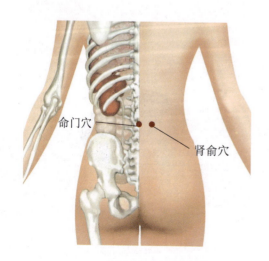
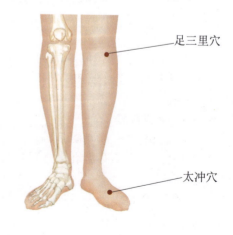

第三章 对症刮痧，刮走病痛一身轻

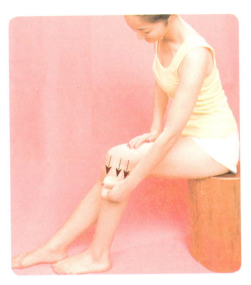
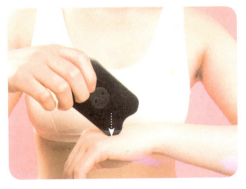

刮拭手部中渚穴、少泽穴

【选穴定位】

中渚：位于手背第4、5掌指关节后方凹陷中，液门穴直上1寸处。

少泽：位于小指末节尺侧，距指甲角0.1寸。

【刮痧体位】采取坐位，以方便刮拭和自我感觉舒适为宜。

【刮拭方法】用垂直按揉法揉手背中渚穴，再以面刮法刮拭少泽穴。

刮拭提醒

刮痧治疗耳鸣，一般实证3次1个疗程，通常即可治愈；虚证7次1个疗程，需长期治疗。刮拭时应根据病症的虚实，采用相应的补泻手法。

温馨小贴士

一旦患有耳鸣，切勿胡思乱想，应保持轻松畅快的心情和充分的睡眠。

1. 避开噪音。最好能远离嘈杂的环境，居住在相对安静的环境中，音乐、风扇或其他的背景声音会转移大脑注意力，这对耳鸣的治疗有很大的帮助。

2. 多吃有活血作用的食物。活血化瘀能扩张血管，改善血液黏稠度，有利于保持耳部小血管的正常微循环。可常食用黑木耳、韭菜、红葡萄酒、黄酒等。

3. 保持一个轻松、乐观等良好的情绪和心理状态，可减轻或缓解耳鸣现象。

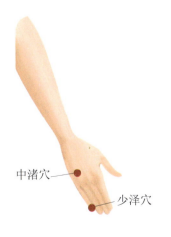

中渚穴
少泽穴

鼻窦炎

鼻窦炎以鼻流腥臭脓涕、鼻塞、嗅觉减退为主症,常伴头痛。鼻窦炎有急性和慢性之分。中医称之为"鼻渊""脑漏"等。刮拭头颈部百会穴、风池穴可疏风解表,刮拭印堂穴、迎香穴、上迎香穴、攒竹穴可通经活络而利鼻窍,刮拭背部胆俞穴至脾俞穴段可平肝利胆、疏热泄阳,刮拭上肢列缺穴、太渊穴可宣肺理气,刮拭合谷穴可疏风解表,刮拭下肢阳陵泉穴、三阴交穴可通经活络。

重点刮拭部位

刮拭头部百会穴

【选穴定位】

百会:位于头部,前发际正中直上5寸,或两耳尖连线的中点处。让患者采用正坐的姿势,可以通过两耳尖直上连线中点,来简易取此穴。

【刮痧体位】可采取坐位,以方便刮拭和自我感觉舒适为宜。

【刮拭方法】放松身体,用单角刮法刮拭头顶部百会穴。

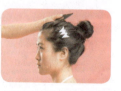

刮拭头部印堂穴、攒竹穴、上迎香穴、迎香穴

【选穴定位】

印堂:位于前额部,两眉头连线的中点处。取穴位时,患者可以采用正坐或仰靠、仰卧姿势,两眉头连线中点即是。

攒竹:位于面部,当眉头陷中,眶上切迹处,取穴时应要求患者采用正坐或仰卧的姿势。

上迎香:位于面部,鼻翼软骨与鼻甲的交界处,近处鼻唇沟上端处。

迎香:位于面部,鼻翼外缘中点旁,鼻唇沟中。取穴时一般采用正坐或仰卧姿势,眼睛正视,在鼻孔两旁约五分的笑纹(微笑时鼻旁八字形的纹线)中取穴。

【刮痧体位】可采取坐位,也可采取仰卧姿势,以方便刮拭和自我感觉舒适为宜。

【刮拭方法】用平面按揉法按揉面部印堂穴、攒竹穴、上迎香穴、迎香穴。

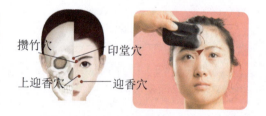

刮拭颈部风池穴,背部胆俞穴、脾俞穴

【选穴定位】

风池:位于项部,在枕骨之下,与风府穴相平,胸锁乳突肌与斜方肌上端之间的凹陷处。或当后头骨下,两条大筋外缘陷窝中,相当于耳垂齐平。

脾俞:位于背部,第11胸椎棘突下,旁开1.5寸。与肚脐中相对应处即为第2腰椎,由第2腰椎往上摸3个椎体,即为第11胸椎,其棘突下缘左右旁开约2横指(食、中指)处为取穴部位。

胆俞：位于背部，第10胸椎棘突下，旁开1.5寸。由平双肩胛骨下角之椎骨（第7胸椎），往下推3个椎骨，即第10胸椎棘突下缘，左右旁开约2横指（食、中指）处为取穴部位。

【刮痧体位】可采取坐位，也可采取俯卧姿势，以方便刮拭和自我感觉舒适为宜。

【刮拭方法】用单角刮法刮拭头颈双侧风池穴，再以面刮法刮拭背部双侧胆俞穴至脾俞穴。

上方，腕横纹上1.5寸处。拇短伸肌腱与拇长展肌腱之间，拇长展肌腱沟的凹陷处。

太渊：位于腕掌侧横纹桡侧端，桡动脉搏动处。

【刮痧体位】可采取坐位，以方便刮拭和自我感觉舒适为宜。

【刮拭方法】用面刮法刮拭上肢列缺穴至太渊穴，再用平面按揉法按揉手背合谷穴。

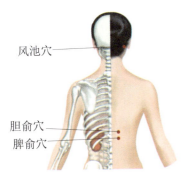

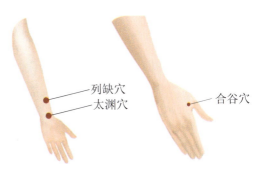

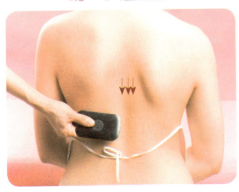

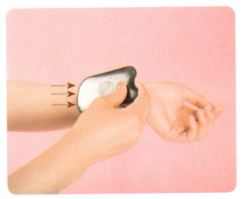

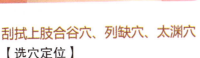

刮拭上肢合谷穴、列缺穴、太渊穴

【选穴定位】

合谷：位于第1、第2掌骨间，第2掌骨桡侧的中点处。取穴时，以一手的拇指掌面指关节横纹，放在另一手的拇、食指的指蹼缘上，屈指，拇指尖尽处为取穴部位。

列缺：位于前臂桡侧缘，桡骨茎突

刮拭提醒

刮痧治疗鼻窦炎，一般刮拭7次为1个疗程，需3~4个疗程方可见效。

咽喉肿痛

咽喉肿痛又称"喉痹",是口咽和喉咽部病变的主要症状,以咽喉部红肿疼痛、吞咽不适为特征。除最常见的急性咽炎、慢性咽炎、急性喉炎和慢性喉炎外,急性扁桃体炎、慢性扁桃体炎、扁桃体周围炎、扁桃体脓肿、咽后壁脓肿、咽旁脓肿、急性会厌炎、会厌囊肿、咽喉结核、颈动脉鞘炎等疾病也会引起咽喉肿痛。咽上接食管,下通于胃;喉上接气管,下通于肺。如外感风热之邪熏灼肺系,或肺、胃二经郁热上壅,而致咽喉肿痛,属实热证;如肾阴不能上润咽喉,虚火上炎,亦可致咽喉肿痛,属阴虚证。刮拭咽喉相关穴位,可快速改善咽喉部位血液循环,消炎解毒;刮拭风池穴、大椎穴,可清热疏风解表;刮拭背部风门穴、肺俞穴可祛风宣肺、清热消肿;刮拭手足部相关穴位,可疏风解表、滋阴降火,有助于改善炎症反应。

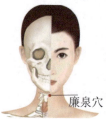
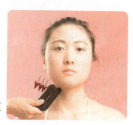
廉泉穴

重点刮拭部位

刮拭颈部廉泉穴
【选穴定位】
廉泉:位于颈部,前正中线上,结喉上方,舌骨上缘凹陷处。
【刮痧体位】采取坐位,以方便刮拭和自我感觉舒适为宜。
【刮拭方法】放松身体,用面刮法从上向下缓慢刮拭廉泉穴,不宜过重,稍出痧即可。

刮拭颈部天突穴、风池穴
【选穴定位】
天突:位于颈部,前正中线上。取穴时,可采用仰靠、坐位的姿势,在两锁骨中间,胸骨上窝中央。
风池:位于项部,在枕骨之下,与风府穴相平,胸锁乳突肌与斜方肌上端之间的凹陷处。或当后头骨下,两条大筋外缘陷窝中,相当于耳垂齐平。
【刮痧体位】采取坐位,以方便刮拭和自我感觉舒适为宜。
【刮拭方法】用单角刮法缓慢轻刮天突穴,再用单角刮法刮拭双侧风池穴。

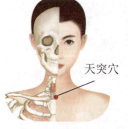
天突穴
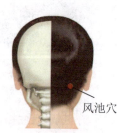
风池穴

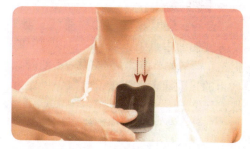

刮拭背部大椎穴、风门穴、肺俞穴

【选穴定位】

大椎：位于颈部下端，背部正中线上，第7颈椎棘突下凹陷中。取穴时正坐低头，可见颈背部交界处椎骨有一高突，并能随颈部左右摆动而转动者即是第7颈椎，其下为大椎穴。

风门：位于背部，第2胸椎棘突下，旁开1.5寸。大椎穴往下推2个椎骨，其下缘左右旁开约2横指(食、中指)处为取穴部位。

肺俞：位于背部，第3胸椎棘突下，旁开1.5寸。大椎穴往下推3个椎骨，即为第3胸椎，其下缘左右旁开约2横指(食、中指)处为取穴部位。

【刮痧体位】采取坐位，以方便刮拭和自我感觉舒适为宜。

【刮拭方法】用面刮法从上向下刮拭背部大椎穴、双侧风门穴至肺俞穴段。

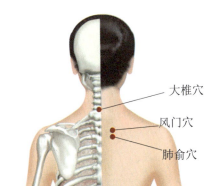

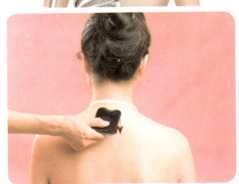

刮拭上肢曲池穴、尺泽穴、列缺穴、合谷穴

【选穴定位】

尺泽：位于肘横纹中，肱二头肌肌腱桡侧凹陷处。取穴时先将手臂上举，在手臂内侧中央处有粗腱，腱的外侧即是此穴。或在肘横纹中，肱二头肌桡侧凹陷处。该穴上方3~4寸处用手强压会感到疼痛处，就是"上尺泽"。

列缺：位于前臂桡侧缘，桡骨茎突上方，腕横纹上1.5寸处。拇短伸肌腱与拇长展肌腱之间，拇长展肌腱沟的凹陷处。

曲池：位于肘横纹外侧端，屈肘时尺泽与肱骨外上髁连线中点处。取穴时，仰掌屈肘成45°，肘关节桡侧，肘横纹头为取穴部位。

合谷：位于第1、第2掌骨间，第2掌骨桡侧的中点处。取穴时，以一手的拇指掌面指关节横纹，放在另一手的拇、食指的指蹼缘上，屈指，拇指尖尽处为取穴部位。

【刮痧体位】采取坐位，以方便刮拭和自我感觉舒适为宜。

【刮拭方法】用面刮法刮拭上肢曲池穴、尺泽穴、列缺穴，再用平面按揉法按揉手背合谷穴。重刮前臂尺泽穴，至皮肤发红、皮下紫色痧斑痧痕形成为止。最后重刮手部合谷穴，30次，可不出痧。

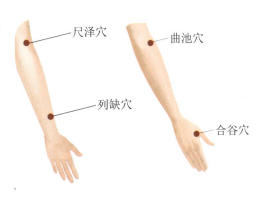

| 一用就灵 对症刮痧百病消

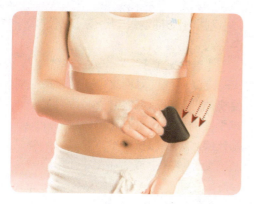
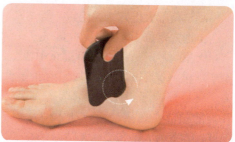
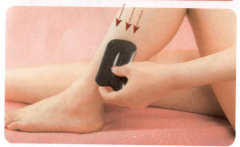

刮拭下肢太溪穴、水泉穴、丰隆穴、冲阳穴

【选穴定位】

太溪：位于足内侧内踝后方，内踝尖与跟腱之间的凹陷处。由足内踝尖向后推至凹陷处（大约当内踝尖与跟腱间之中点）为取穴部位。

水泉：位于足内侧，内踝后下方，太溪直下1寸，跟骨结节的内侧凹陷处。

丰隆：位于小腿前外侧，外踝尖上8寸，条口穴外，距胫骨前缘2横指（中指）。

冲阳：位于足背最高处，拇长伸肌腱和趾长伸肌腱之间，足背动脉搏动处。

【刮痧体位】采取坐位，以方便刮拭和自我感觉舒适为宜。

【刮拭方法】用面刮法刮拭下肢丰隆穴、冲阳穴，再用平面按揉法按揉太溪穴和水泉穴。

刮拭提醒

刮痧治疗咽喉肿痛，一般刮拭4次为1个疗程，普通患者一般1个疗程便可见到成效。

温馨小贴士

饮食方面宜吃清淡多汁的各种新鲜蔬菜瓜果，宜吃具有散风清热、生津利咽作用的食物，宜吃具有清泻肺热胃火作用的食物，宜吃具有养阴降火作用的食物；忌吃辛辣刺激性食物，忌吃性属温热上火的食物，忌吃煎炒香燥伤阴的食物，忌吃黏糯滋腻的食物；忌烟与酒。

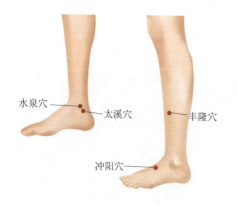

| 第四章 舒筋通络，祛除颈肩腰腿病

第四章
舒筋通络，祛除颈肩腰腿病

落 枕

落枕是指急性颈部肌肉痉挛、强直、酸胀、疼痛，头颈转动障碍等，轻者可自行痊愈，重者能迁延数周。可因劳累过度、睡眠时头颈部位置不当、枕头高低软硬不适，使颈部肌肉长时间处于过度伸展或紧张状态，引起颈部肌肉静力性损伤或痉挛；也可因风寒湿邪侵袭，或因外力袭击，或因肩扛重物等导致。中医认为，落枕常因颈筋受挫，气滞血瘀，不通则痛，或素体肝肾亏虚，筋骨萎弱，气血运行不畅，加之夜间沉睡，颈肩外露，感受风寒，气血痹阻，经络不通，遂致本病。在相关穴位区刮痧可以活血化瘀通络，祛风散寒，活血止痛。风府穴是治疗风邪病症的要穴；刮拭大椎穴可疏风散寒，解表通阳；风池、肩井均为祛风要穴，是治疗颈项强痛的常用穴；落枕穴是治疗落枕的奇效穴；后溪穴、中渚穴可治颈项强痛；阳陵泉与悬钟穴相配，可治颈项疼痛。

重点刮拭部位

刮拭颈背部风池穴、肩井穴
【选穴定位】
风池：位于项部，在枕骨之下，与风府穴相平，胸锁乳突肌与斜方肌上端之间的凹陷处。或当后头骨下，两条大筋外缘陷窝中，相当于耳垂齐平。

肩井：位于大椎穴与肩峰连线的中点处，肩部最高处。取穴时一般采用正坐、俯伏或者俯卧的姿势。此穴位于肩上，前直乳中，当大椎与肩峰端连线的中点，即乳头正上方与肩线交接处。

【刮痧体位】可采取坐位，以方便刮拭和自我感觉舒适为宜。

【刮拭方法】放松身体，用单角刮法刮拭风池穴，用面刮法从风池穴刮至肩井穴，重点从内向外刮拭肩井穴。

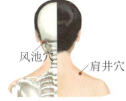
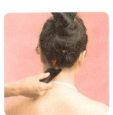

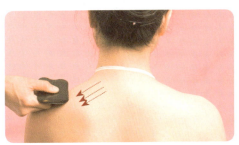

刮拭颈背部风府穴、大椎穴、天柱穴、风门穴

【选穴定位】

风府： 位于项部，后发际正中直上1寸，枕外隆凸直下，两侧斜方肌之间凹陷处。取此穴时通常采用俯伏、俯卧或正坐的取穴姿势，风府穴位于后颈部，两风池穴连线中点，颈顶窝处。

大椎： 位于颈部下端，背部正中线上，第7颈椎棘突下凹陷中。取穴时正坐低头，可见颈背部交界处椎骨有一高突，并能随颈部左右摆动而转动者即是第7颈椎，其下为大椎穴。

天柱： 位于项部，枕骨之下，与风府穴相平，胸锁乳突肌与斜方肌上端之间的凹陷处。

风门： 位于背部，第2胸椎棘突下，旁开1.5寸。大椎穴往下推2个椎骨，其下缘左右旁开约2横指（食、中指）处为取穴部位。

【刮痧体位】可采取坐位，以方便刮拭和自我感觉舒适为宜。

【刮拭方法】用面刮法从上向下分段刮拭风府穴至大椎穴段，以及天柱穴至风门穴段。

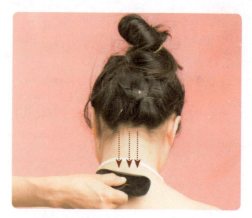

刮拭手部落枕穴、中渚穴、后溪穴

【选穴定位】

落枕： 位于手背上。在食指和中指的掌骨之间，用手指朝手腕方向触摸，从骨和骨变狭的手指尽头之处起，大约1指宽的距离上，一压，有强烈压痛之处，就是落枕穴。

中渚： 位于手背第4、5掌指关节后方凹陷中，液门穴直上1寸处。

后溪： 微握拳位于第5指掌关节后尺侧的远侧掌横纹头赤白肉际处。具体在小指尺侧，第5掌骨小头后方，小指展肌起点外缘。

【刮痧体位】可采取坐位，以方便刮拭和自我感觉舒适为宜。

【刮拭方法】垂直按揉手背上的落枕穴、中渚穴，刮拭后溪穴。

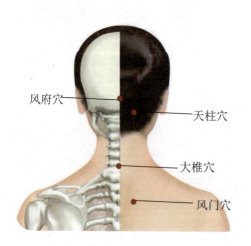

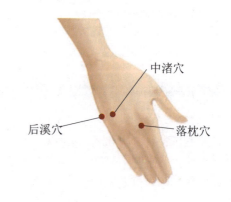

第四章 舒筋通络，祛除颈肩腰腿病

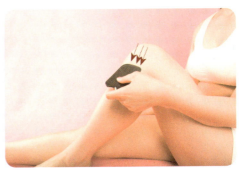

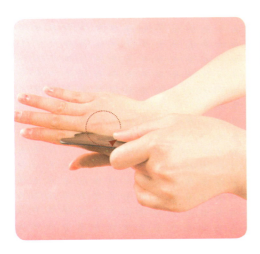

刮拭下肢阳陵泉穴、悬钟穴

【选穴定位】

阳陵泉：位于小腿外侧，腓骨头前下方凹陷处。取穴时，坐位，屈膝成90°，膝关节外下方，腓骨小头前缘与下缘交叉处的凹陷，为取穴部位。

悬钟：位于小腿外侧，外踝尖上3寸，腓骨前缘。或于腓骨后缘与腓骨长、短肌之间的凹陷处取穴。

【刮痧体位】可采取坐位，以方便刮拭和自我感觉舒适为宜。

【刮拭方法】用面刮法或平面按揉法刮拭患侧阳陵泉穴，然后从阳陵泉向下刮至悬钟穴。

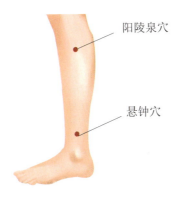

阳陵泉穴

悬钟穴

刮拭提醒

用刮痧法治疗落枕，疗效显著，一般1~2次为1个疗程。注意，刮拭时手法不宜过重，以免造成皮肤损伤。

温馨小贴士

落枕症状缓解后可行颈部功能锻炼，以增强颈部力量，减少复发机会。方法如下：两脚开立，与肩同宽，双手叉腰。分别作抬头望月、低头看地，头颈向前或后转；眼看右方、头颈向左后转；眼看左后方头颈向左侧弯、头颈向左后转；头颈向左侧弯、头颈向右侧弯、头颈前伸并侧转向左前下方、头颈转向右后方上方、头颈转向左后上方、头颈各左右各环绕1周。以上动作宜缓慢，并尽力做到所能达到的范围。落枕起病较快，病程也很短，1周以内多能痊愈。及时治疗可缩短病程，不治疗者也可自愈，但复发机会较多。落枕症状反复发作或长时间不愈的应考虑颈椎病的存在，应找专科医生检查，以便及早发现、治疗。

颈椎病

颈椎病又称颈椎综合征,是由于颈部长期劳损,使颈椎及其周围软组织发生病理改变或骨质增生等,导致颈神经根、颈部脊髓、椎动脉及交感神经受到压迫或刺激而引起的一组复杂的症候群。一般出现颈僵,活动受限,一侧或两侧颈、肩、臂出现放射性疼痛,头痛头晕,肩、臂、指麻木,胸闷心悸等症状。中医认为,本病多由外感风寒湿邪,致督脉受损,气血滞涩,或气血不足所致,另外各种慢性损伤也会造成颈椎及其周围组织不同程度损伤。刮拭颈部与四肢相关穴位,能够疏风散寒,温经通络,行气活血,有效缓解颈部疼痛,防止颈椎病变。

重点刮拭部位

刮拭颈背部风府穴、天柱穴、大杼穴、身柱穴

【选穴定位】

风府:位于项部,后发际正中直上1寸,枕外隆凸直下,两侧斜方肌之间凹陷处。取此穴时通常采用俯伏、俯卧或正坐的取穴姿势,风府穴位于后颈部,两风池穴连线中点,颈顶窝处。

天柱:位于项部,枕骨之下,与风府穴相平,胸锁乳突肌与斜方肌上端之间的凹陷处。

大杼:位于背部,第1胸椎棘突下,旁开1.5寸。取穴时低头,可见颈背部交界处椎骨有一高突,并能随颈部左右摆动而转动者即是第7颈椎,其下为大椎穴。由大椎穴再向下推1个椎骨,其下

缘左右旁开2横指(食、中指)处为取穴部位。

身柱:位于背部,后正中线上,第3胸椎棘突下凹陷中。

【刮痧体位】可采取坐位,也可采取俯卧姿势,以方便刮拭和自我感觉舒适为宜。

【刮拭方法】放松身体,用面刮法从上向下分段刮拭颈部风府穴至身柱穴;用刮痧板双角部从上向下分段刮拭颈部两侧的天柱穴至大杼穴。

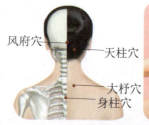
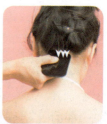

刮拭颈背部风池穴、肩井穴

【选穴定位】

风池:位于项部,在枕骨之下,与风府穴相平,胸锁乳突肌与斜方肌上端之间的凹陷处。或当后头骨下,两条大筋外缘陷窝中,相当于耳垂齐平。

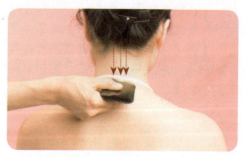

肩井：位于大椎穴与肩峰连线的中点处，肩部最高处。取穴时一般采用正坐、俯伏或者俯卧的姿势。此穴位于肩上，前直乳中，当大椎与肩峰端连线的中点，即乳头正上方与肩线交接处。

【刮痧体位】可采取坐位，也可采取俯卧姿势，以方便刮拭和自我感觉舒适为宜。

【刮拭方法】用单角刮法刮拭风池穴，再用面刮法分段刮拭双侧风池穴至肩井穴，重点刮拭肩井穴。刮拭过程中对有疼痛、结节和肌肉紧张僵硬的区域应重点刮拭。

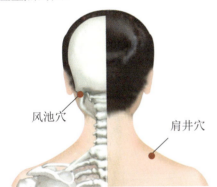

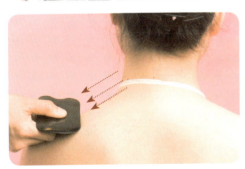

刮拭上肢及手背的外关穴、中渚穴

【选穴定位】

外关：位于前臂背侧，阳池与肘尖的连线上，腕背横纹上2寸，尺骨与桡骨之间。

中渚：位于手背第4、5掌指关节后方凹陷中，液门穴直上1寸处。

【刮痧体位】可采取坐位，以方便刮拭和自我感觉舒适为宜。

【刮拭方法】用面刮法从上向下刮拭上肢外关穴，用垂直按揉法按揉手背中渚穴。

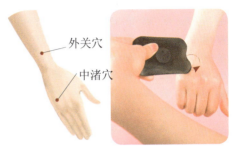

刮拭下肢阳陵泉穴、悬钟穴

【选穴定位】

阳陵泉：位于小腿外侧，腓骨头前下方凹陷处。取穴时，坐位，屈膝成90°，膝关节外下方，腓骨小头前缘与下缘交叉处的凹陷，为取穴部位。

悬钟：位于小腿外侧，外踝尖上3寸，腓骨前缘。或于腓骨后缘与腓骨长、短肌之间的凹陷处取穴。

【刮痧体位】可采取坐位，以方便刮拭和自我感觉舒适为宜。

【刮拭方法】用面刮法从上向下分段刮拭阳陵泉穴至悬钟穴。

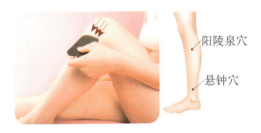

刮拭提醒

治疗颈椎病，一般刮拭3~7次为1个疗程。刮痧的部位不仅仅局限于"点"和"线"，可随着颈肩病变部位的不同，相应地扩大治疗"面"。

肩周炎

肩周炎又称漏肩风、五十肩、冻结肩，是以肩关节疼痛和活动不便为主要症状的常见病症。早期肩关节呈阵发性疼痛，常因天气变化及劳累诱发，以后逐渐发展为持续性疼痛，并逐渐加重，昼轻夜重，夜不能寐，不能向患侧侧卧，肩关节向各个方向的主动和被动活动均受限。肩部受到牵拉时，可引起剧烈疼痛。肩关节可有广泛压痛，并向颈部及肘部放射，还可出现不同程度的三角肌的萎缩。中医认为肩周炎之发病多因气血不足、外感风寒或闪挫劳伤伤及肩周筋脉，致使气血不通而痛，遂生骨痹。刮拭身体相关穴位，可以温经通络、行气活血，从而改善肩周炎的症状。

重点刮拭部位

刮拭肩背部大椎穴、肩井穴、身柱穴、天宗穴

【选穴定位】

大椎：位于颈部下端，背部正中线上，第7颈椎棘突下凹陷中。取穴时正坐低头，可见颈背部交界处椎骨有一高突，并能随颈部左右摆动而转动者即是第7颈椎，其下为大椎穴。

肩井：位于大椎穴与肩峰连线的中点处，肩部最高处。取穴时一般采用正坐、俯伏或者俯卧的姿势。此穴位于肩上，前直乳中，当大椎与肩峰端连线的中点，即乳头正上方与肩线交接处。

身柱：位于背部，后正中线上，第3胸椎棘突下凹陷中。

天宗：位于肩胛部，冈下窝中央凹陷处，与第4胸椎相平。取穴时，垂臂，由肩胛冈下缘中点至肩胛下角做连线，上1/3与下2/3交点处为取穴部位，用力按压有明显酸痛感。

【刮痧体位】可采取坐位，也可以采取俯卧位，以方便刮拭和自我感觉舒适为宜。

【刮拭方法】用面刮法从内向外刮拭肩井穴，并滑向肩下，对有疼痛和结节的部位重点刮拭；用面刮法从上向下刮拭大椎穴至身柱穴，两侧天宗穴。

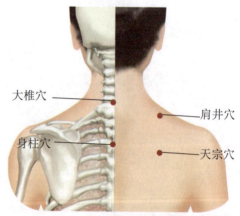

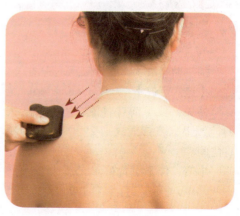

第四章 舒筋通络，祛除颈肩腰腿病

刮拭上肢曲池穴

【选穴定位】

曲池：位于肘横纹的外侧端，屈肘时尺泽与肱骨外上髁连线中点处。取穴时，仰掌屈肘成45°，肘关节桡侧，肘横纹头为取穴部位。

【刮痧体位】可采取坐位，以方便刮拭和自我感觉舒适为宜。

【刮拭方法】用面刮法从上向下刮拭上肢曲池穴。

关穴、合谷穴；用垂直按揉法按揉中渚穴。

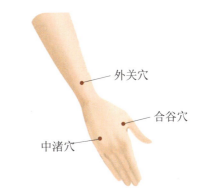

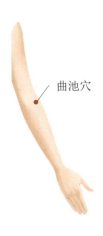

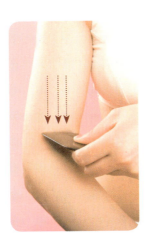

刮拭上肢合谷穴、外关穴、中渚穴

【选穴定位】

合谷：位于第1、第2掌骨间，第2掌骨桡侧的中点处。取穴时，以一手的拇指掌面指关节横纹，放在另一手的拇、食指的指蹼缘上，屈指，拇指尖尽处为取穴部位。

外关：位于前臂背侧，阳池与肘尖的连线上，腕背横纹上2寸，尺骨与桡骨之间。

中渚：位于手背第4、5掌指关节后方凹陷中，液门穴直上1寸处。

【刮痧体位】可采取坐位，以方便刮拭和自我感觉舒适为宜。

【刮拭方法】用平面按揉法按揉外

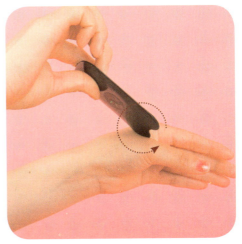

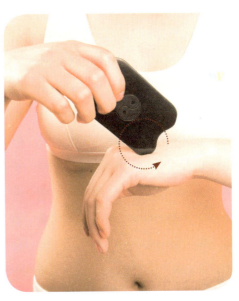

刮拭下肢阳陵泉穴

【选穴定位】

阳陵泉：位于小腿外侧，腓骨头前下方凹陷处。取穴时，坐位，屈膝成90°，膝关节外下方，腓骨小头前缘与下缘交叉处的凹陷，为取穴部位。

【刮痧体位】 可采取坐位，以方便刮拭和自我感觉舒适为宜。

【刮拭方法】 用面刮法从上向下刮拭阳陵泉穴。

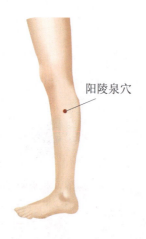

阳陵泉穴

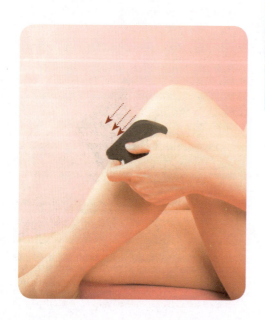

刮拭提醒

刮痧治疗肩周炎一般7次为1个疗程。在进行刮拭时，可适当让患者活动肩膀，以通经气。

温馨小贴士

刮痧疗法对本症有较好的疗效，但要坚持多疗程治疗，以巩固疗效。在预防和护理方面要注意以下几点：

1. 加强体育锻炼是预防和治疗肩周炎的有效方法，但贵在坚持。如果不坚持锻炼，不坚持做康复治疗，则肩关节的功能难以恢复正常。

2. 营养不良可导致体质虚弱，而体质虚弱又易受邪气侵袭，可导致肩周炎。如果营养补充得比较充分，加上适当锻炼，肩周炎常可不药而愈。

3. 受凉常是肩周炎的诱发因素，因此，为了预防肩周炎，中老年人应重视保暖防寒，勿使肩部受凉。一旦着凉也要及时治疗，切忌拖延不治。

肩颈酸痛、僵硬

颈肩劳损往往是由于长期保持屈颈的姿势导致的，常被误认为是颈椎病，而实际上是一种肌肉病变的病症。主要症状为颈或颈骶部疼痛，反复发作，疼痛可随气候变化或劳累程度而变化，时轻时重，缠绵不愈。颈部可有广泛压痛，脊椎活动多无异常。急性发作时，各种症状均明显加重，并可有肌肉痉挛，脊椎侧弯和功能活动受限。部分患者可有下肢牵拉性疼痛，但无窜痛和肌肤麻木感。疼痛的性质多为钝痛，可局限于一个部位，也可散布整个背部。颈部酸痛或胀痛，部分刺痛或灼痛，劳累时加重，休息时减轻，适当活动和经常改变体位时减轻，活动过度又加重。中医认为，颈肩酸痛、僵硬是由风寒外袭、劳倦损伤导致局部气血瘀滞所致。刮痧疗法可以舒筋通络，活血化瘀，增进局部新陈代谢，使本来僵硬的肌肉放松，调整亚健康状态。

重点刮拭部位

刮拭颈部风府穴、大椎穴

【选穴定位】

风府：位于项部，后发际正中直上1寸，枕外隆凸直下，两侧斜方肌之间凹陷处。取此穴时通常采用俯伏、俯卧或正坐的取穴姿势，风府穴位于后颈部，两风池穴连线中点，颈顶窝处。

大椎：位于颈部下端，背部正中线上，第7颈椎棘突下凹陷中。取穴时正坐低头，可见颈背部交界处椎骨有一高突，并能随颈部左右摆动而转动者即是第7颈椎，其下为大椎穴。

【刮痧体位】采取坐位，力度以自我感觉舒适为宜。

【刮拭方法】用面刮法从上向下刮拭颈部风府穴至大椎穴。

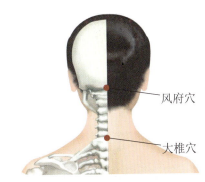

刮拭肩背部天柱穴、大杼穴

【选穴定位】

天柱：位于项部，枕骨之下，与风府穴相平，胸锁乳突肌与斜方肌上端之间的凹陷处。

大杼：位于背部，第1胸椎棘突下，旁开1.5寸。取穴时低头，可见颈背部交界处椎骨有一高突，并能随颈部左右摆动而转动者即是第7颈椎，其下为大椎

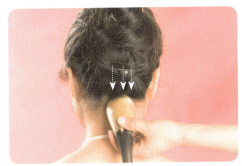

穴。由大椎穴再向下推1个椎骨，其下缘左右旁开2横指(食、中指)处为取穴部位。

【刮痧体位】采取坐位，力度以自我感觉舒适为宜。

【刮拭方法】用双角刮法从上向下刮拭天柱穴至大杼穴。

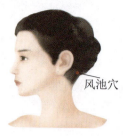
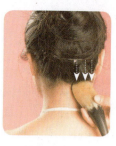
风池穴

刮拭肩部肩井穴
【选穴定位】

肩井：位于大椎穴与肩峰连线的中点处，肩部最高处。取穴时一般采用正坐、俯伏或者俯卧的姿势。此穴位于肩上，前直乳中，当大椎与肩峰端连线的中点，即乳头正上方与肩线交接处。

【刮痧体位】采取坐位，力度以自我感觉舒适为宜。

【刮拭方法】用面刮法从风池穴向下刮至颈根部，再从内向外刮拭肩井穴。

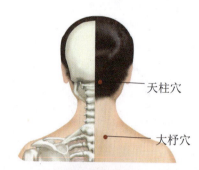
天柱穴
大杼穴

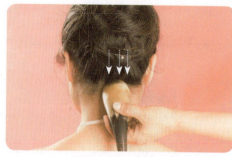

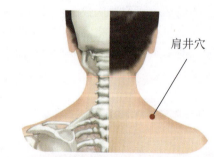
肩井穴

刮拭颈部风池穴
【选穴定位】

风池：位于项部，在枕骨之下，与风府穴相平，胸锁乳突肌与斜方肌上端之间的凹陷处。或当后头骨下，两条大筋外缘陷窝中，相当于耳垂齐平。

【刮痧体位】采取坐位，力度以自我感觉舒适为宜。

【刮拭方法】用单角刮法刮拭双侧风池穴。

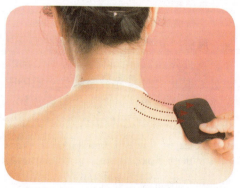

慢性腰痛

腰痛是以腰部一侧或两侧疼痛为主要症状的一种病症。可由于劳累、外伤、感受风湿或受寒等各种原因引起腰部一侧、两侧或正中部位疼痛。腰为肾之府，足少阴肾经的循行"贯脊属肾"，故腰痛与肾及腰脊部经脉、经筋、络脉的病损有关。腰痛可由多种疾病引起，如腰部肌肉、韧带和关节的损伤或病变，某些疾病如风湿病、肾脏疾患、骨骼劳损、腰椎增生乃至盆腔疾患。刮拭背腰部相关穴位，可以改善腰部血液循环，疏经活络，对腰部肌肉的慢性损伤、炎症、骨质增生及肾虚腰痛有治疗作用；刮拭委阳穴、阴谷穴、委中穴，可疏通膀胱经，对腰部、肾脏和生殖器官起到调节作用，可以治疗多种原因引起的腰部疼痛。

重点刮拭部位

刮拭背腰部命门穴、肾俞穴、志室穴

【选穴定位】

命门：位于腰部，后正中线上，第2腰椎棘突下凹陷处。取穴时采用俯卧的姿势，指压时，有强烈的压痛感。

肾俞：位于腰部，第2腰椎棘突下，旁开1.5寸。与肚脐中相对应处即为第2腰椎，其棘突下缘左右旁开约2横指（食、中指）处为取穴部位。

志室：位于腰部，第2腰椎棘突下，旁开3寸。与肚脐中相对应处即为第2腰椎，其棘突下缘左右旁开4横指处为取穴部位。

【刮痧体位】可采取俯卧姿势，也可采用坐位，以方便刮拭和自我感觉舒适为宜。

【刮拭方法】用面刮法从上向下刮拭命门穴，再分别刮拭两侧肾俞穴、志室穴。

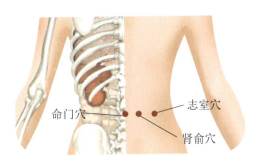

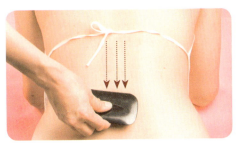

刮拭背腰部腰眼穴

【选穴定位】

腰眼：位于腰部，在第4腰椎棘突下，左右旁开约3.5寸凹陷中。

【刮痧体位】可采取俯卧姿势，也可采用坐位，以方便刮拭和自我感觉舒适为宜。

【刮拭方法】用面刮法分别从上向下刮拭两侧腰眼穴。

| 一用就灵 对症刮痧百病消

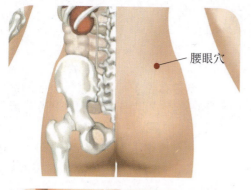

腰眼穴

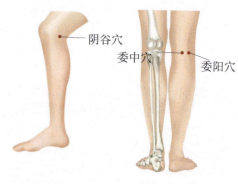

阴谷穴
委中穴　委阳穴

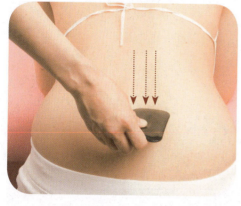

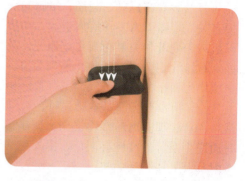

刮拭提醒

刮拭下肢委阳穴、委中穴、阴谷穴

【选穴定位】

委阳：位于腘横纹外侧端，股二头肌腱的内侧。取穴时俯卧，在腘横纹外侧端，股二头肌腱内缘取穴。

委中：位于腘横纹中点，股二头肌肌腱与半腱肌肌腱的中间。

阴谷：位于腘窝内侧，屈膝时，半腱肌肌腱与半膜肌肌腱之间。

【刮痧体位】可采取俯卧姿势，以方便刮拭和自我感觉舒适为宜。

【刮拭方法】用面刮法刮拭下肢委阳穴、阴谷穴、委中穴。也可用拍打法拍打这几处穴位，注意拍打力度由轻渐重，两次拍打要有间歇。

刮痧法治疗腰痛，一般10次为1个疗程。注意，不明的腰痛应先查明原因，如有器质性疾病，应先治疗原发病。

温馨小贴士

预防腰痛应避免坐卧湿地，若涉水、淋雨或身劳汗出后即应换衣擦身，暑天湿热郁蒸时应避免夜宿室外或贪冷喜水。勿勉力举重，不做没有准备动作的剧烈运动。本病的根本在肾虚，故应避免房事及劳役过度。对腰痛进行护理时，可做自我按摩，活动腰部，打太极拳，勤用热水洗澡。

腰酸背痛

腰背部疼痛多由肌肉挛缩，外伤或脊柱变形造成。腰背部疼痛可能出现在从脖子到腰部的任何一个位置，可能是一小部分，也可能扩散到很大范围。腰背部疼痛者不仅存在于脑力劳动者中，也广泛地存在于体力劳动者中，是临床中最常见的症状。许多腰背部疼痛很难在短时间内根治，而且即使暂时治愈，复发率也相当高。所以腰背部疼痛要比其他疾病更折磨人，而且常消耗大量的时间和庞大的健康保健资源，却常常连发病原因也搞不清楚。致使许多人不断遭受持续或间歇性发作的腰背部疼痛的困扰，从而影响了工作和生活，降低了生活质量，严重者甚至丧失劳动能力。中医认为，腰酸背痛多因寒湿、劳损、肾虚所致。刮拭身体相关穴位，可以散寒化湿、舒经通络、补肾填精，从而缓解腰酸背痛的症状。

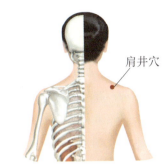

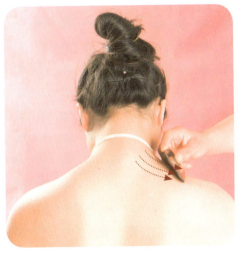

重点刮拭部位

刮拭肩部肩井穴
【选穴定位】

肩井：位于大椎穴与肩峰连线的中点处，肩部最高处。取穴时一般采用正坐、俯伏或者俯卧的姿势。此穴位于肩上，前直乳中，当大椎与肩峰端连线的中点，即乳头正上方与肩线交接处。

【刮痧体位】采取坐位或俯卧位，以方便刮拭和自我感觉舒适为宜。

【刮拭方法】用面刮法从内向外刮拭肩井穴。

刮拭背部大椎穴、至阳穴
【选穴定位】

大椎：位于颈部下端，背部正中线上，第7颈椎棘突下凹陷中。取穴时正坐低头，可见颈背部交界处椎骨有一高突，并能随颈部左右摆动而转动者即是第7颈椎，其下为大椎穴。

至阳：位于背部，后正中线上，第7胸椎棘突下凹陷中。取穴时低头，颈后隆起的骨突即为第7颈椎，由此往下数到第7个骨突即第7胸椎,其下方凹陷处就是至阳穴。

【刮痧体位】采取坐位或俯卧位,以方便刮拭和自我感觉舒适为宜。

【刮拭方法】用面刮法从上向下刮拭大椎穴至至阳穴段。

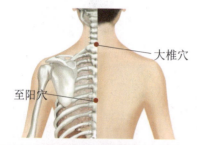

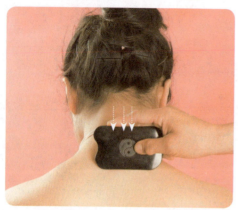

刮拭背部大杼穴、附分穴、膈关穴、膈俞穴

【选穴定位】

大杼:位于背部,第1胸椎棘突下,旁开1.5寸。取穴时低头,可见颈背部交界处椎骨有一高突,并能随颈部左右摆动而转动者即是第7颈椎,其下为大椎穴。由大椎穴再向下推1个椎骨,其下缘左右旁开2横指(食、中指)处为取穴部位。

附分:位于背部,第2胸椎棘突下,旁开3寸。

膈关:位于背部,第7胸椎棘突下,旁开3寸。

膈俞:位于背部,第7胸椎棘突下,旁开1.5寸。由平双肩胛骨下角之椎骨(第7胸椎),其棘突下缘左右旁开约2横指(食、中指)处为取穴部位。

【刮痧体位】采取坐位或俯卧位,以方便刮拭和自我感觉舒适为宜。

【刮拭方法】用面刮法从上向下刮拭双侧大杼穴至膈俞穴段及附分穴至膈关穴段。

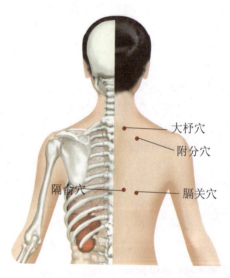

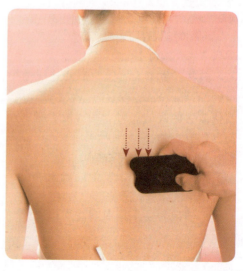

刮拭腰背部命门穴、肾俞穴、志室穴

【选穴定位】

命门：位于腰部，后正中线上，第2腰椎棘突下凹陷处。取穴时采用俯卧的姿势，指压时，有强烈的压痛感。

肾俞：位于腰部，第2腰椎棘突下，旁开1.5寸。与肚脐中相对应处即为第2腰椎，其棘突下缘左右旁开约2横指（食、中指）处为取穴部位。

志室：位于腰部，第2腰椎棘突下，旁开3寸。与肚脐中相对应处即为第2腰椎，其棘突下缘左右旁开4横指处为取穴部位。

【刮痧体位】采取坐位或俯卧位，以方便刮拭和自我感觉舒适为宜。

【刮拭方法】用面刮法从上向下刮拭腰部命门穴及双侧肾俞穴、志室穴。

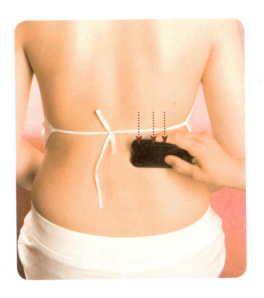

以刮痧部位出痧后呈现微红色或紫红色的痧点、斑块为度。一般血瘀、实证、热证较容易出痧，且疗效与出痧的多少有关。而寒证、体胖与肌肉发达者、服药数量与品种多者，特别是服用激素类药物者，不容易出痧，但只要刮痧的部位、方法正确，就有治疗效果，不可一味地强求出痧。

刮拭提醒

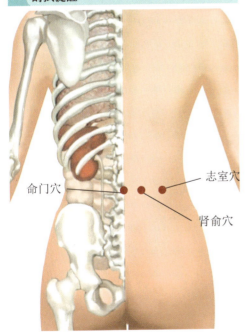

命门穴　　志室穴　　肾俞穴

温馨小贴士

腰酸背痛者平时应多注意休息，不要长时间保持同一个姿势，久坐或久站时，皆需要每隔一段时间（1～2小时）就更换姿势，活动一下；注意腰背部的保暖，并养成规律性做运动的习惯，如散步、游泳、有氧舞蹈、柔软操或背部运动等；多吃一些富含钙的食物（牛奶、豆制品等）。

腰椎间盘突出

腰椎间盘突出症是较为常见的疾患之一，主要是因为腰椎间盘各部分（髓核、纤维环及软骨板），尤其是髓核，有不同程度的退行性改变后，在外力因素的作用下，椎间盘的纤维环破裂，髓核组织从破裂之处突出（或脱出）于后方或椎管内，导致相邻脊神经根遭受刺激或压迫，从而产生腰部疼痛，一侧下肢或双下肢麻木、疼痛等一系列临床症状。腰椎间盘突出症以腰4～5、腰5～骶1发病率最高，约占95%。中医认为，腰椎间盘突出症是由经络不调、气血瘀滞、筋骨失养、血气不通而引起的，多累及督脉和循行于腿部的经脉等。刮拭背部和下肢相关穴位，可以温经通络、行气活血、散风止痛。

势，以方便刮拭和自我感觉舒适为宜。

【刮拭方法】用面刮法从上向下刮拭背部肾俞穴、命门穴、腰俞穴。

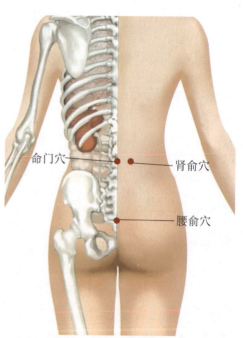

重点刮拭部位

刮拭背腰部命门穴、肾俞穴、腰俞穴

【选穴定位】

命门：位于腰部，后正中线上，第2腰椎棘突下凹陷处。取穴时采用俯卧的姿势，指压时，有强烈的压痛感。

肾俞：位于腰部，第2腰椎棘突下，旁开1.5寸。与肚脐中相对应处即为第2腰椎，其棘突下缘左右旁开约2横指（食、中指）处为取穴部位。

腰俞：位于骶部，后正中线上，适对骶管裂孔。取穴时一般采用俯卧姿势，臀沟分开处即是。

【刮痧体位】可采取坐位或俯卧姿

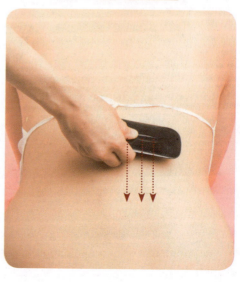

刮拭下肢委中穴、承山穴、风市穴、阳陵泉穴、悬钟穴

【选穴定位】

委中：位于腘横纹中点，股二头肌肌腱与半腱肌肌腱的中间。

承山：位于小腿后面正中，委中与昆仑之间，当伸直小腿或足跟上提时腓肠肌肌腹下出现尖角凹陷处。或腘横纹中点至外踝尖平齐处连线的中点为取穴部位。

风市：位于大腿外侧部的中线上，腘横纹上7寸，或直立垂手时，中指尖处。

阳陵泉：位于小腿外侧，腓骨头前下方凹陷处。取穴时，坐位，屈膝成90°，膝关节外下方，腓骨小头前缘与下缘交叉处的凹陷，为取穴部位。

悬钟：位于小腿外侧，外踝尖上3寸，腓骨前缘。或于腓骨后缘与腓骨长、短肌之间的凹陷处取穴。

【刮痧体位】刮拭下肢风市穴时可采用侧卧位。其余部位刮拭时，可采取坐位或俯卧姿势。以方便刮拭和自我感觉舒适为宜。

【刮拭方法】用面刮法从上向下刮拭风市穴、阳陵泉穴、委中穴、承山穴、悬钟穴。

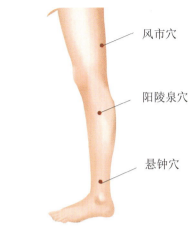

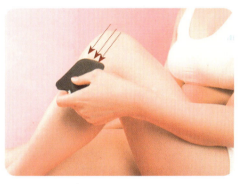

刮拭下肢环跳穴、承扶穴

【选穴定位】

环跳：位于股外侧部，侧卧屈股，当股骨大转子最凸点与骶骨裂孔连线的外1/3与中1/3交点处。取穴时，侧卧位，下面的腿伸直，以拇指指关节横纹按在大转子头上，拇指指向尾骨尖端，当拇指尖所指处为取穴部位。

承扶：位于大腿后面，臀下横纹的中点。

【刮痧体位】刮拭下肢环跳穴、承扶穴时可采用侧卧位，以方便刮拭和自我感觉舒适为宜。

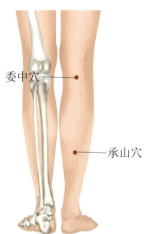

【刮拭方法】用面刮法从里向外刮拭环跳穴、承扶穴。

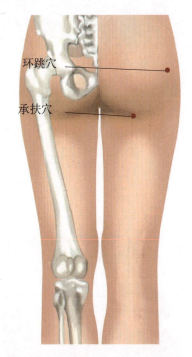

环跳穴
承扶穴

刮拭提醒

治疗腰椎间盘突出，一般 10 次为 1 个疗程。刮拭力度要以患者感觉舒适为宜，对选择的刮痧部位反复刮痧，直至刮拭出痧斑为止。

温馨小贴士

腰椎间盘突出症是在退行性变的基础上积累伤所致，积累伤又会加重椎间盘的退变，因此预防的重点在于减少积累伤。平时要有良好的坐姿，睡眠时的床不宜太软。长期伏案工作者需要注意桌、椅高度，定期改变姿势。职业工作中需要常弯腰者，应定时伸腰、挺胸活动，并使用宽的腰带。应加强腰背肌训练，增加脊柱的内在稳定性；长期使用腰围者，尤其需要注意腰背肌锻炼，以防止失用性肌肉萎缩带来不良后果。如需弯腰取物，最好采用屈髋、屈膝下蹲的方式，减少对腰椎间盘后方的压力。

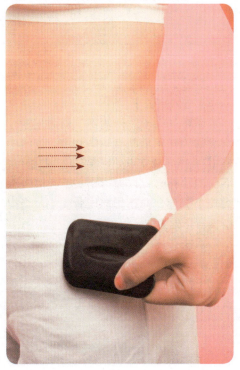

坐骨神经痛

坐骨神经痛是由于坐骨神经根受压所致，以疼痛放射至一侧或双侧臀部、大腿后侧为特征。疼痛可以是锐痛，也可以是钝痛；可以是刺痛，也可以是灼痛；可以是间断的，也可以是持续的。疼痛通常只发生在身体一的侧，可因咳嗽、喷嚏、弯腰、举重物而加重。中医认为，坐骨神经痛与肝肾亏虚有关。如果患者血气虚弱，肝肾亏虚，再加上劳累过度或外感寒湿之邪侵袭导致寒湿闭阻经脉、血气瘀滞或筋骨失养而致坐骨神经痛。刮拭背腰部和下肢相关穴位可以清热利湿、疏经活络、散风止痛、有效缓解症状。

重点刮拭部位

刮拭背腰部肝俞穴、肾俞穴、命门穴、关元俞穴、中髎穴、秩边穴

【选穴定位】

肝俞：位于背部，第9胸椎棘突下，旁开1.5寸。由平双肩胛骨下角之椎骨（第7胸椎），往下推2个椎骨，即第9胸椎棘突下缘，左右旁开约2横指（食、中指）处为取穴部位。

肾俞：位于腰部，第2腰椎棘突下，旁开1.5寸。与肚脐中相对应处即为第2腰椎，其棘突下缘左右旁开约2横指（食、中指）处为取穴部位。

命门：位于腰部，后正中线上，第2腰椎棘突下凹陷处。取穴时采用俯卧的姿势，指压时，有强烈的压痛感。

关元俞：位于骶部，第5腰椎棘突下，左右旁开2指宽处。

中髎：位于骶部，次髎下内方，适对第4骶后孔处。

秩边：位于臀部，平第4骶后孔，骶正中嵴旁开3寸。取穴时，俯卧位，胞肓直下，在骶管裂孔旁开3寸处取穴。

【刮痧体位】可采用坐位或俯卧姿势，以方便刮拭与自我感觉舒适为宜。

【刮拭方法】用面刮法从上向下刮拭腰背部肝俞穴、肾俞穴、命门穴、关元俞穴、中髎穴、秩边穴。

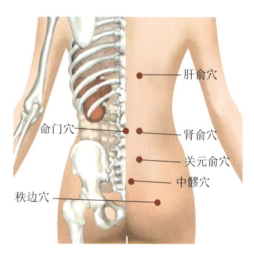

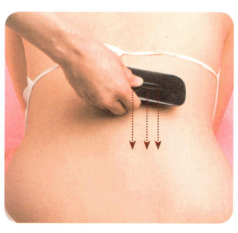

刮拭下肢环跳穴、风市穴

【选穴定位】

环跳：位于股外侧部，侧卧屈股，当股骨大转子最凸点与骶骨裂孔连线的外1/3与中1/3交点处。取穴时，侧卧位，下面的腿伸直，以拇指指关节横纹按在大转子头上，拇指指向尾骨尖端，当拇指尖所指处为取穴部位。

风市：位于大腿外侧部的中线上，腘横纹上7寸，或直立垂手时，中指尖处。

【刮痧体位】可采用侧卧位，以方便刮拭与自我感觉舒适为宜。

【刮拭方法】用面刮法从里向外刮拭环跳穴，再用面刮法从上向下刮拭风市穴。

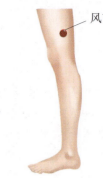
风市穴

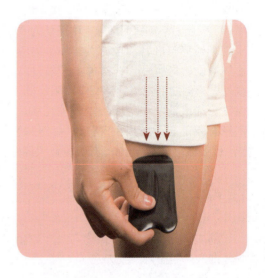

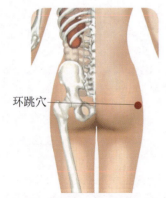
环跳穴

刮拭下肢委中穴、承山穴

【选穴定位】

委中：位于腘横纹中点，股二头肌肌腱与半腱肌肌腱的中间。

承山：位于小腿后面正中，委中与昆仑之间，当伸直小腿或足跟上提时腓肠肌肌腹下出现尖角凹陷处。或腘横纹中点至外踝尖平齐处连线的中点为取穴部位。

【刮痧体位】可采用坐位或俯卧姿势，以方便刮拭与自我感觉舒适为宜。

【刮拭方法】用面刮法从上向下刮拭委中穴、承山穴。

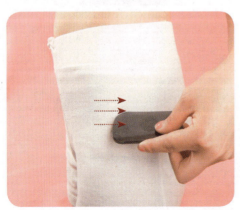

第四章 舒筋通络，祛除颈肩腰腿病

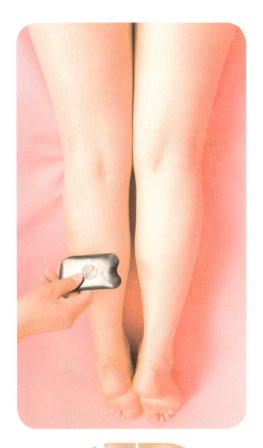

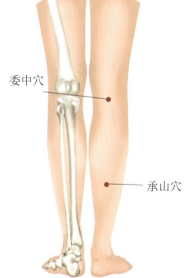

委中穴

承山穴

刮拭提醒

　　刮痧治疗坐骨神经痛一般7次为1个疗程，可明显减轻疼痛。只表现为臀部或腿部某一部分疼痛的患者，在侧重病变部位刮拭治疗的同时，也不应忽视整体刮痧治疗。

温馨小贴士

　　在家可适当做伸延运动来减少疼痛和预防坐骨神经痛，由于人和人的不同，每个人的运动也有所不同。对大多数人来说，行走和游泳可强化后背肌肉。坐着、站着和躺着的方式对肌肉可能有重要影响。如果长时间站立，则头应该向前，背部应该挺直，均匀分配两脚重力，保持腿部直立。坐着时，腰背部应该有支撑，背部保持伸直状态；臀部略高于膝部，让脊椎下部自然弯曲，给予神经活动的充足空间；脚应该平放于地面，如必要可使用脚凳；如果感觉不舒服的话，可使用一个小垫子或者成卷的毛巾支撑腰背部。过去，那些背痛的人被要求睡硬床垫，但是有研究显示，选择硬度适中的床垫最好。如果你的床垫太软，那就在床基上面和床垫下面放一个硬板。卧床时使用枕头支撑头部，但是，要确保颈部不会大角度上扬。

下肢酸痛

一般来说,下肢酸痛以膝关节酸痛最为常见,主要是因为膝关节是人体关节中负重最多且运动量最大的关节,所以最易出现劳损和运动损伤。中医认为,下肢酸痛是肾阳不足,气血运行无力,导致气滞血瘀,不通则痛;或者肝血亏虚,不荣则痛。刮痧可以调补肾气、疏经活络、祛风散寒,有效缓解下肢酸痛的症状。

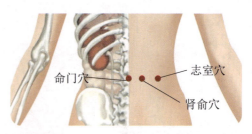

重点刮拭部位

刮拭腰部命门穴、肾俞穴、志室穴

【选穴定位】

命门:位于腰部,后正中线上,第2腰椎棘突下凹陷处。取穴时采用俯卧的姿势,指压时,有强烈的压痛感。

肾俞:位于腰部,第2腰椎棘突下,旁开1.5寸。与肚脐中相对应处即为第2腰椎,其棘突下缘左右旁开约2横指(食、中指)处为取穴部位。

志室:位于腰部,第2腰椎棘突下,旁开3寸。与肚脐中相对应处即为第2腰椎,其棘突下缘左右旁开4横指处为取穴部位。

【刮痧体位】采取坐位或俯卧姿势,以方便刮拭和自我感觉舒适为宜。

【刮拭方法】用面刮法从上向下刮拭腰部命门穴、双侧肾俞穴、志室穴。

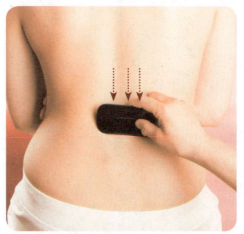

刮拭下肢环跳穴

【选穴定位】

环跳:位于股外侧部,侧卧屈股,当股骨大转子最凸点与骶骨裂孔连线的外1/3与中1/3交点处。取穴时,侧卧位,下面的腿伸直,以拇指指关节横纹按在大转子头上,拇指指向尾骨尖端,当拇指尖所指处为取穴部位。

【刮痧体位】可采用侧卧位,以方便刮拭和自我感觉舒适为宜。

【刮拭方法】用面刮法从上向下刮拭髋部环跳穴。

| 第四章 舒筋通络，祛除颈肩腰腿病

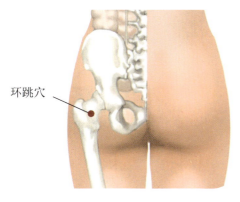

环跳穴

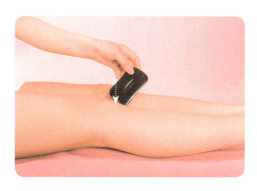

刮拭提醒

在需刮痧的部位涂抹适量刮痧油。以刮痧部位出痧后呈现微红色或紫红色的痧点、斑块为度。

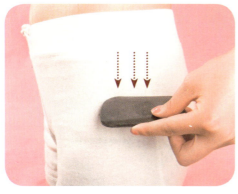

刮拭下肢膝眼穴

【选穴定位】

膝眼：位于髌韧带两侧凹陷处。内侧的称内膝眼，外侧的称外膝眼。

【刮痧体位】采取坐位或仰卧姿势，以方便刮拭和自我感觉舒适为宜。

【刮拭方法】用点按法点按膝眼穴。

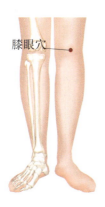

膝眼穴

温馨小贴士

刮痧疗法对治疗下肢酸痛有较好的疗效。在预防和护理方面要注意以下几点。

1. 加强锻炼，增强身体素质。经常参加体育锻炼，如保健体操、气功、太极拳、广播体操、散步等，大有好处。凡坚持体育锻炼的人，身体就强壮，抗病能力强，很少患病。其抗御风寒湿邪侵袭的能力比没经过体育锻炼者强得多。

2. 避免风寒湿邪侵袭。春季要防止受寒、淋雨和受潮，关节处要注意保暖，不穿湿衣、湿鞋、湿袜等。夏季暑热，不要贪凉受露，暴饮冷饮等。秋季气候干燥，秋风送爽，天气转凉，要防止受风寒侵袭。冬季寒风刺骨，注意保暖是最重要的。

3. 注意劳逸结合。饮食有节，起居有常，劳逸结合是强身保健的主要措施。

类风湿关节炎

类风湿关节炎是一种以关节病变为主要特征的慢性、全身性的免疫系统异常的疾病。早期有游走性的关节疼痛、肿胀和功能障碍，晚期则出现关节僵硬、畸形、肌肉萎缩和功能丧失。本病多发于青壮年人群，女性多于男性，起病缓慢。本病前期有反复的上呼吸道感染史，而后先有单个关节疼痛，逐渐发展成多个关节疼痛；病变常从四肢远端的小关节开始，且左右基本对称；病程大多迁延多年，在进程中有多次缓解和复发交替的特点，有时缓解期可持续很长时间。中医认为，本病属"痹证"范畴，主要是由风寒湿邪，气血失运，经络痹阻所致。刮拭身体相关穴位，可以散寒除湿、温经通络、行气活血，从而达到治疗的目的。

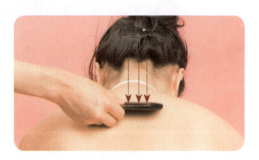

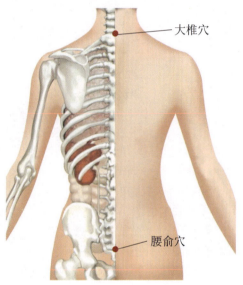

大椎穴

腰俞穴

重点刮拭部位

刮拭背腰部大椎穴、腰俞穴
【选穴定位】

大椎：位于颈部下端，背部正中线上，第7颈椎棘突下凹陷中。取穴时正坐低头，可见颈背部交界处椎骨有一高突，并能随颈部左右摆动而转动者即是第7颈椎，其下为大椎穴。

腰俞：位于骶部，后正中线上，适对骶管裂孔。取穴时一般采用俯卧姿势，臀沟分开处即是。

【刮痧体位】采用俯卧位或坐位，以方便刮拭与自我感觉舒适为宜。

【刮拭方法】用面刮法从上向下刮拭大椎穴至腰俞穴段。

刮拭腰部肾俞穴
【选穴定位】

肾俞：位于腰部，第2腰椎棘突下，旁开1.5寸。与肚脐中相对应处即为第2腰椎，其棘突下缘左右旁开约2横指（食、中指）处为取穴部位。

【刮痧体位】采用俯卧位或坐位，以方便刮拭与自我感觉舒适为宜。

【刮拭方法】用面刮法从上向下刮拭肾俞穴。

第四章 舒筋通络，祛除颈肩腰腿病

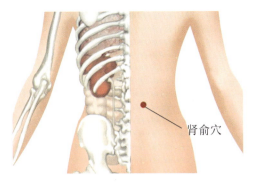

肾俞穴

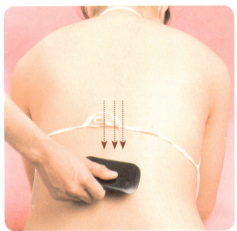

刮拭肘关节与膝关节疼痛点

【刮痧体位】刮拭肘关节与膝关节时可采用坐位。

【刮拭方法】寻找肘关节与膝关节疼痛点，用面刮法从上向下或从里向外做重点刮拭。

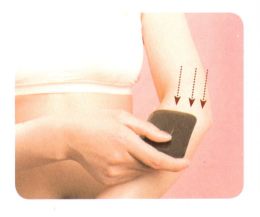

刮拭提醒

刮痧治疗类风湿关节炎一般10次为1个疗程，应同时配合药物治疗。一般刮拭治疗1个疗程便可明显减轻疼痛。

温馨小贴士

到目前为止，类风湿关节炎的发病原因还没有彻底明确，所以，还缺乏明确的预防措施。以下是根据国内外有关文献及医生的临床经验，提出的一些预防措施：

1. 加强锻炼，增强身体素质。经常参加体育锻炼或生产劳动，如保健体操、气功、太极拳、广播体操、散步等。凡是能坚持体育锻炼的人，身体就强壮，抗病能力就强，很少患病，抗御风寒湿邪侵袭的能力也比没经过体育锻炼者强得多。《内经》说过"正气存内，邪不可干"，"邪之所凑，其气必虚"，正是这个道理。

2. 避免受风、受潮、受寒。大部分患者发病前或疾病复发前都有受凉、受潮等病史，提示了这些因素在本病的发生发展过程中起着重要的作用。春季雨水较多，是"百病好发"之际，也是类风湿关节炎的好发季节，要防止受寒、淋雨和受潮，关节处要注意保暖，不穿湿衣、湿鞋、湿袜等。夏季不要贪凉，空调不能直吹，不要暴饮冷饮等。秋冬季节要防止受到风寒侵袭，注意保暖是最重要的。

膝关节痛

膝关节疾患的常见症状包括疼痛、胀痛、僵硬、上下楼梯、蹲下和站起等动作难以完成。本症多见于风湿性关节炎或类风湿关节炎、膝关节韧带损伤、膝关节半月板损伤、膝关节骨质增生、关节周围纤维组织炎等。中医认为，该病属于"痹证"范畴，可因寒、热、风、湿等因素引起。刮拭腰腿部相关经穴可祛风散寒、活血通络，能有效治疗膝关节疼痛。其中膝眼穴与鹤顶穴是治疗膝关节疼痛的奇效穴，有通利关节、祛风除湿、活络止痛、强壮腰膝的作用。

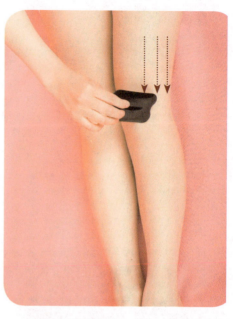

重点刮拭部位

刮拭下肢膝眼穴

【选穴定位】

膝眼：位于髌韧带两侧凹陷处。内侧的称内膝眼，外侧的称外膝眼。

【刮痧体位】可采取坐位，以方便刮拭和自我感觉舒适为宜。

【刮拭方法】用点按法点按双膝膝眼穴。

刮拭下肢鹤顶穴

【选穴定位】

鹤顶：位于膝上部，屈膝，髌底的中点上方凹陷处。

【刮痧体位】可采取坐位，以方便刮拭和自我感觉舒适为宜。

【刮拭方法】用面刮法从鹤顶穴上方向膝下方滑动刮拭。

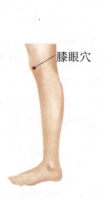

膝眼穴

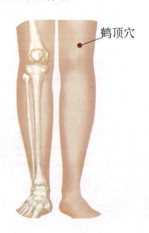

鹤顶穴

第四章 舒筋通络，祛除颈肩腰腿病

拭膝关节外上方梁丘穴，再刮拭足三里穴，膝阳关穴至阳陵泉穴。

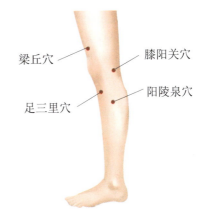

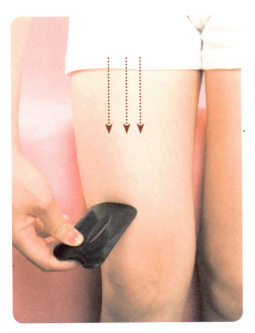

刮拭下肢梁丘穴、膝阳关穴、足三里穴、阳陵泉穴

【选穴定位】

梁丘：位于大腿前面，髂前上棘与髌底外侧端连线上，髌底上2寸。取穴时，下肢用力蹬直，髌骨外上缘上方可见一凹陷，此凹陷正中处为取穴部位。

膝阳关：位于膝外侧，股骨外上髁上方的凹陷处。

足三里：位于小腿前外侧，犊鼻下3寸，距胫骨前缘1横指（中指）处。取穴时，站位，用同侧手张开虎口围住髌骨上外缘，余4指向下，中指尖处为取穴部位。

阳陵泉：位于小腿外侧，腓骨头前下方凹陷处。取穴时，坐位，屈膝成90°，膝关节外下方，腓骨小头前缘与下缘交叉处的凹陷，为取穴部位。

【刮痧体位】可采取坐位，以方便刮拭和自我感觉舒适为宜。

【刮拭方法】用面刮法从上向下刮

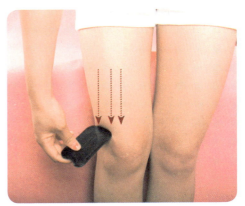

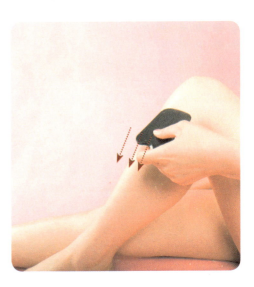

刮拭下肢血海穴、阴陵泉穴

【选穴定位】

血海：位于大腿内侧，髌底内侧端上2寸，股四头肌内侧头的隆起处。取穴时，坐位，屈膝成90°，医者立于患者对面，用左手掌心对准右髌骨中央，手掌伏于其膝盖上，拇指尖所指处为取穴部位。

阴陵泉：位于小腿内侧，胫骨内侧髁后下方凹陷处。取穴时，坐位，用拇指沿小腿内侧骨内缘（胫骨内侧）由下往上推，至拇指抵膝关节下时，胫骨向内上弯曲之凹陷为取穴部位。

【刮痧体位】可采取坐位，以方便刮拭和自我感觉舒适为宜。

【刮拭方法】用面刮法从上向下刮拭血海穴、阴陵泉穴。

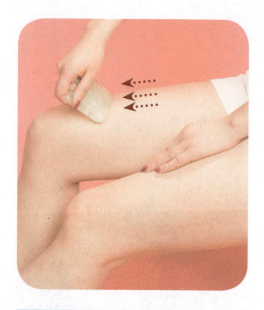

刮拭提醒

刮痧治疗膝关节痛，一般10次为1个疗程，应配合药物治疗，疗效显著。初次治疗后，如患者疼痛加重，应及时就医。

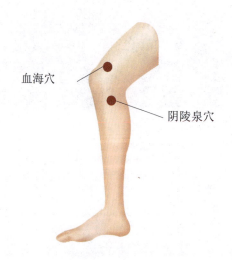

血海穴

阴陵泉穴

温馨小贴士

平常做适量的揉膝动作锻炼膝盖，使肌肉更加强壮，膝关节可以承受更多的压力，避免膝盖酸疼、腿膝无力的情形出现。经常揉膝会增强肝肾功能，能使关节液分泌增多，关节滑利；还能强健韧带功能，起到矫正关节畸形、增宽关节间隙和增强关节周围软组织张力和弹性的作用，从而消除病症，恢复关节功能，且疗效显著。

腓肠肌痉挛

腓肠肌痉挛，即"小腿抽筋"，是痛性痉挛中最常见的一种。其特点是腓肠肌突然发作的强直性痛性痉挛、牵掣，痛如扭转，持续数十秒至数分钟或更久，其痛楚难以名状。中医认为，该病的发病原因多由肝血不足，筋脉失养，或受风冷寒湿之邪侵袭所致。点按人中可快速缓解腓肠肌痉挛；液门穴有调通水气的功效；承筋穴、承山穴是最靠近腓肠肌的穴位，可舒筋活血，主治小腿转筋；刮拭阳陵泉至悬钟、阴陵泉至三阴交均可通调水湿、通筋活络。

重点刮拭部位

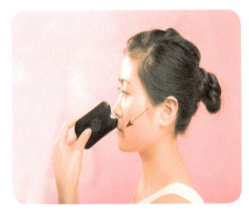
刮拭手部液门穴

刮拭头部人中穴

【选穴定位】

人中：位于上嘴唇沟的上 1/3 与下 2/3 交界处，为急救昏厥的要穴。

【刮痧体位】采取坐位或俯卧位，以方便刮拭和自我感觉舒适为宜。

【刮拭方法】放松身体，持刮痧板，以点按法用重力连续点按鼻唇沟人中穴。

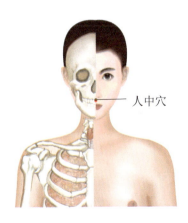
人中穴

【选穴定位】

液门：位于手背部，第 4、5 指间，指蹼缘后方赤白肉际处。

【刮痧体位】采取坐位或俯卧位，以方便刮拭和自我感觉舒适为宜。

【刮拭方法】用垂直按揉法按揉手背液门穴。

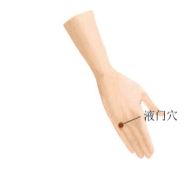
液门穴

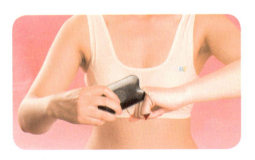

刮拭下肢委中穴

【选穴定位】

委中：位于腘横纹中点，股二头肌肌腱与半腱肌肌腱的中间。

【刮痧体位】采用俯卧位，以方便刮拭和自我感觉舒适为宜。

【刮拭方法】涂抹适量刮痧油，用面刮法自上而下刮拭膝窝部委中穴。

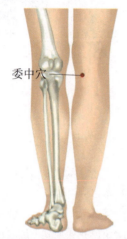

委中穴

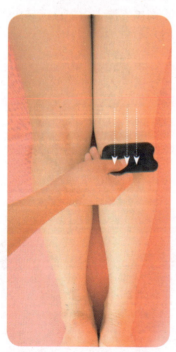

刮拭下肢承筋穴、承山穴、阴陵泉穴、三阴交穴、阳陵泉穴、悬钟穴

【选穴定位】

承筋：位于小腿后面，委中与承山的连线上，腓肠肌肌腹中央，委中下5寸。

承山：位于小腿后面正中，委中与昆仑之间，当伸直小腿或足跟上提时腓肠肌肌腹下出现尖角凹陷处。或腘横纹中点至外踝尖平齐处连线的中点为取穴部位。

阴陵泉：位于小腿内侧，胫骨内侧髁后下方凹陷处。取穴时，坐位，用拇指沿小腿内侧骨内缘（胫骨内侧）由下往上推，至拇指抵膝关节下时，胫骨向内上弯曲之凹陷为取穴部位。

三阴交：位于小腿内侧，足内踝尖上3寸，胫骨内侧缘后方。取穴时以手4指并拢，小指下边缘紧靠内踝尖上，食指上缘所在水平线在胫骨后缘的交点，为取穴部位。

阳陵泉：位于小腿外侧，腓骨头前下方凹陷处。取穴时，坐位，屈膝成90°，膝关节外下方，腓骨小头前缘与下缘交叉处的凹陷，为取穴部位。

悬钟：位于小腿外侧，外踝尖上3寸，腓骨前缘。或于腓骨后缘与腓骨长、短肌之间的凹陷处取穴。

【刮痧体位】刮拭承山穴可采用俯卧位，其他部位刮痧时均可采取坐位或俯卧位，以方便刮拭和自我感觉舒适为宜。

【刮拭方法】用面刮法自上而下刮拭承筋穴至承山穴。以同样方法刮拭阳陵泉穴至悬钟穴，及阴陵泉穴至三阴交穴。

第四章 舒筋通络，祛除颈肩腰腿病

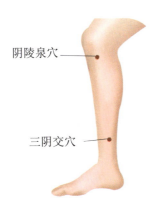

阴陵泉穴
三阴交穴

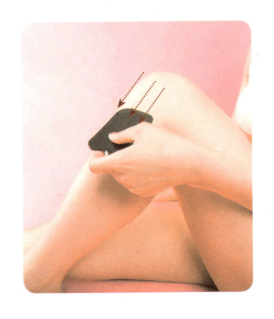

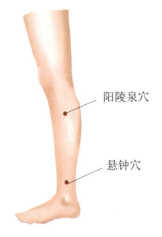

阳陵泉穴
悬钟穴

刮拭提醒

急性腓肠肌痉挛，刮痧1次即可见效，病程长的需要刮痧治疗3~5次以上。刮拭力度要轻柔，不必非要刮出紫色痧斑，淡红色即可。

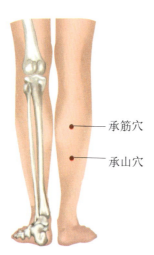

承筋穴
承山穴

温馨小贴士

容易出现腓肠肌痉挛的患者，平时要加强锻炼，注意下肢保暖（可在睡前用热水烫脚），每日对小腿肌肉进行按摩，促进局部血液循环。还要多补充一些含钙量高的营养食品，如牛奶、大豆、虾米、芝麻酱、海带等，也可在食品中加骨粉、乳酸钙等钙盐，必要时也可补充一些维生素E。

足跟痛

足跟痛又称脚跟痛,多见足跟一侧或两侧疼痛,不红不肿,行走不便。足跟痛是由于足跟的骨质、关节、滑囊、筋膜等处病变引起的疾病。足跟痛多见于中、老年人,轻者走路、久站出现疼痛;重者足跟肿胀,不能站立和行走,平卧时亦有持续酸胀或刺样、灼热样疼痛,疼痛甚至放射至小腿后侧。本病多与骨质增生,跗骨窦内软组织劳损,跟骨静脉压增高等因素有关。中医认为,足跟痛多由肝肾阴虚、痰湿、血热等所致。肝主筋,肾主骨,肝肾亏虚,则筋骨失养,复感风寒湿邪或慢性劳损便导致经络瘀滞,气血运行受阻,筋骨肌肉失养而发病。刮拭大陵穴与足部相关穴位,可以疏通局部经脉气血、调节阳气、益肾补虚,从而达到治疗足跟部疼痛的目的。

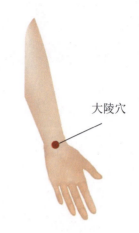

大陵穴

重点刮拭部位

刮拭上肢大陵穴

【选穴定位】

大陵: 位于腕掌横纹的中点处,掌长肌腱与桡侧腕屈肌腱之间。

【刮痧体位】可采取坐位,以方便刮拭和自我感觉舒适为宜。

【刮拭方法】放松身体,用面刮法从上向下刮拭患侧上肢大陵穴。

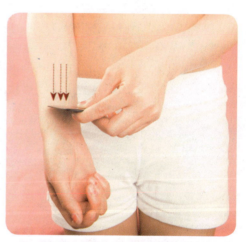

刮拭下肢委中穴、申脉穴、承山穴、跗阳穴

【选穴定位】

委中: 位于腘横纹中点,股二头肌肌腱与半腱肌肌腱的中间。

申脉: 位于足外侧部,脚外踝直下方凹陷处。

承山: 位于小腿后面正中,委中与昆仑之间,当伸直小腿或足跟上提时腓肠肌肌腹下出现尖角凹陷处。或腘横纹中点至外踝尖平齐处连线的中点为取穴部位。

跗阳：位于小腿后面，外踝后，昆仑穴直上3寸。

【刮痧体位】可采取坐位，以方便刮拭和自我感觉舒适为宜。

【刮拭方法】用面刮法从上向下刮拭患侧下肢委中穴至承山穴，跗阳穴至申脉穴。

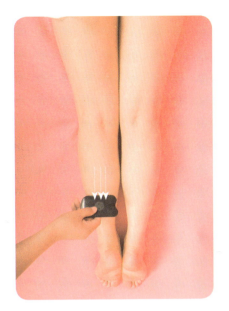

刮拭下肢太溪穴、照海穴、水泉穴

【选穴定位】

太溪：位于足内侧内踝后方，内踝尖与跟腱之间的凹陷处。由足内踝尖向后推至凹陷处(大约当内踝尖与跟腱间之中点)为取穴部位。

照海：在足内侧，内踝尖下方凹陷处。

水泉：位于足内侧，内踝后下方，太溪直下1寸，跟骨结节的内侧凹陷处。

【刮痧体位】可采取坐位，以方便刮拭和自我感觉舒适为宜。

【刮拭方法】用平面按揉法刮拭患侧足部太溪穴、水泉穴、照海穴。

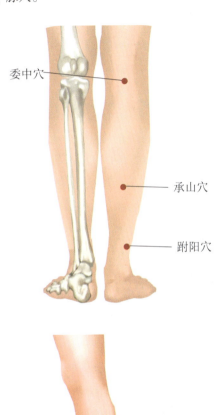

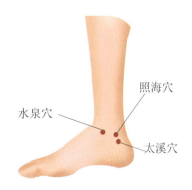

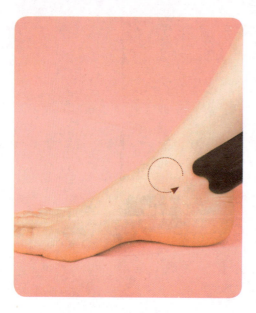
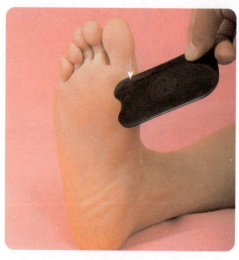

刮拭足底涌泉穴

【选穴定位】

涌泉：位于足前部凹陷处第2、3足趾缝纹头端与足跟连线的前1/3处。取穴时，可采用正坐或仰卧、跷足的姿势。

【刮痧体位】可采取坐位，以方便刮拭和自我感觉舒适为宜。

【刮拭方法】用单角刮法刮拭患侧足底涌泉穴。

刮拭提醒

刮痧治疗足跟痛一般7次为1个疗程。刮拭时手法要轻柔、适度。

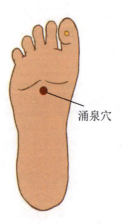

涌泉穴

温馨小贴士

足跟痛患者平时尽量避免穿软的薄底布鞋；在足跟部应用厚的软垫保护，也可以应用中空的跟痛垫来空置骨刺部位，以减轻局部摩擦、损伤；经常做脚底蹬踏动作，增强跖腱膜的张力，加强其抗劳损的能力；温水泡脚，有条件时辅以理疗，可以减轻局部炎症，缓解疼痛。当有持续性疼痛时，应该口服一些非甾体类抗炎镇痛药物治疗；如果疼痛剧烈，严重影响行走时，局部封闭治疗是疗效最快的治疗方法。

第五章
轻松刮拭，祛除男女难言之隐

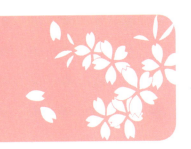

痔 疮

痔疮是指直肠下端的黏膜和肛管远侧段皮下的静脉曲张形成的团块，呈半球状隆起。如发生在肛门内的叫内痔，在肛门外的叫外痔，内外均有的为混合痔。外痔在肛门边常有增生的皮瓣，发炎时疼痛；内痔便后可见出血，颜色鲜红，附在粪便外部；痔核可出现肿胀、疼痛、瘙痒、流水、出血等，大便时会脱出肛门。中医认为，痔疮是由于热迫血下行，瘀结不散所致。在相关穴位刮痧可以疏散风邪、培元补气，对病症的治疗有很好的疗效。刮拭头部百会穴可以疏散风邪，配腰俞、长强、关元、中极可清湿热、培元气，有助于治疗痔疮；手三里穴、下廉穴为大肠经上的穴位，可清热散风、和胃利肠；血海穴配三阴交穴可调和气血、宣通下焦，有助于治疗痔疮。

【刮痧体位】可采取坐位，以方便刮拭与自我感觉舒适为宜。

【刮拭方法】放松身体，用单角刮法刮拭头顶百会穴。

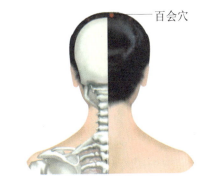

百会穴

重点刮拭部位

刮拭头部百会穴
【选穴定位】

百会：位于头部，前发际正中直上5寸，或两耳尖连线的中点处。让患者采用正坐的姿势，可以通过两耳尖直上连线中点，来简易取此穴。

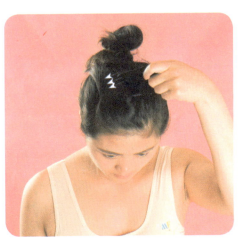

刮拭背腰部痔疮穴、腰俞穴、长强穴、关元穴、中极穴

【选穴定位】

痔疮：位于腰部正中线，第3、4腰椎棘之间点微上方处。

腰俞：位于骶部，后正中线上，适对骶管裂孔。取穴时一般采用俯卧姿势，臀沟分开处即是。

长强：位于尾骨尖端下，尾骨尖端与肛门连线的中点处。取穴时，跪伏或胸膝位，于尾骨尖与肛门连线之中点取穴。

关元：位于下腹部，前正中线上，脐中下3寸。

中极：位于下腹部，前正中线上，脐中下4寸。

【刮痧体位】背胸部刮拭可分别采用俯卧位与仰卧位，以方便刮拭与自我感觉舒适为宜。

【刮拭方法】用面刮法刮拭背部腰俞穴至长强穴，及腰部奇穴痔疮穴。然后用面刮法从上向下刮拭腹部关元穴至中极穴。

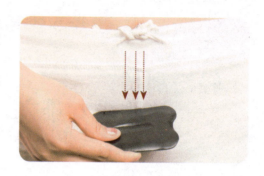

刮拭上肢手三里穴、下廉穴、商阳穴

【选穴定位】

手三里：位于前臂背面桡侧，阳溪与曲池连线上，肘横纹下2寸。

下廉：位于前臂背面桡侧，阳溪与曲池连线上，肘横纹下4寸处。

商阳：位于手食指末节桡侧，距指甲角0.1寸。

【刮痧体位】采取坐位，以方便刮拭与自我感觉舒适为宜。

【刮拭方法】用面刮法刮拭上肢手三里穴至下廉穴。

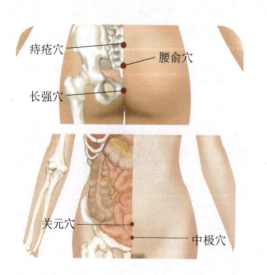

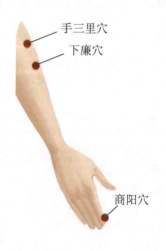

第五章 轻松刮拭，祛除男女难言之隐

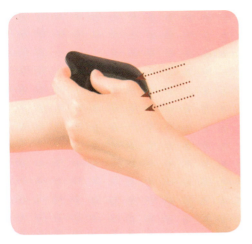

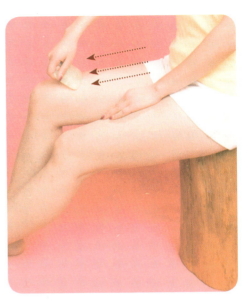

刮拭下肢血海穴、三阴交穴

【选穴定位】

血海：位于大腿内侧，髌底内侧端上2寸，股四头肌内侧头的隆起处。取穴时，坐位，屈膝成90°，医者立于患者对面，用左手掌心对准右髌骨中央，手掌伏于其膝盖上，拇指尖所指处为取穴部位。

三阴交：位于小腿内侧，足内踝尖上3寸，胫骨内侧缘后方。取穴时以手4指并拢，小指下边缘紧靠内踝尖上，食指上缘所在水平线在胫骨后缘的交点，为取穴部位。

【刮痧体位】可采取坐位，以方便刮拭与自我感觉舒适为宜。

【刮拭方法】用面刮法刮拭下肢血海穴和三阴交穴。

刮拭提醒

刮痧治疗痔疮，一般7次为1个疗程。患者还要注意养成便后清洗肛门的习惯，这对及早治愈病症十分重要。

温馨小贴士

痔疮患者在平时要多注意饮食的调节，多喝水，多吃富含膳食纤维的食物，并且养成定时排便的好习惯。此外，要避免久坐久站，还要加强锻炼，因为体育锻炼有益于血液循环，可以调和人体气血，促进胃肠蠕动，改善盆腔充血，防止大便秘结，能有效预防痔疮。

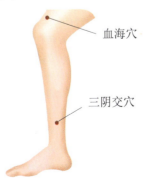

血海穴

三阴交穴

171

月经不调

月经不调是指月经的周期、时间、颜色、经量、质地等发生异常改变的一种妇科常见疾病。临床表现为月经时间提前或延后，量或多或少，颜色或鲜红或淡红或紫暗，经质或清稀或黏稠，并伴有头晕，心跳快，心胸烦闷，容易发怒，夜晚睡眠不好，小腹胀满，腰酸痛，精神疲倦等症状。中医认为，月经不调多由于血热、肾气亏虚、气血虚弱等原因。刮拭身体相关穴位，可以调理冲任、调和气血，从而达到治疗的目的。

重点刮拭部位

刮拭背腰部肝俞穴、脾俞穴、胃俞穴

【选穴定位】

肝俞：位于背部，第9胸椎棘突下，旁开1.5寸。由平双肩胛骨下角之椎骨(第7胸椎)，往下推2个椎骨，即第9胸椎棘突下缘，左右旁开约2横指(食、中指)处为取穴部位。

脾俞：位于背部，第11胸椎棘突下，旁开1.5寸。与肚脐中相对应处即为第2腰椎，由第2腰椎往上摸3个椎体，即为第11胸椎，其棘突下缘左右旁开约2横指(食、中指)处为取穴部位。

胃俞：位于背部，第12胸椎棘突下，旁开1.5寸。取穴时，可采用俯卧的取穴姿势，该穴位于背部，当第12胸椎棘突下，左右旁开2横指宽处即是。

【刮痧体位】可采取坐位或俯卧位，以方便刮拭和自我感觉舒适为宜。

【刮拭方法】用面刮法从上向下刮拭背部双侧肝俞穴至胃俞穴段。

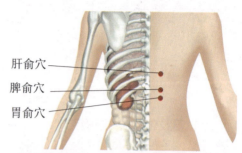

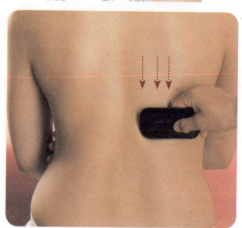

刮拭胸腹部期门穴、中脘穴、天枢穴、气海穴、关元穴、归来穴

【选穴定位】

期门：位于胸部，乳头直下，第6肋间隙，前正中线旁开4寸。男性可取任意体，女性取卧位，乳头直下，往下数2根肋骨处为取穴部位。

中脘：位于上腹部，前正中线上，脐中上4寸。取穴时，可采用仰卧位，脐中与胸剑联合部(心窝上边)的中点为取穴部位。

天枢：位于腹中部，距脐中2寸。

取穴时,可采用仰卧的姿势,肚脐向左右3指宽处。

气海:位于下腹部,前正中线上,脐中下1.5寸。取穴时,可采用仰卧的姿势,直线连结肚脐与耻骨上方,将其分为10等分,从肚脐3/10的位置,即为此穴。

关元:位于下腹部,前正中线上,脐中下3寸。

归来:位于下腹部,脐中下4寸,距前正中线2寸。或在前正中线上,耻骨联合上缘上1横指处,再旁开2横指处为取穴部位。

【刮痧体位】可采取站位或仰卧位,以方便刮拭和自我感觉舒适为宜。

【刮拭方法】用面刮法自上而下刮拭胸腹部期门穴、中脘穴、天枢穴、气海穴至关元穴、归来穴。

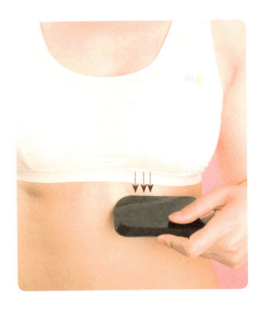

刮拭下肢足三里穴、地机穴、三阴交穴

【选穴定位】

足三里:位于小腿前外侧,犊鼻下3寸,距胫骨前缘1横指(中指)处。取穴时,站位,用同侧手张开虎口围住髌骨上外缘,余4指向下,中指尖处为取穴部位。

地机:位于小腿内侧,内踝尖与阴陵泉的连线上,阴陵泉下3寸,胫骨内侧缘。

三阴交:位于小腿内侧,足内踝尖上3寸,胫骨内侧缘后方。取穴时以手4指并拢,小指下边缘紧靠内踝尖上,食指上缘所在水平线在胫骨后缘的交点,为取穴部位。

【刮痧体位】可采取坐位或俯卧位,以方便刮拭和自我感觉舒适为宜。

【刮拭方法】用面板法从上向下刮拭足三里穴、地机穴、三阴交穴。

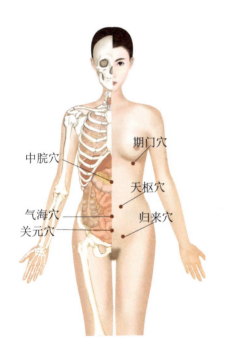

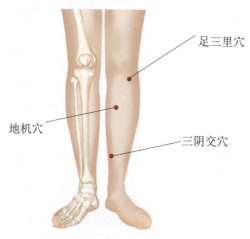

足三里穴

地机穴

三阴交穴

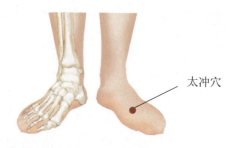

太冲穴

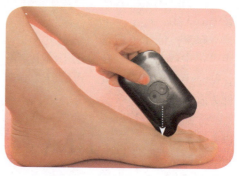

刮拭提醒

刮痧治疗月经不调，一般刮拭 7 次为 1 个疗程，疗效不错。

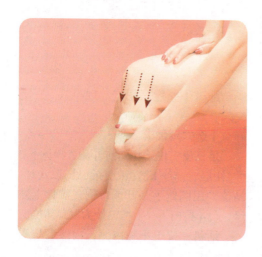

刮拭足部太冲穴

【选穴定位】

太冲：位于足背侧，第 1 跖骨间隙的后方凹陷处。取穴时，由第 1、第 2 趾间缝纹向足背上推，至其两骨联合缘凹陷（约缝纹头上 2 横指）处，为取穴部位。

【刮痧体位】可采取坐位或俯卧位，以方便刮拭和自我感觉舒适为宜。

【刮拭方法】用垂直按揉法按揉太冲穴。

温馨小贴士

月经不调的女性首先要学会减压，缓解精神压力；其次要注意起居饮食，应该有规律、良好的生活习惯。日常生活要注意卫生，应选择柔软、棉质、通气性能良好的内裤，并勤洗勤换。在饮食方面应注意不要吃生冷类的食物，比如梨、香蕉，尤其在炎夏，应避免喝冷冻饮料；同时不要吃辛辣类的东西，如辣椒等，不然可能会引起痛经。在经期，应补充含铁、蛋白质和维生素 C 的食物。多饮白开水。

闭 经

闭经是妇科疾病中常见的症状，可以由各种不同的原因引起。通常将闭经分为原发性和继发性两种。凡年过18岁仍未行经者称为原发性闭经；在月经初潮以后，正常绝经以前的任何时间内（妊娠或哺乳期除外），月经闭止超过6个月者称为继发性闭经。例如多数的先天性异常，包括卵巢或苗勒氏组织的发育异常，所导致的闭经被列入原发性闭经；而继发性闭经多数是由获得性疾病所引起的，且较易治疗。中医认为，闭经是由于肝肾不足，气血亏虚或血脉失通所致。刮拭膈俞穴、脾俞穴、气海穴、三阴交穴、太冲穴可生血、活血，刮拭肾俞穴、气海穴、足三里穴、丰隆穴可培补元气，刮拭次髎穴、中极穴可治疗妇科疾病。

重点刮拭部位

刮拭背部膈俞穴、脾俞穴、肾俞穴、次髎穴

【选穴定位】

膈俞：位于背部，第7胸椎棘突下，旁开1.5寸。由平双肩胛骨下角之椎骨（第7胸椎），其棘突下缘左右旁开约2横指（食、中指）处为取穴部位。

脾俞：位于背部，第11胸椎棘突下，旁开1.5寸。与肚脐中相对应处即为第2腰椎，由第2腰椎往上摸3个椎体，即为第11胸椎，其棘突下缘左右旁开约2横指（食、中指）处为取穴部位。

肾俞：位于腰部，第2腰椎棘突下，旁开1.5寸。与肚脐中相对应处即为第2腰椎，其棘突下缘左右旁开约2横指（食、中指）处为取穴部位。

次髎：位于骶部，髂后上棘内下方，适对第2骶后孔处。取穴时俯卧，骨盆后面，从髂嵴最高点向内下方骶角两侧循摸一高骨突起，即是髂后上棘，与之平齐，髂骨正中突起处是第1骶椎棘突，髂后上棘与第2骶椎棘突之间即第2骶后孔，此为取穴部位。

【刮痧体位】可采取坐位或俯卧位，以方便刮拭和自我感觉舒适为宜。

【刮拭方法】用面刮法从上向下刮拭背部双侧膈俞穴至脾俞穴段，再用同样的方法刮拭肾俞穴、次髎穴。

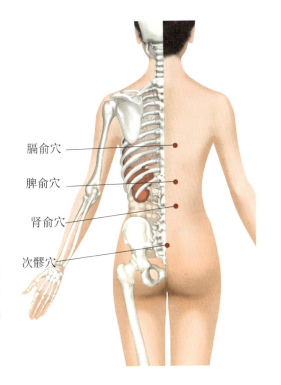

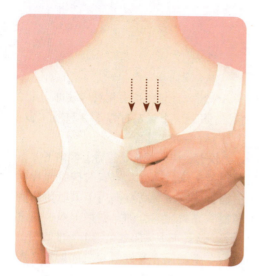
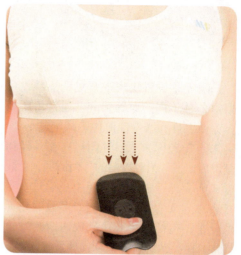

刮拭腹部气海穴、中极穴

【选穴定位】

气海：位于下腹部，前正中线上，脐中下1.5寸。取穴时，可采用仰卧的姿势，直线连结肚脐与耻骨上方，将其分为10等分，从肚脐3/10的位置，即为此穴。

中极：位于下腹部，前正中线上，脐中下4寸。

【刮痧体位】可采取坐位或仰卧位，以方便刮拭和自我感觉舒适为宜。

【刮拭方法】用面刮法从上向下刮拭腹部气海穴至中极穴。

刮拭下肢血海穴、足三里穴、丰隆穴、三阴交穴

【选穴定位】

血海：位于大腿内侧，髌底内侧端上2寸，股四头肌内侧头的隆起处。取穴时，坐位，屈膝成90°，医者立于患者对面，用左手掌心对准右髌骨中央，手掌伏于其膝盖上，拇指尖所指处为取穴部位。

三阴交：位于小腿内侧，足内踝尖上3寸，胫骨内侧缘后方。取穴时以手4指并拢，小指下边缘紧靠内踝尖上，食指上缘所在水平线在胫骨后缘的交点，为取穴部位。

足三里：位于小腿前外侧，犊鼻下3寸，距胫骨前缘1横指（中指）处。取穴时，站位，用同侧手张开虎口围住髌骨上外缘，余4指向下，中指尖处为取穴部位。

丰隆：位于小腿前外侧，外踝尖上8寸，条口穴外，距胫骨前缘2横指（中指）处。

【刮痧体位】可采取坐位或俯卧位，以方便刮拭和自我感觉舒适为宜。

【刮拭方法】用面刮法从上向下刮

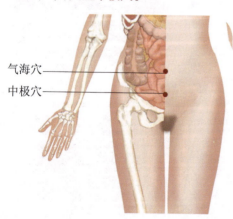

气海穴
中极穴

拭下肢血海穴至三阴交穴，足三里穴至丰隆穴。

【刮拭方法】用垂直按揉法按揉足背太冲穴。

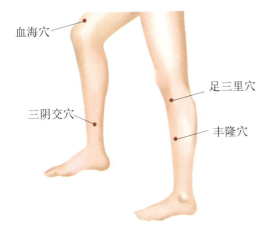

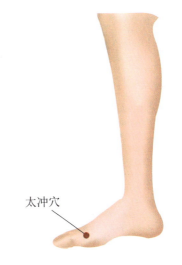

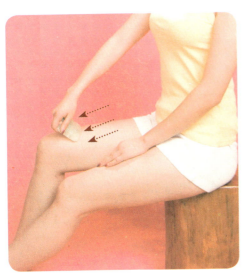

刮拭太冲穴

【选穴定位】

太冲：位于足背侧，第1跖骨间隙的后方凹陷处。取穴时，由第1、第2趾间缝纹向足背上推，至其两骨联合缘凹陷（约缝纹头上2横指）处，为取穴部位。

【刮痧体位】可采取坐位或俯卧位，以方便刮拭和自我感觉舒适为宜。

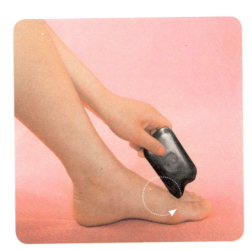

刮拭提醒

用刮痧法治疗闭经，一般7次为1个疗程，疗效不错。

痛 经

痛经也称行经腹痛,是指妇女在行经前后或正值行经期间,小腹及腰部疼痛,甚至剧痛难忍,常伴有面色苍白,头面冷汗淋漓,手足厥冷,泛恶呕吐,并随着月经周期而发作。现代医学研究表明,长期痛经和月经不调的女性,容易引起色斑、暗疮,诱发妇科炎症,导致头疼失眠、情绪抑郁焦躁、不孕等数十种疾病的发生,是女人不能忽视的健康隐患。中医认为,痛经的主要病机在于邪气内伏,经血亏虚,导致胞宫的气血运行不畅,"不通则痛";或胞宫失于濡养,"不荣则痛",因而导致痛经。刮拭身体相关穴位可以活血化瘀、益气养血、温养胞宫,从而预防或调经止痛。

循摸一高骨突起,即是髂后上棘,与之平齐,髂骨正中突起处是第 1 骶椎棘突,髂后上棘与第 2 骶椎棘突之间即第 2 骶后孔,此为取穴部位。

中髎:位于骶部,次髎下内方,适对第 4 骶后孔处。

秩边:位于臀部,平第 4 骶后孔,骶正中嵴旁开 3 寸。取穴时,俯卧位,胞肓直下,在骶管裂孔旁开 3 寸处取穴。

【**刮痧体位**】可采取坐位或俯卧位,以方便刮拭和自我感觉舒适为宜。

【**刮拭方法**】用面刮法从上向下刮拭背部双侧肝俞穴、肾俞穴、次髎穴、中髎穴、秩边穴。

重点刮拭部位

刮拭背部肝俞穴、肾俞穴、次髎穴、中髎穴、秩边穴

【**选穴定位**】

肝俞:位于背部,第 9 胸椎棘突下,旁开 1.5 寸。由平双肩胛骨下角之椎骨(第 7 胸椎),往下推 2 个椎骨,即第 9 胸椎棘突下缘,左右旁开约 2 横指(食、中指)处为取穴部位。

肾俞:位于腰部,第 2 腰椎棘突下,旁开 1.5 寸。与肚脐中相对应处即为第 2 腰椎,其棘突下缘左右旁开约 2 横指(食、中指)处为取穴部位。

次髎:位于骶部,髂后上棘内下方,适对第 2 骶后孔处。取穴时俯卧,骨盆后面,从髂嵴最高点向内下方骶角两侧

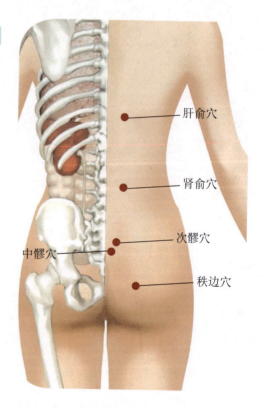

肝俞穴
肾俞穴
中髎穴
次髎穴
秩边穴

第五章 轻松刮拭，祛除男女难言之隐

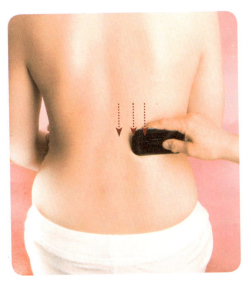

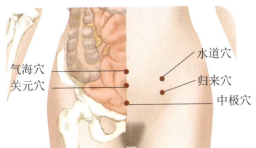

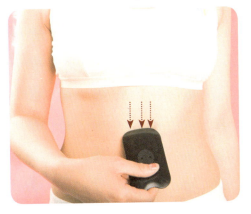

刮拭腹部气海穴、关元穴、中极穴、水道穴、归来穴

【选穴定位】

气海：位于下腹部，前正中线上，脐中下1.5寸。取穴时，可采用仰卧的姿势，直线连结肚脐与耻骨上方，将其分为10等分，从肚脐3/10的位置，即为此穴。

关元：位于下腹部，前正中线上，脐中下3寸。

中极：位于下腹部，前正中线上，脐中下4寸。

水道：位于下腹部，脐中下3寸，距前正中线2寸。

归来：位于下腹部，脐中下4寸，距前正中线2寸。或在前正中线上，耻骨联合上缘上1横指处，再旁开2横指处为取穴部位。

【刮痧体位】采用仰卧位，以方便刮拭和自我感觉舒适为宜。

【刮拭方法】用面刮法从上向下刮拭腹部气海穴、关元穴、中极穴，再用同样的方式刮拭双侧水道穴至归来穴段。

刮拭上肢内关穴

【选穴定位】

内关：位于前臂掌侧，曲泽与大陵的连线上，腕横纹上2寸，掌长肌肌腱与桡侧腕屈肌腱之间。取此穴道时应要患者采用正坐或仰卧，仰掌的姿势，从近手腕之横纹的中央，往上约2指宽的中央。

【刮痧体位】可采取坐位或俯卧位，以方便刮拭和自我感觉舒适为宜。

【刮拭方法】用面刮法从上向下刮拭手臂内关穴。

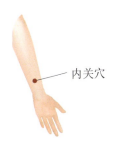

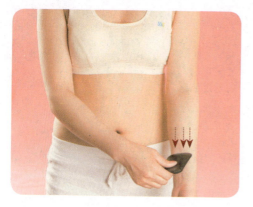
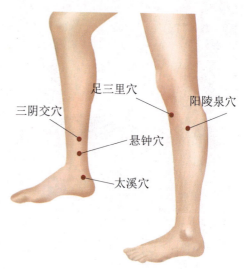

刮拭下肢足三里穴、阳陵泉穴、三阴交穴、太溪穴、悬钟穴

【选穴定位】

足三里：位于小腿前外侧，犊鼻下3寸，距胫骨前缘1横指（中指）处。取穴时，站位，用同侧手张开虎口围住髌骨上外缘，余4指向下，中指尖处为取穴部位。

阳陵泉：位于小腿外侧，腓骨头前下方凹陷处。取穴时，坐位，屈膝成90°，膝关节外下方，腓骨小头前缘与下缘交叉处的凹陷，为取穴部位。

三阴交：位于小腿内侧，足内踝尖上3寸，胫骨内侧缘后方。取穴时以手4指并拢，小指下边缘紧靠内踝尖上，食指上缘所在水平线在胫骨后缘的交点，为取穴部位。

太溪：位于足内侧内踝后方，内踝尖与跟腱之间的凹陷处。由足内踝尖向后推至凹陷处（大约当内踝尖与跟腱间之中点）为取穴部位。

悬钟：位于小腿外侧，外踝尖上3寸，腓骨前缘。或于腓骨后缘与腓骨长、短肌之间的凹陷处取穴。

【刮痧体位】可采取坐位或俯卧位，以方便刮拭和自我感觉舒适为宜。

【刮拭方法】用面刮法从上向下分段刮拭足三里穴、阳陵泉穴、三阴交穴、悬钟穴，再用平面按揉法按揉太溪穴。

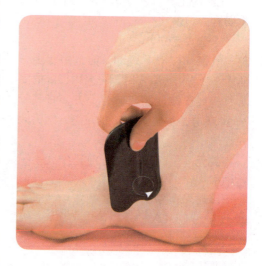

刮拭提醒

刮痧法治疗痛经，需在月经来潮前的7~14天进行。一般7次为1个疗程，1个疗程后便可见到成效。注意，经期不要刮拭下腹部和腰骶部。

慢性盆腔炎

盆腔炎是妇女常见病之一,是指女性盆腔生殖器官、子宫周围的结缔组织及盆腔腹膜的炎症。包括急性盆腔炎、慢性盆腔炎、盆腔腹膜炎、附件炎、子宫炎、盆腔结缔组织炎等。急性盆腔炎表现为下腹疼痛、发热、寒战、头痛、食欲不振、体温高、心率快,下腹部有肌紧张、压痛及反跳痛,或一侧附件增厚。慢性盆腔炎全身症状多不明显,可有低热,易感疲乏,伴下腹坠腰痛等,子宫常呈后位,活动受限,或粘连固定,常在劳累、性交、月经前后加剧。中医认为,盆腔炎伤于风、寒、湿之邪,或饮食七情之变,致脾肾功能失调,气机阻滞,瘀血、痰饮、湿浊之邪相继而生,积聚胞宫而发病。在相关穴位刮痧能够清热利湿、活血化瘀、软坚散结,从而达到治疗此病的目的。

重点刮拭部位

刮拭背部心俞穴、脾俞穴、胃俞穴、肾俞穴、次髎穴

【选穴定位】

心俞: 位于背部,第5胸椎棘突下,旁开1.5寸。由平双肩胛骨下角之椎骨(第7胸椎),往上推2个椎骨,即第5胸椎棘突下缘,左右旁开约2横指(食、中指)处为取穴部位。

脾俞: 位于背部,第11胸椎棘突下,旁开1.5寸。与肚脐中相对应处即为第2腰椎,由第2腰椎往上摸3个椎体,即为第11胸椎,其棘突下缘左右旁开约2横指(食、中指)处为取穴部位。

胃俞: 位于背部,第12胸椎棘突下,旁开1.5寸。取穴时,可采用俯卧的取穴姿势,该穴位于背部,当第12胸椎棘突下,左右旁开2横指宽处即是。

肾俞: 位于腰部,第2腰椎棘突下,旁开1.5寸。与肚脐中相对应处即为第2腰椎,其棘突下缘左右旁开约2横指(食、中指)处为取穴部位。

次髎: 位于骶部,髂后上棘内下方,适对第2骶后孔处。取穴时俯卧,骨盆后面,从髂嵴最高点向内下方骶角两侧循摸一高骨突起,即是髂后上棘,与之平齐,髂骨正中突起处是第1骶椎棘突,髂后上棘与第2骶椎棘突之间即第2骶后孔,此为取穴部位。

【刮痧体位】可采取坐位或俯卧位,以方便刮拭和自我感觉舒适为宜。

【刮拭方法】用面刮法从上向下刮拭背部双侧心俞穴、脾俞穴、胃俞穴、肾俞穴、次髎穴。

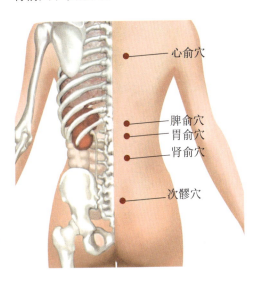

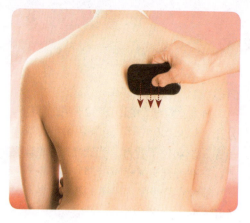 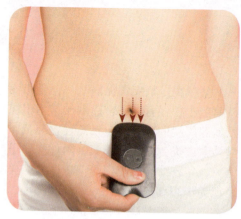

刮拭腹部气海穴、中极穴

【选穴定位】

气海：位于下腹部，前正中线上，脐中下1.5寸。取穴时，可采用仰卧的姿势，直线连结肚脐与耻骨上方，将其分为10等分，从肚脐3/10的位置，即为此穴。

中极：位于下腹部，前正中线上，脐中下4寸。

【刮痧体位】可采用仰卧位，以方便刮拭和自我感觉舒适为宜。

【刮拭方法】用面刮法从上向下刮拭腹部气海穴、中极穴。

刮拭上肢内关穴

【选穴定位】

内关：位于前臂掌侧，曲泽与大陵的连线上，腕横纹上2寸，掌长肌肌腱与桡侧腕屈肌肌腱之间。取穴时，患者采用正坐或仰卧，仰掌的姿势，从近手腕之横纹的中央，往上约2指宽的中央。

【刮痧体位】可采取坐位或俯卧位，以方便刮拭和自我感觉舒适为宜。

【刮拭方法】用面刮法从上向下刮拭手臂内关穴。

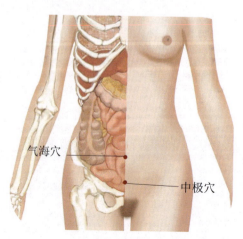 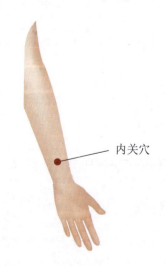

第五章 轻松刮拭，祛除男女难言之隐

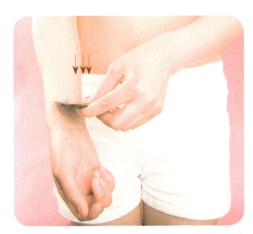

刮拭下肢血海穴、三阴交穴、阴陵泉穴、足三里穴、丰隆穴

【选穴定位】

血海：位于大腿内侧，髌底内侧端上2寸，股四头肌内侧头的隆起处。取穴时，坐位，屈膝成90°，医者立于患者对面，用左手掌心对准右髌骨中央，手掌伏于其膝盖上，拇指尖所指处为取穴部位。

三阴交：位于小腿内侧，足内踝尖上3寸，胫骨内侧缘后方。取穴时以手4指并拢，小指下边缘紧靠内踝尖上，食指上缘所在水平线在胫骨后缘的交点，为取穴部位。

阴陵泉：位于小腿内侧，胫骨内侧髁后下方凹陷处。取穴时，坐位，用拇指沿小腿内侧骨内缘（胫骨内侧）由下往上推，至拇指抵膝关节下时，胫骨向内上弯曲之凹陷为取穴部位。

足三里：位于小腿前外侧，犊鼻下3寸，距胫骨前缘1横指（中指）处。取穴时，站位，用同侧手张开虎口围住髌骨上外缘，余4指向下，中指尖处为取穴部位。

丰隆：位于小腿前外侧，外踝尖上8寸，条口穴外，距胫骨前缘2横指（中指）处。

【刮痧体位】可采取坐位或俯卧位，以方便刮拭和自我感觉舒适为宜。

【刮拭方法】用面刮法从上向下刮拭下肢血海穴、阴陵泉穴、足三里穴、丰隆穴、三阴交穴。

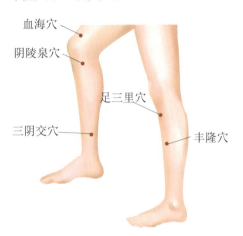

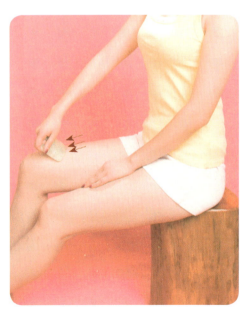

刮拭提醒

刮痧治疗慢性盆腔炎，一般7次为1个疗程，治疗2个疗程便可见显著成效。

乳腺增生

乳腺增生是指乳房出现片块状、结节状、条索状、砂粒状等数目不一、形状不规则、质地中等、活动、不粘连、边界与周围组织分界不清楚或比较清楚的非炎性肿块。其发病原因主要是由于内分泌激素失调。乳腺增生是女性最常见的乳房疾病，多发于30～50岁女性，发病高峰为35～40岁。近些年来，该病的发病率呈逐年上升的趋势，年龄也越来越低龄化。本病的主要症状是以乳房疼痛及乳房肿块为主，或伴乳头痛、乳头溢液等，且多与月经周期、情志变化、劳累过度等因素有关。中医认为，乳腺小叶增生系肝气郁结，与情绪不快、情志抑郁等因素有关。在相应穴位区刮痧能够疏肝理气，滋养脏腑，缓解症状。刮拭肩背部肩井穴、天宗穴可活血通络止痛；刮拭膏肓穴、膈俞穴至胆俞穴可以补肺健脾、舒肝解郁；刮拭胸部屋翳穴、期门穴可通经活络、理气化痰、消肿化瘀；膻中是任脉上的重要穴位，亦对乳腺疾病有辅助治疗的功效。

【刮痧体位】可采取坐位，以方便刮拭和自我感觉舒适为宜。

【刮拭方法】用面刮法由内向外刮拭肩井穴。

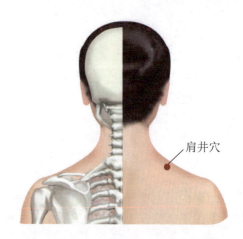

肩井穴

重点刮拭部位

刮拭肩部肩井穴

【选穴定位】

肩井：位于大椎穴与肩峰连线的中点处，肩部最高处。取穴时一般采用正坐、俯伏或者俯卧的姿势。此穴位于肩上，前直乳中，当大椎与肩峰端连线的中点，即乳头正上方与肩线交接处。

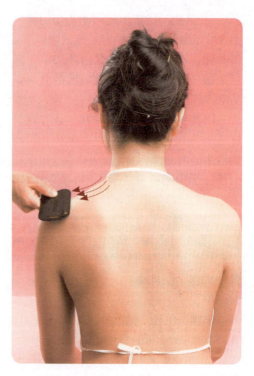

刮拭背部膏肓穴、天宗穴、膈俞穴、胆俞穴

【选穴定位】

膏肓：位于背部，第4胸椎棘突下，旁开3寸。患者平坐床上，屈膝抵胸，前臂交叉，双手扶于膝上，低头，面额抵于手背，使两肩胛骨充分张开，在平第4胸椎棘突下，肩胛骨内侧缘骨缝处按压，若觉胸肋间困痛，传至手臂，即是膏肓穴，掐痕做标记。

天宗：位于肩胛部，冈下窝中央凹陷处，与第4胸椎相平。取穴时，垂臂，由肩胛冈下缘中点至肩胛下角做连线，上1/3与下2/3交点处为取穴部位，用力按压有明显酸痛感。

膈俞：位于背部，第7胸椎棘突下，旁开1.5寸。由平双肩胛骨下角之椎骨(第7胸椎)，其棘突下缘左右旁开约2横指(食、中指)处为取穴部位。

胆俞：位于背部，第10胸椎棘突下，旁开1.5寸。由平双肩胛骨下角之椎骨(第7胸椎)，往下推3个椎骨，即第10胸椎棘突下缘，左右旁开约2横指(食、中指)处为取穴部位。

【刮痧体位】 可采取坐位，也可采取俯卧姿势，以方便刮拭和自我感觉舒适为宜。

【刮拭方法】 用面刮法自上而下刮拭背部双侧膏肓穴、天宗穴、膈俞穴至胆俞穴段。

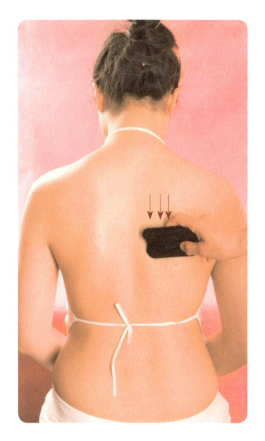

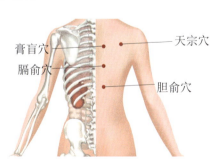

刮拭胸部屋翳穴、膻中穴、期门穴

【选穴定位】

屋翳：位于胸部，第2肋间隙，距前正中线4寸。

膻中：位于胸部，前正中线上，两乳头连线的中点。

期门：位于胸部，乳头直下，第6肋间隙，前正中线旁开4寸。男性可取任意体，女性取卧位，乳头直下，往下数2根肋骨处为取穴部位。

【刮痧体位】 可采取坐位，也可采取仰卧姿势，以方便刮拭和自我感觉舒适为宜。

【刮拭方法】 用单角刮法自上而下刮拭膻中穴，然后沿肋骨走向刮拭屋翳穴和期门穴。

一用就灵 对症刮痧百病消

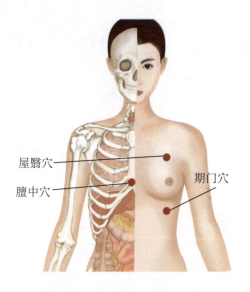

屋翳穴
膻中穴
期门穴

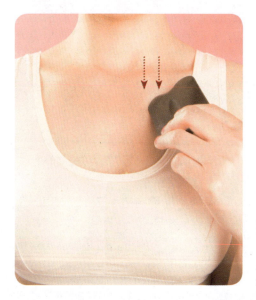

刮拭提醒

在需要刮痧的部位涂抹适量的刮痧油。由于肩背部肌肉丰富，所以刮拭肩背部穴位时用力宜重，宜刮出痧。刮拭胸部膻中穴时，用刮板角部，不宜重刮，刮30次，出痧为度。一般7次为1个疗程。

温馨小贴士

近些年来该病发病率呈逐年上升的趋势，年龄也越来越低龄化。因此，日常生活中避免或减少对乳腺增生不利的因素也是非常重要的。

1. 保持舒畅的心情、乐观的情绪。

2. 心理上的治疗非常重要。乳腺增生对人的危害莫过于心理的损害。因缺乏对此病的正确认识，过度紧张、忧虑、悲伤，可造成神经衰弱，加重内分泌失调，促使增生症的加重，故应解除各种不良的心理刺激。心理承受能力差的人更应注意少生气，保持情绪稳定、活泼开朗的心情，促进乳腺增生缓解或消退。

3. 改变饮食结构，防止肥胖，少吃油炸食品、动物脂肪、甜食及过多进补食品，要多吃蔬菜和水果，多吃粗粮。如黑、黄豆最好，还可多吃核桃、黑芝麻、黑木耳、蘑菇。

4. 生活规律、劳逸结合，保持和谐的性生活。调节内分泌可以对乳腺增生的预防起到一定作用。

5. 多运动，防止肥胖，提高免疫力。

6. 禁止滥用避孕药及含雌激素的美容用品或食品。

7. 避免人流，坚持哺乳，做到防患于未然。

阳 痿

阳痿又称勃起功能障碍，是指在有性欲要求时，阴茎不能勃起或勃起不坚，或者虽然有勃起且有一定程度的硬度，但不能保持性交的足够时间，因而妨碍性交或不能完成性交。阴茎完全不能勃起者称为完全性阳痿，阴茎虽能勃起但不具有性交需要的足够硬度者称为不完全性阳痿。中医认为，该病主要是由肾气虚弱、劳心伤脾、七情内伤、湿热下注所致。刮拭身体相关穴位，可以补肾藏精、清热除湿、养心安神，从而达到治疗的目的。

重点刮拭部位

刮拭背部心俞穴、肝俞穴、脾俞穴、肾俞穴、次髎穴

【选穴定位】

心俞：位于背部，第5胸椎棘突下，旁开1.5寸。由平双肩胛骨下角之椎骨（第7胸椎），往上推2个椎骨，即第5胸椎棘突下缘，左右旁开约2横指（食、中指）处为取穴部位。

肝俞：位于背部，第9胸椎棘突下，旁开1.5寸。由平双肩胛骨下角之椎骨（第7胸椎），往下推2个椎骨，即第9胸椎棘突下缘，左右旁开约2横指（食、中指）处为取穴部位。

脾俞：位于背部，第11胸椎棘突下，旁开1.5寸。与肚脐中相对应处即为第2腰椎，由第2腰椎往上摸3个椎体，即为第11胸椎，其棘突下缘左右旁开约2横指（食、中指）处为取穴部位。

肾俞：位于腰部，第2腰椎棘突下，旁开1.5寸。与肚脐中相对应处即为第2腰椎，其棘突下缘左右旁开约2横指（食、中指）处为取穴部位。

次髎：位于骶部，髂后上棘内下方，适对第2骶后孔处。取穴时俯卧，骨盆后面，从髂嵴最高点向内下方骶角两侧循摸一高骨突起，即是髂后上棘，与之平齐，骶骨正中突起处是第1骶椎棘突，髂后上棘与第2骶椎棘突之间即第2骶后孔，此为取穴部位。

【刮痧体位】可采取坐位或俯卧位，以方便刮拭和自我感觉舒适为宜。

【刮拭方法】用面刮法从上向下分段刮拭背部双侧心俞穴、肝俞穴、脾俞穴、肾俞穴、次髎穴。

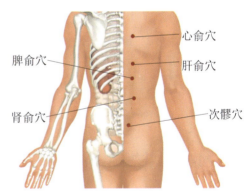

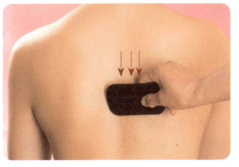

刮拭腹部关元穴、大赫穴

【选穴定位】

关元：位于下腹部，前正中线上，脐中下3寸。

大赫：位于下腹部，脐中下4寸，前正中线旁开0.5寸。取穴时，患者可采用仰卧的姿势，从肚脐到耻骨上方画一线，将此线5等分，从肚脐往下4/5处，左右旁开1指宽处，即为此穴。

【刮痧体位】可采用站位或仰卧位，以方便刮拭和自我感觉舒适为宜。

【刮拭方法】用面刮法从上向下刮拭腹部关元穴、双侧大赫穴。

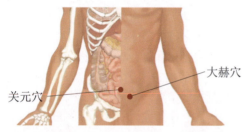

关元穴　　大赫穴

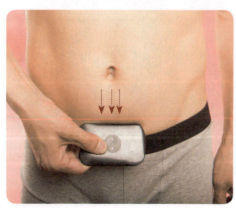

刮拭下肢曲泉穴、三阴交穴、复溜穴

【选穴定位】

曲泉：位于膝内侧，膝关节内侧面横纹内侧端，股骨内侧髁的后缘，半腱肌、半膜肌止端的前缘凹陷处。取穴时，屈膝端坐，膝内侧高骨（股骨内上髁）后缘，位于两筋前方，腘横纹头上方处为取穴部位。

三阴交：位于小腿内侧，足内踝尖上3寸，胫骨内侧缘后方。取穴时以手4指并拢，小指下边缘紧靠内踝尖上，食指上缘所在水平线在胫骨后缘的交点，为取穴部位。

复溜：位于小腿内侧，太溪直上2寸，跟腱的前方。取穴时，正坐垂足或仰卧位，在太溪上2寸，跟腱之前缘处取穴。

【刮痧体位】可采取坐位或俯卧位，以方便刮拭和自我感觉舒适为宜。

【刮拭方法】用面刮法从上向下刮拭下肢曲泉穴、三阴交穴、复溜穴。

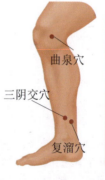

曲泉穴　三阴交穴　复溜穴

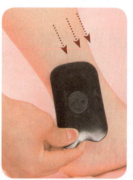

刮拭提醒

刮痧治疗阳痿，一般7次为1个疗程。治疗时间根据疾病的缓急、病程长短而决定，一般1~2个疗程便能看到成效。治疗期间，禁行房事。此外，大多数阳痿患者发病源于心理因素的影响，应积极配合心理调治。

早 泄

早泄是最常见的射精功能障碍，发病率占成年男子的 1/3 以上。早泄的定义尚有争议，通常以男性的射精潜伏期或女性在性交中达到性高潮的频度来评价。如以男性在性交时失去控制射精的能力，阴茎插入阴道之前或刚插入即射精为标准；或以女性在性交中达到性高潮的频度少于 50% 为标准来定义早泄，但这些都未被普遍接受。因为男性的射精潜伏期受年龄、禁欲时间长短、身体状况、情绪心理等因素影响，女性性高潮的发生频度亦受身体状态、情感变化、周围环境等因素影响。另外，射精潜伏期时间的长短也有个体差异，一般认为，健康男性在阴茎插入阴道 2～6 分钟发生射精，即为正常。中医认为，早泄主要与虚损和肝胆湿热有关。刮拭身体相关部位可以清热除湿、补肾固封、养心安神，从而达到治疗的目的。

【刮拭方法】用面刮法从上向下刮拭命门穴和双侧肾俞穴。

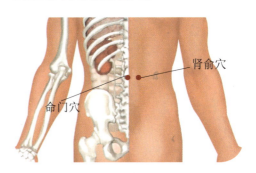

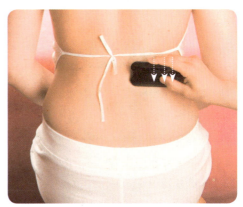

重点刮拭部位

刮拭腰部命门穴、肾俞穴
【选穴定位】

命门：位于腰部，后正中线上，第 2 腰椎棘突下凹陷处。取穴时采用俯卧的姿势，指压时，有强烈的压痛感。

肾俞：位于腰部，第 2 腰椎棘突下，旁开 1.5 寸。与肚脐中相对应处即为第 2 腰椎，其棘突下缘左右旁开约 2 横指（食、中指）处为取穴部位。

【刮痧体位】可采取坐位或俯卧位，以方便刮拭和自我感觉舒适为宜。

刮拭腹部关元穴、中极穴
【选穴定位】

关元：位于下腹部，前正中线上，脐中下 3 寸。

中极：位于下腹部，前正中线上，脐中下 4 寸。

【刮痧体位】可采用仰卧位，以方便刮拭和自我感觉舒适为宜。

【刮拭方法】用面刮法从上向下刮拭腹部关元穴至中极穴段。

| 一用就灵 对症刮痧百病消

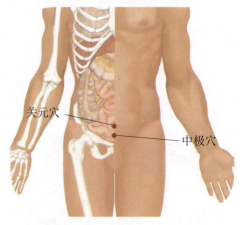

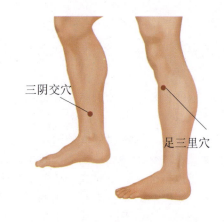

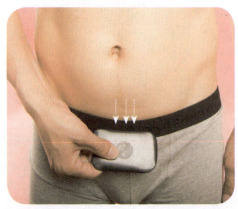

刮拭下肢足三里穴、三阴交穴
【选穴定位】

三阴交：位于小腿内侧，足内踝尖上3寸，胫骨内侧缘后方。取穴时以手4指并拢，小指下边缘紧靠内踝尖上，食指上缘所在水平线在胫骨后缘的交点，为取穴部位。

足三里：位于小腿前外侧，犊鼻下3寸，距胫骨前缘1横指（中指）处。取穴时，站位，用同侧手张开虎口围住髌骨上外缘，余4指向下，中指尖处为取穴部位。

【刮痧体位】可采取坐位或仰卧位，以方便刮拭和自我感觉舒适为宜。

【刮拭方法】用面刮法从上向下刮拭下肢足三里穴、三阴交穴。

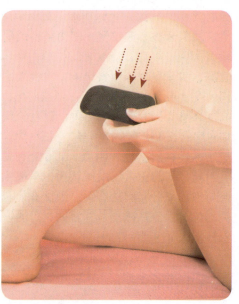

刮拭足部太溪穴
【选穴定位】

太溪：位于足内侧内踝后方，内踝尖与跟腱之间的凹陷处。由足内踝尖向后推至凹陷处（大约当内踝尖与跟腱间之中点）为取穴部位。

【刮痧体位】可采取坐位或仰卧位，以方便刮拭和自我感觉舒适为宜。

【刮拭方法】用平面按揉法按揉足部双侧太溪穴。

| 第五章 轻松刮拭，祛除男女难言之隐

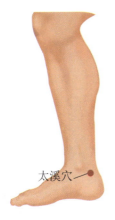

太溪穴

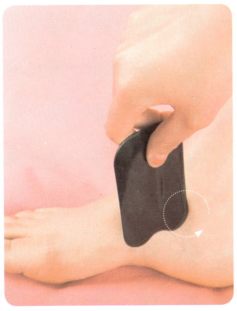

刮拭提醒

用刮痧治疗早泄，一般 7~14 次为 1 个疗程，治疗的时间根据疾病的缓急、病程的长短决定。

温馨小贴士

早泄是我们常见的疾病，患病后，患者的性能力就会受到影响，使性生活不能正常进行，从而影响了夫妻之间的感情。这种疾病单纯的治疗是不够的，还需要患者做好日常护理工作，这样才能保障治疗效果，使患者可以早日恢复身体健康。

1. 患者在平时的生活中，要对性知识有充分的了解，并对自己的肾脏进行保养，而且在进行性生活的时候要做好充分的准备，必须树立信心，以积极的态度配合治疗。另外，夫妻房事时应选择安静、舒适的环境，避免吵闹及嘈杂。夫妻之间应相互体谅，偶然出现早泄者，女方要安慰男方，帮助男方消除顾虑和紧张情绪，这样可有效地防止早泄的发生。

2. 患者的精神、情绪波动较大，也会诱发早泄的出现，因此，在生活中患者要保持良好的心情，努力消除不良的心理因素。性生活前的情绪正常与否，对射精快慢有很大影响。情绪激动和紧张，常常会导致早泄。性生活动作幅度过大，增强刺激强度，常加速射精。

3. 患者要积极参加体育锻炼，多参加一些有益身心健康的文体活动，如听音乐、健身房锻炼、调节情操、增强体质等，积极地防治各种可能引起早泄的疾病，如前列腺炎、包皮包茎等，这样可避免早泄的发生。

前列腺炎

前列腺炎指发生于前列腺组织的炎症，是指前列腺特异性和非特异感染所致的急慢性炎症，可引起全身或局部的症状。由于女性仅找到组织胚胎学意义上的前列腺痕迹，并没有人体解剖学意义上的前列腺，故前列腺炎属于男性疾病。本病的发病可能与季节、饮食、性活动、泌尿生殖道炎症、良性前列腺增生或下尿路综合征、职业、社会经济状况，以及精神心理因素等有关。主要以小便频急，余沥不尽为主症，可见于老年男性。中医认为，前列腺炎属于"淋证"范畴。刮拭肾俞穴可以补肾固涩，膀胱俞穴及中极穴可以疏利膀胱气机，关元穴可补肾气，水道穴可利水祛湿，归来穴可通利膀胱而利小便，阴陵泉穴及三阴交穴可清利湿热、通利小便，复溜穴及太溪穴可滋肾去湿、调补肾气。

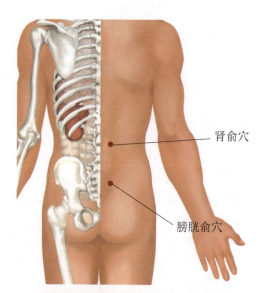

肾俞穴

膀胱俞穴

重点刮拭部位

刮拭腰骶部肾俞穴、膀胱俞穴

【选穴定位】

肾俞：位于腰部，第2腰椎棘突下，旁开1.5寸。与肚脐中相对应处即为第2腰椎，其棘突下缘左右旁开约2横指（食、中指）处为取穴部位。

膀胱俞：位于骶部，骶正中嵴旁1.5寸，平第2骶孔。

【刮痧体位】可采取坐位或俯卧位，以方便刮拭和自我感觉舒适为宜。

【刮拭方法】用面刮法从上向下刮拭腰骶部肾俞穴至膀胱俞穴。

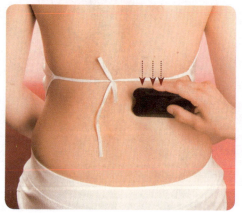

刮拭腹部关元穴、中极穴、水道穴、归来穴

【选穴定位】

关元：位于下腹部，前正中线上，脐中下3寸。

中极：位于下腹部，前正中线上，脐中下4寸。

水道：位于下腹部，脐中下3寸，距前正中线2寸。

归来：位于下腹部，脐中下4寸，距前正中线2寸。或在前正中线上，耻骨联合上缘上1横指处，再旁开2横指处为取穴部位。

【刮痧体位】可采取站位或仰卧位，以方便刮拭和自我感觉舒适为宜。

【刮拭方法】用面刮法从上向下刮拭腹部中极穴至关元穴，双侧水道穴至归来穴。

指沿小腿内侧骨内缘（胫骨内侧）由下往上推，至拇指抵膝关节下时，胫骨向内上弯曲之凹陷为取穴部位。

三阴交：位于小腿内侧，足内踝尖上3寸，胫骨内侧缘后方。取穴时以手4指并拢，小指下边缘紧靠内踝尖上，食指上缘所在水平线在胫骨后缘的交点，为取穴部位。

复溜：位于小腿内侧，太溪直上2寸，跟腱的前方。取穴时，正坐垂足或仰卧位，在太溪上2寸，跟腱之前缘处取穴。

太溪：位于足内侧内踝后方，内踝尖与跟腱之间的凹陷处。由足内踝尖向后推至凹陷处（大约当内踝尖与跟腱间之中点）为取穴部位。

【刮痧体位】可采取坐位或仰卧位，以方便刮拭和自我感觉舒适为宜。

【刮拭方法】用面刮法从上向下刮拭下肢阴陵泉穴至三阴交穴，复溜穴至太溪穴。

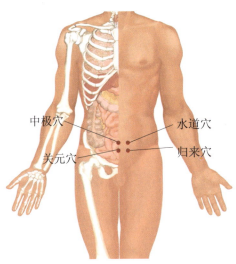

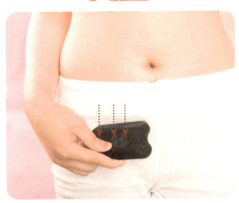

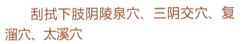
刮拭下肢阴陵泉穴、三阴交穴、复溜穴、太溪穴

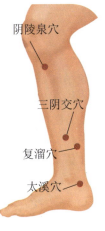

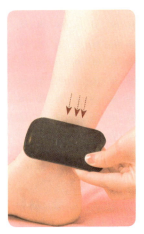

【选穴定位】

阴陵泉：位于小腿内侧，胫骨内侧髁后下方凹陷处。取穴时，坐位，用拇

刮拭提醒

用刮痧法治疗前列腺炎，一般10~20次为1个疗程，治疗时间根据疾病的缓急、病程的长短而决定。

遗 精

遗精是指无性交而精液自行外泄的一种男性疾病。有梦(睡眠时)而精液外泄者为梦遗，无梦(清醒时)而精液外泄者为滑精，无论是梦遗还是滑精都统称为遗精。在未婚男青年中80%～90%的人有遗精现象，一般1周不超过1次属正常的生理现象；如果1周数次或1日数次，并伴有精神萎靡、腰酸腿软、心慌气喘，则属于病理性遗精。中医认为，遗精的基本病机为脏虚失固，邪扰精室所致，也可由劳心过度、妄想不遂造成相火偏亢所致。饮食不节、醇酒厚味，积湿生热，湿热下注也是本病的重要成因。刮拭身体相关穴位可以祛除病邪、补肾固封，从而达到治疗的目的。

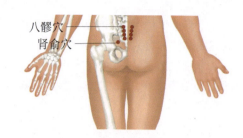

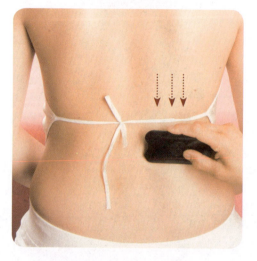

重点刮拭部位

刮拭腰骶部肾俞穴、八髎穴

【选穴定位】

肾俞：位于腰部，第2腰椎棘突下，旁开1.5寸。与肚脐中相对应处即为第2腰椎，其棘突下缘左右旁开约2横指(食、中指)处为取穴部位。

八髎：位于骶椎。包括上髎、次髎、中髎和下髎，左右共八个穴位，分别在第1、2、3、4骶后孔中，合称"八髎"。

【刮痧体位】可采取坐位或俯仰卧位，以方便刮拭和自我感觉舒适为宜。

【刮拭方法】用面刮法从上向下刮拭腰骶部双侧肾俞穴、八髎穴。

刮拭腹部关元穴、大赫穴

【选穴定位】

关元：位于下腹部，前正中线上，脐中下3寸。

大赫：位于下腹部，脐中下4寸，前正中线旁开0.5寸。取穴时，患者可采用仰卧的姿势，从肚脐到耻骨上方画一线，将此线5等分，从肚脐往下4/5处，左右旁开1指宽处，即为此穴。

【刮痧体位】可采取站位或仰卧位，以方便刮拭和自我感觉舒适为宜。

【刮拭方法】用面刮法从上向下刮拭腹部关元穴、双侧大赫穴。

第五章 轻松刮拭，祛除男女难言之隐

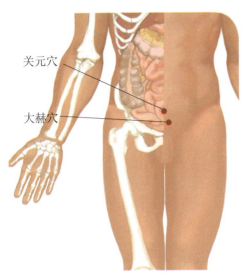

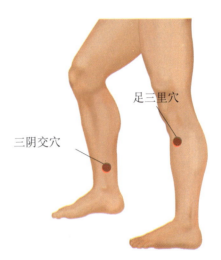

指上缘所在水平线在胫骨后缘的交点，为取穴部位。

【刮痧体位】可采取坐位或俯、仰卧位，以方便刮拭和自我感觉舒适为宜。

【刮拭方法】用面刮法从上向下刮拭下肢足三里穴、三阴交穴。

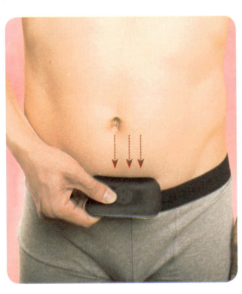

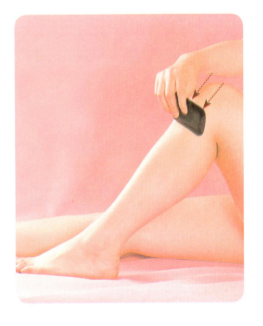

刮拭下肢足三里穴、三阴交穴

【选穴定位】

足三里：位于小腿前外侧，犊鼻下3寸，距胫骨前缘1横指（中指）处。取穴时，站位，用同侧手张开虎口围住髌骨上外缘，余4指向下，中指尖处为取穴部位。

三阴交：位于小腿内侧，足内踝尖上3寸，胫骨内侧缘后方。取穴时以手4指并拢，小指下边缘紧靠内踝尖上，食

刮拭足部太溪穴

【选穴定位】

太溪：位于足内侧内踝后方，内踝尖与跟腱之间的凹陷处。由足内踝尖向后推至凹陷处（大约当内踝尖与跟腱间之中点）为取穴部位。

【刮痧体位】可采取坐位或俯、仰卧位，以方便刮拭和自我感觉舒适为宜。

【刮拭方法】用平面按揉法按揉足部太溪穴。

刮拭提醒

刮痧法治疗遗精，一般7~14次为1个疗程，治疗时间根据疾病的缓急、病程长短而决定。

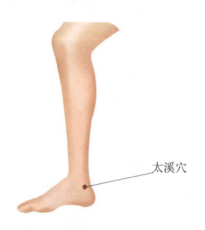

太溪穴

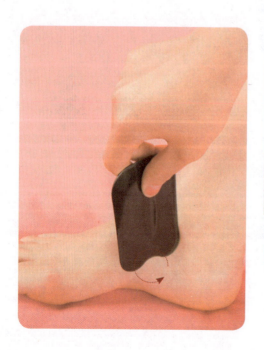

温馨小贴士

刮痧疗法对本症有较好的疗效，但要坚持多疗程治疗，以巩固疗效。在预防和护理方面要注意以下几点：

1. 勿把生理现象视为疾病，增加精神负担。若成人未婚或婚后久别，1~2周出现1次遗精，遗精后并无不适，这是生理现象。千万不要为此忧心忡忡，背上思想包袱，自寻烦恼。

2. 既病之后，不要过分紧张。遗精时不要中途忍精，不要用手捏住阴茎不使精液流出，以免败精储留精宫，变生它病。遗精后不要受凉，更不要用冷水洗涤，以防寒邪乘虚而入。

3. 消除杂念。不看色情书画、录像、电影、电视，戒除手淫。适当参加体育活动、体力劳动和文娱活动，增强体质，陶冶情操。

4. 慎起居。少进烟、酒、茶、咖啡、葱蒜辛辣等刺激性物品。不用烫水洗澡，睡时宜屈膝侧卧位，被褥不宜过厚，内裤不宜过紧。

第六章
关爱中老年，呵护孩子健康

关爱中老年，赶走常见病

高血压病

中医认为，本病多因精神紧张、忧思郁结，或多食肥甘、饮酒过度，使肝肾阴阳失去平衡所致。在治疗高血压上，除应用各类降压药物以外，可采用中医的刮痧疗法，亦有一定的效果。刮拭背部相关的穴区，可以调理全身阳气，起到辅助降压的功效；刮拭手足部的相关穴区，可以调节心肾功能，有助于降低血压。无论是原发性高血压或继发性高血压，皆可照此刮痧治疗。

重点刮拭部位

刮拭背部大椎穴、肺俞穴、心俞穴、长强穴

【选穴定位】

大椎： 位于颈部下端，背部正中线上，第7颈椎棘突下凹陷中。取穴时正坐低头，可见颈背部交界处椎骨有一高突，并能随颈部左右摆动而转动者即是第7颈椎，其下为大椎穴。

肺俞： 位于背部，第3胸椎棘突下，旁开1.5寸。大椎穴往下推3个椎骨，即为第3胸椎，其下缘左右旁开约2横指（食、中指）处为取穴部位。

心俞： 位于背部，第5胸椎棘突下，旁开1.5寸。由平双肩胛骨下角之椎骨（第7胸椎），往上推2个椎骨，即第5胸椎棘突下缘，左右旁开约2横指（食、中指）处为取穴部位。

长强： 位于尾骨尖端下，尾骨尖端与肛门连线的中点处。取穴时，跪伏或胸膝位，于尾骨尖与肛门连线之中点取穴。

【刮痧体位】可采用坐位或俯卧位，以方便刮拭为宜。

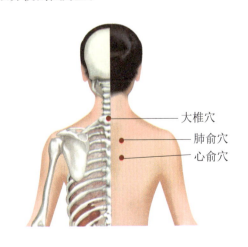

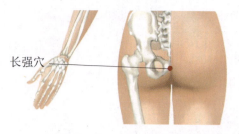

长强穴

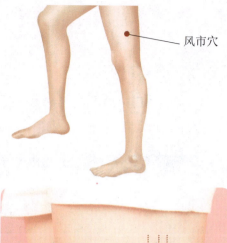

风市穴

【刮拭方法】用面刮法先分段刮拭背部督脉大椎穴至长强穴，然后以疏理经气法疏通督脉气血，再用面刮法刮拭背部双侧肺俞穴至心俞穴。

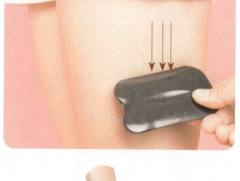

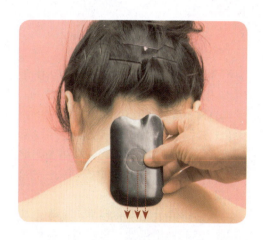

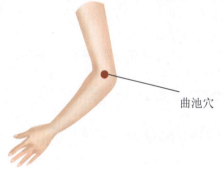

曲池穴

刮拭曲池穴、风市穴

【选穴定位】

曲池：位于肘横纹外侧端，屈肘时尺泽与肱骨外上髁连线中点处。取穴时，仰掌屈肘成45°，肘关节桡侧，肘横纹头为取穴部位。

风市：位于大腿外侧部的中线上，腘横纹上7寸，或直立垂手时，中指尖处。

【刮痧体位】采用坐位（自己刮拭）或仰卧体位（别人刮拭），以方便刮拭为宜。

【刮拭方法】用面刮法从上向下刮拭双侧曲池穴，下肢外侧风市穴。

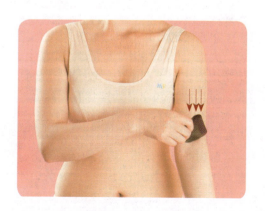

刮拭足三里穴、太溪穴

【选穴定位】

足三里：位于小腿前外侧，犊鼻下3寸，距胫骨前缘1横指（中指）处。取穴时，站位，用同侧手张开虎口围住髌骨上外缘，余4指向下，中指尖处为取穴部位。

太溪：位于足内侧内踝后方，内踝尖与跟腱之间的凹陷处。由足内踝尖向后推至凹陷处（大约当内踝尖与跟腱间之中点）为取穴部位。

【刮痧体位】采用坐位（自己刮拭）或仰卧体位（别人刮拭），以方便刮拭为宜。

【刮拭方法】用平面按揉法按揉足三里，足部双侧太溪穴。

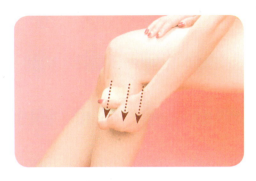

刮拭太冲穴

【选穴定位】

太冲：位于足背侧，第1跖骨间隙的后方凹陷处。取穴时，由第1、第2趾间缝纹向足背上推，至其两骨联合缘凹陷（约缝纹头上2横指）处，为取穴部位。

【刮痧体位】采用坐位（自己刮拭）或仰卧体位（别人刮拭），以方便刮拭为宜。

【刮拭方法】用垂直按揉法按揉太冲穴。

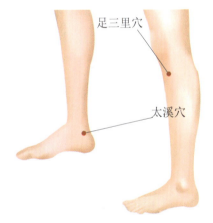

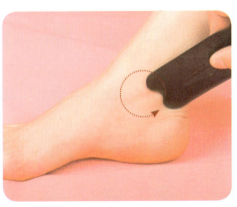

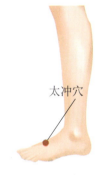 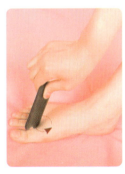

刮拭提醒

两次刮拭间隔应为5~7天，连续刮拭7~10天为1个疗程，再过10天进行第2个疗程。一般患者2个疗程后便能明显缓解高血压症状，若无效应改用其他方法治疗。

高脂血症

血脂是人体血浆内所含脂质的总称，其中包括胆固醇、甘油三酯、胆固醇酯、β-脂蛋白、磷脂、未脂化的脂酸等。当血清胆固醇超过正常值230mg/100ml，甘油三酯超过140mg/100ml，β-脂蛋白超过390mg/100ml以上时，即可称之为高脂血症。中医认为，高脂血症与体内阴阳失衡、气血失调、血脉瘀滞有关。刮拭大椎穴可疏泄体内热积；刮拭心俞穴、膈俞穴可增强心脏功能；刮拭脾俞穴可健脾利湿，刮拭肾俞穴、膻中穴可促进体内血液、水液的代谢和运行；郄门穴至内关穴是心包经上的穴位，刮拭二穴可理气活血；曲池穴是大肠经的合穴，与胃经合穴足三里穴和胃经络穴丰隆穴配合可调和气血、健脾利湿、化痰清热；刮拭脾经上两要穴血海穴、公孙穴，可通经活血。

重点刮拭部位

刮拭背部大椎穴、心俞穴至膈俞穴段，脾俞穴至肾俞穴段

【选穴定位】

大椎： 位于颈部下端，背部正中线上，第7颈椎棘突下凹陷中。取穴时正坐低头，可见颈背部交界处椎骨有一高突，并能随颈部左右摆动而转动者即是第7颈椎，其下为大椎穴。

心俞： 位于背部，第5胸椎棘突下，旁开1.5寸。由平双肩胛骨下角之椎骨(第7胸椎)，往上推2个椎骨，即第5胸椎棘突下缘，左右旁开约2横指（食、中指）处为取穴部位。

膈俞： 位于背部，第7胸椎棘突下，旁开1.5寸。由平双肩胛骨下角之椎骨(第7胸椎)，其棘突下缘左右旁开约2横指（食、中指）处为取穴部位。

脾俞： 位于腰部，第2腰椎棘突下，旁开1.5寸。与肚脐中相对应处为第2腰椎，其棘突下缘左右旁开约2横指（食、中指）处为取穴部位。

肾俞： 位于腰部，第2腰椎棘突下，旁开1.5寸。与肚脐中相对应处即为第2腰椎，其棘突下缘左右旁开约2横指（食、中指）处为取穴部位。

【刮痧体位】可采取坐位。若别人帮助刮拭，也可采取俯卧姿势。以自我感觉舒适为宜。

【刮拭方法】手握刮痧板，用按压力较大、速度慢的手法，以面刮法刮拭大椎穴；再以面刮法刮拭背部双侧膀胱经的心俞穴至膈俞穴段，以及脾俞穴至肾俞穴段。

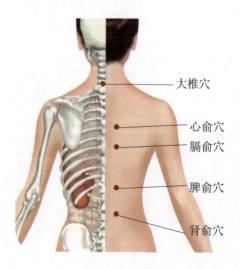

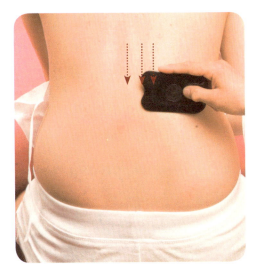

刮拭上肢郄门穴至内关穴段、曲池穴

【选穴定位】

曲池：位于肘横纹外侧端，屈肘时尺泽与肱骨外上髁连线中点处。取穴时，仰掌屈肘成45°，肘关节桡侧，肘横纹头为取穴部位。

郄门：位于前臂掌侧，曲泽穴与大陵穴的连线上，腕横纹上5寸。

内关：位于前臂掌侧，曲泽与大陵的连线上，腕横纹上2寸，掌长肌肌腱与桡侧腕屈肌肌腱之间。取穴时，患者采用正坐或仰卧，仰掌的姿势，从近手腕之横纹的中央，往上约2指宽的中央。

【刮痧体位】可采取坐位。若别人帮助刮拭，也可采取仰卧姿势。以自我感觉舒适为宜。

【刮拭方法】用面刮法刮拭上肢郄门穴至内关穴段，肘部曲池穴。

刮拭胸部膻中穴至中庭穴段

【选穴定位】

膻中：位于胸部，前正中线上，两乳头连线的中点。

中庭：位于胸部，前正中线上，平第5肋间，即胸剑结合部。

【刮痧体位】可采取坐位。若别人帮助刮拭，也可采取仰卧姿势。以自我感觉舒适为宜。

【刮拭方法】用单角刮法刮拭胸部膻中穴至中庭穴段。

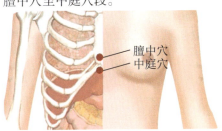

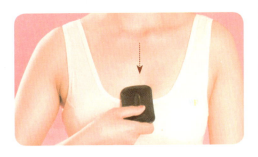

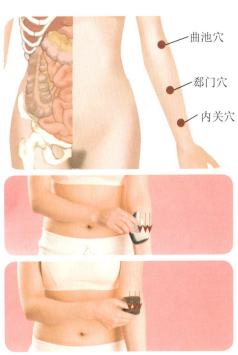

刮拭下肢血海穴、足三里穴、公孙穴、丰隆穴

【选穴定位】

血海：位于大腿内侧，髌底内侧端上2寸，股四头肌内侧头的隆起处。取穴时，坐位，屈膝成90°，医者立于患者对面，用左手掌心对准右髌骨中央，手掌伏于其膝盖上，拇指尖所指处为取穴部位。

足三里：位于小腿前外侧，犊鼻下3寸，距胫骨前缘1横指（中指）处。取穴时，站位，用同侧手张开虎口围住髌骨上外缘，余4指向下，中指尖处为取穴部位。

公孙：位于足内侧缘，第一跖骨基底部的前下方，赤白肉际处。

丰隆：位于小腿前外侧，外踝尖上8寸，条口穴外，距胫骨前缘2横指（中指）处。

【刮痧体位】 可采取坐位。

【刮拭方法】 用面刮法刮拭下肢血海穴，再用面刮法刮拭足三里穴、公孙穴、丰隆穴。

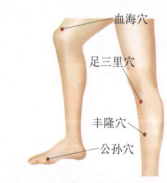

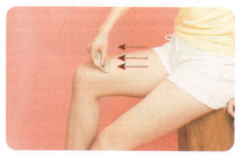

刮拭提醒

用刮痧疗法治疗高脂血症一般7次为1个疗程，治疗的时间根据病程的长短和患者体质决定，需长期坚持治疗方可见效。

温馨小贴士

刮痧疗法对本症有较好的疗效，但要坚持多疗程治疗，以巩固疗效。在预防和护理方面要注意以下几点：

1. 建立良好的生活习惯。戒烟、戒酒，加强体育锻炼，选择适合本人的轻、中度体育活动，劳逸结合，解除各种思想顾虑，心情舒畅，以静养生。

2. 运用饮食疗法。要限制高胆固醇食物的过多摄入，如动物脂肪、动物脑子、内脏、奶油、软体类、贝壳类动物的摄入。饮食结构应合理调配，其比例为蛋白质15%，脂肪20%，碳水化合物（糖类）为65%。还要补充优质蛋白质，多吃新鲜蔬菜并进食适当的水果。可多吃茄子、洋葱、山楂、番茄、豆制品、大豆、玉米、核桃和牛奶等。

3. 避免过度紧张。情绪紧张、过度兴奋，可以引起血中胆固醇及甘油三酯含量增高。凡出现这种情况，可以应用小剂量的镇静剂(遵医嘱)。

糖尿病

糖尿病是一种以高血糖为特征的代谢性疾病。高血糖是由于胰岛素分泌缺陷或其生物作用受损，或两者兼有所引起。长期的高血糖可导致各种组织，特别是眼、肾、心脏、血管、神经的慢性损害及功能障碍。中医谓之"消渴"，并据多饮、多食、多尿的轻重不同，而分为上消、中消、下消。刮拭背部和腹部的相关经穴，可以调理脾胃、补肾纳气，可辅助治疗糖尿病；刮拭四肢相关经穴可以改善机体代谢功能。尿崩症和神经性多饮多尿症可照此刮痧治疗。

重点刮拭部位

刮拭背部肺俞穴、胰俞穴、脾俞穴至肾俞穴段、阳纲穴至意舍穴段

【选穴定位】

肺俞：位于背部，第3胸椎棘突下，旁开1.5寸。大椎穴往下推3个椎骨，即为第3胸椎，其下缘左右旁开约2横指（食、中指）处为取穴部位。

胰俞：位于背部，第8胸椎棘突下旁开1.5寸，膈俞穴与肝俞穴之间。

脾俞：位于背部，第11胸椎棘突下，旁开1.5寸。与肚脐中相对应处即为第2腰椎，由第2腰椎往上摸3个椎体，即为第11胸椎，其棘突下缘左右旁开约2横指（食、中指）处为取穴部位。

阳纲：位于背部，第10胸椎棘突下，旁开3寸。俯卧位，平第10胸椎棘突下，中枢（督脉）旁开3寸处取穴。

意舍：位于背部，第11胸椎棘突下，左右旁开3寸。

肾俞：位于腰部，第2腰椎棘突下，旁开1.5寸。与肚脐中相对应处即为第2腰椎，其棘突下缘左右旁开约2横指（食、中指）处为取穴部位。

【刮痧体位】可采取坐位，也可采取俯卧姿势，以方便刮拭和自我感觉舒适为宜。

【刮拭方法】用面刮法从上向下刮拭背部双侧肺俞穴、胰俞穴、脾俞穴至肾俞穴段，以及阳纲穴至意舍穴段。

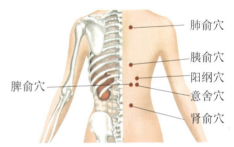

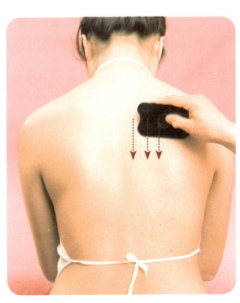

刮拭腹部中脘穴、气海穴

【选穴定位】

中脘：位于上腹部，前正中线上，脐中上4寸。取穴时，可采用仰卧位，脐中与胸剑联合部（心窝上边）的中点为取穴部位。

气海：位于下腹部，前正中线上，脐中下1.5寸。取穴时，可采用仰卧的姿势，直线连结肚脐与耻骨上方，将其分为10等分，从肚脐3/10的位置，即为此穴。

【刮痧体位】可采取坐位，也可采取仰卧姿势，以方便刮拭和自我感觉舒适为宜。

【刮拭方法】腹部以神阙（肚脐）为界，分上下两段。用面刮法从上向下刮拭腹部中脘穴至气海穴。

刮拭腕部阳池穴

【选穴定位】

阳池：位于手腕部位，即腕背横纹上，前对中指、无名指指缝。或在腕背横纹中，当指伸肌腱的尺侧缘凹陷处。

【刮痧体位】可采取坐位，以方便刮拭和自我感觉舒适为宜。

【刮拭方法】用平面按揉法按揉腕部阳池穴。

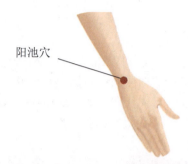

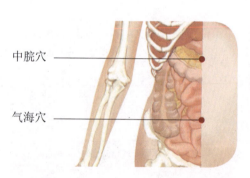

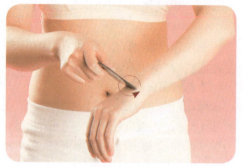

刮拭下肢足三里穴、三阴交穴

【选穴定位】

足三里：位于小腿前外侧，犊鼻下3寸，距胫骨前缘1横指（中指）处。取穴时，站位，用同侧手张开虎口围住髌骨上外缘，余4指向下，中指尖处为取穴部位。

三阴交：位于小腿内侧，足内踝尖上3寸，胫骨内侧缘后方。取穴时以手4指并拢，小指下边缘紧靠内踝尖上，食指上缘所在水平线在胫骨后缘的交点，为取穴部位。

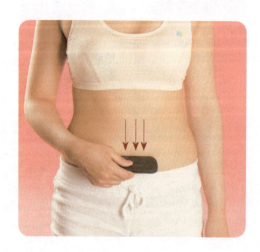

第六章 关爱中老年，呵护孩子健康

【刮痧体位】可采取坐位，以方便刮拭和自我感觉舒适为宜。

【刮拭方法】用面刮法刮拭足三里穴、三阴交穴。

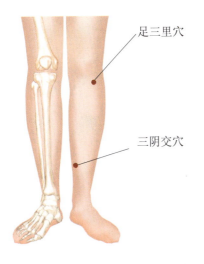

足三里穴

三阴交穴

刮拭提醒

刮痧为治疗轻症糖尿病的辅助方法，需配合适当的药物治疗同时进行。糖尿病患者抵抗力较差，治疗时应严格消毒，防止感染。一般1个疗程为7次，第2个疗程应相隔5~7天。治疗情况由病情和体质决定，治疗期间需调整和控制饮食，一般2个疗程后便有所好转。

温馨小贴士

专家指出，糖尿病患者只要掌握"每天总量要量化、营养搭配合理化、食物种类丰富化、烹调过程清淡化"四大原则，健康、美味便可以兼得。糖尿病患者一定要合理控制饮食，不吃过甜过油的东西，少食多餐；营养要均衡，要限制脂肪的摄入，增加一定量的优质蛋白质；同时每日至少饮水2000ml以上，多次少饮，以利于体内代谢毒物的排泄，改善血循环和微循环，降低血黏度，减少糖尿病并发症的形成。此外，合理的运动和良好的心态，对病情的好转都有积极的推动作用。

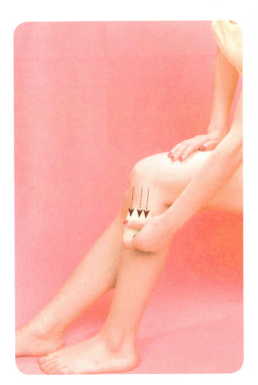

老年性白内障

白内障是发生在眼睛内晶状体上的一种疾病，任何晶状体的混浊都可称为白内障。当晶状体混浊较轻时，常因没有明显地影响视力而不被人们发现或被忽略。根据调查，白内障是最常见的致盲和视力残疾的原因，约25%的人患有白内障。中医认为，老年性白内障多因老年人肝肾不足、脾气虚衰或是心气不足、气虚火衰，致使精气不能上荣于目，导致晶状体出现营养供给障碍而致。刮拭头背部及下肢相关穴位，可以补益肝脾肾、益气养血，从而达到治疗的目的。

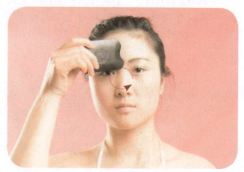

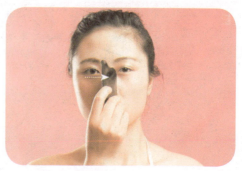

重点刮拭部位

刮拭头部鱼腰穴、攒竹穴、睛明穴

【选穴定位】

攒竹：位于面部，当眉头陷中，眶上切迹处，取穴时应要求患者采用正坐或仰卧的姿势。

鱼腰：位于额部，瞳孔直上，眉毛中。

睛明：位于面部，目内眦角稍上方凹陷处。

【刮痧体位】可采取坐位，以方便刮拭和自我感觉舒适为宜。

【刮拭方法】放松身体，用平面按揉法按揉面部攒竹穴、鱼腰穴，再用垂直按揉法按揉睛明穴。

刮拭头部风池穴

【选穴定位】

风池：位于项部，在枕骨之下，与风府穴相平，胸锁乳突肌与斜方肌上端之间的凹陷处。或当后头骨下，两条大筋外缘陷窝中，相当于耳垂齐平。

【刮痧体位】可采取坐位，以方便刮拭和自我感觉舒适为宜。

【刮拭方法】用单角刮法刮拭颈部风池穴。

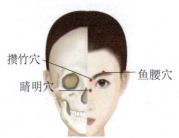

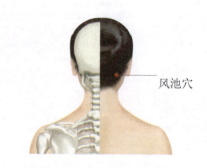

| 第六章 关爱中老年，呵护孩子健康

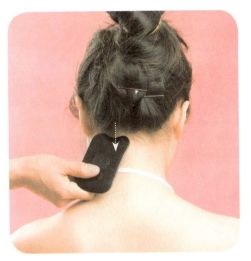

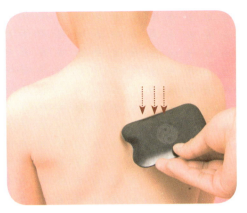

刮拭下肢足三里穴

【选穴定位】

足三里：位于小腿前外侧，犊鼻下3寸，距胫骨前缘1横指（中指）处。取穴时，站位，用同侧手张开虎口围住髌骨上外缘，余4指向下，中指尖处为取穴部位。

【刮痧体位】采取坐位，以方便刮拭和自我感觉舒适为宜。

【刮拭方法】用面刮法从上向下刮拭足三里穴。

刮拭背部肝俞穴、肾俞穴

【选穴定位】

肝俞：位于背部，第9胸椎棘突下，旁开1.5寸。由平双肩胛骨下角之椎骨（第7胸椎），往下推2个椎骨，即第9胸椎棘突下缘，左右旁开约2横指（食、中指）处为取穴部位。

肾俞：位于腰部，第2腰椎棘突下，旁开1.5寸。与肚脐中相对应处即为第2腰椎，其棘突下缘左右旁开约2横指（食、中指）处为取穴部位。

【刮痧体位】可采用俯卧姿势，以方便刮拭为宜。

【刮拭方法】用面刮法从上向下刮拭背部肝俞穴、肾俞穴。

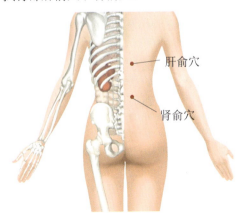

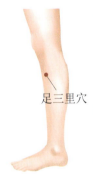

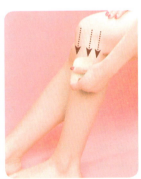

刮拭提醒

用刮痧法治疗老年性白内障疗程较长，需坚持治疗，并应适当配合药物治疗。刮拭治疗时，头面部穴位手法不宜过重，下肢及背部穴位的手法可稍重一些。严重的白内障可考虑手术治疗。

更年期综合征

更年期综合征亦称"绝经前后诸证"。中医认为，妇女停经前后肾气渐衰，脏腑功能逐渐衰退，人体阴阳逐渐失去平衡，因而出现面红潮热、眩晕头胀、烦躁易怒、抑郁忧愁、心悸失眠、阴道干涩灼热、腰酸背痛、骨质疏松等症状。本病病机分为虚实两种，虚证多由肾气不足，冲任未充；或肝肾亏虚，精血亏虚；或脾胃虚弱，气血乏源；或久病失血，冲任不能满盈，血海亏虚，无血可下所致。实证多由气滞血瘀或痰湿壅滞，导致经闭阻塞，冲任不通而成。病位在肾与胞宫，与肝脾等脏器功能有关。刮拭身体相关穴位，可以调补肾气、活血通络，有助于气血的生化和运行。

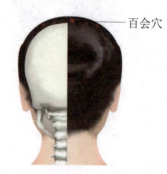
百会穴

重点刮拭部位

刮拭头部百会穴
【选穴定位】
百会：位于头部，前发际正中直上5寸，或两耳尖连线的中点处。让患者采用正坐的姿势，可以通过两耳尖直上连线中点，来简易取此穴。

【刮痧体位】可采取坐位或俯卧位，以方便刮拭和自我感觉舒适为宜。

【刮拭方法】放松身体，以单角法刮拭头部百会穴。

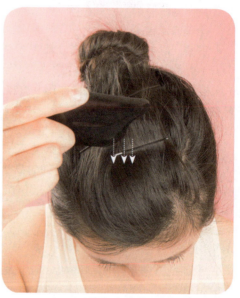

刮拭背腰部肝俞穴、命门穴、肾俞穴
【选穴定位】
肝俞：位于背部，第9胸椎棘突下，旁开1.5寸。由平双肩胛骨下角之椎骨（第7胸椎），往下推2个椎骨，即第9胸椎棘突下缘，左右旁开约2横指（食、中指）处为取穴部位。

命门：位于腰部，后正中线上，第

2腰椎棘突下凹陷处。取穴时采用俯卧的姿势，指压时，有强烈的压痛感。

肾俞：位于腰部，第2腰椎棘突下，旁开1.5寸。与肚脐中相对应处即为第2腰椎，其棘突下缘左右旁开约2横指（食、中指）处为取穴部位。

【刮痧体位】可采取坐位或俯卧位，以方便刮拭和自我感觉舒适为宜。

【刮拭方法】用面刮法从上向下刮拭背腰部命门穴、双侧肝俞穴到肾俞穴段。

左右旁开1指宽处，即为此穴。

【刮痧体位】可采用仰卧位，以方便刮拭和自我感觉舒适为宜。

【刮拭方法】用面刮法从上向下刮拭腹部双侧中注穴至大赫穴段。

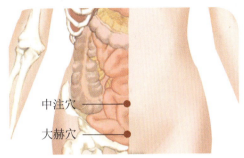

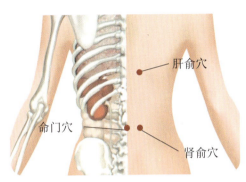

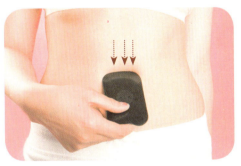

刮拭上肢内关穴、神门穴

【选穴定位】

内关：位于前臂掌侧，曲泽与大陵的连线上，腕横纹上2寸，掌长肌肌腱与桡侧腕屈肌肌腱之间。取穴时，患者采用正坐或仰卧，仰掌的姿势，从近手腕之横纹的中央，往上约2指宽的中央。

神门：位于腕部，腕掌侧横纹尺侧端，尺侧腕屈肌腱的桡侧凹陷处。取穴时仰掌，豌豆骨（手掌小鱼际肌近腕部有一突起圆骨）的桡侧，掌后第1横纹上取穴。

【刮痧体位】可采取坐位或俯卧位，以方便刮拭和自我感觉舒适为宜。

【刮拭方法】用面刮法从上向下刮拭上肢内关穴、神门穴。

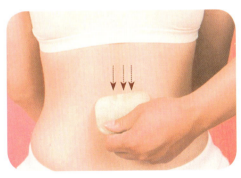

刮拭腹部中注穴、大赫穴

【选穴定位】

中注：位于下腹部，当脐中下1寸，前正中线左右旁开0.5寸。

大赫：位于下腹部，脐中下4寸，前正中线旁开0.5寸。取穴时，患者可采用仰卧的姿势，从肚脐到耻骨上方画一线，将此线5等分，从肚脐往下4/5处，

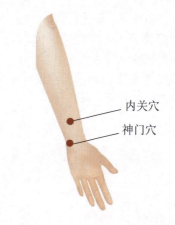

指上缘所在水平线在胫骨后缘的交点，为取穴部位。

公孙：位于足内侧缘，第1跖骨基底部的前下方，赤白肉际处。

【刮痧体位】可采取坐位或俯卧位，以方便刮拭和自我感觉舒适为宜。

【刮拭方法】用面刮法从上向下刮拭下肢足三里穴、阴陵泉穴、三阴交穴、公孙穴。

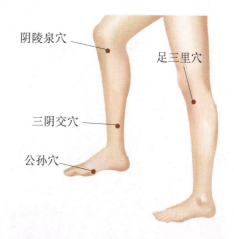

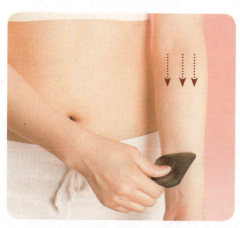

刮拭下肢足三里穴、阴陵泉穴、三阴交穴、公孙穴

【选穴定位】

足三里：位于小腿前外侧，犊鼻下3寸，距胫骨前缘1横指（中指）处。取穴时，站位，用同侧手张开虎口围住髌骨上外缘，余4指向下，中指尖处为取穴部位。

阴陵泉：位于小腿内侧，胫骨内侧髁后下方凹陷处。取穴时，坐位，用拇指沿小腿内侧骨内缘（胫骨内侧）由下往上推，至拇指抵膝关节下时，胫骨向内上弯曲之凹陷为取穴部位。

三阴交：位于小腿内侧，足内踝尖上3寸，胫骨内侧缘后方。取穴时以手4指并拢，小指下边缘紧靠内踝尖上，食

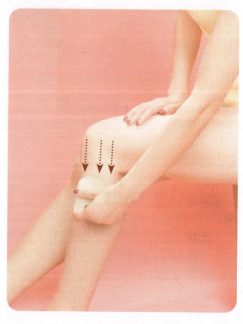

刮拭下肢太溪穴、太冲穴

【选穴定位】

太溪：位于足内侧内踝后方，内踝尖与跟腱之间的凹陷处。由足内踝尖向后推至凹陷处（大约当内踝尖与跟腱间之中点）为取穴部位。

太冲：位于足背侧，第1跖骨间隙的后方凹陷处。取穴时，由第1、第2趾间缝纹向足背上推，至其两骨联合缘凹陷（约缝纹头上2横指）处，为取穴部位。

【刮痧体位】可采取坐位或俯卧位，以方便刮拭和自我感觉舒适为宜。

【刮拭方法】用平面按揉法按揉太溪穴，再用垂直按揉法按揉足部太冲穴。

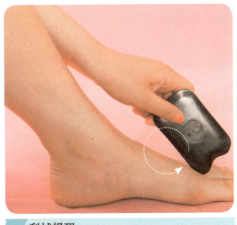

刮拭提醒

刮痧治疗更年期综合征，一般5~7次为1个疗程，患者可根据个人皮肤承受力，隔天刮1次或2天刮1次。

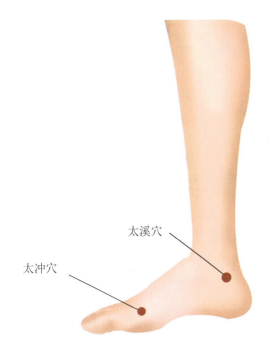

温馨小贴士

步入更年期的女性应提高自我保健能力，保持生活规律化，坚持力所能及的体育锻炼，少食动物脂肪，多吃蔬菜水果，避免饮食无节，忌烟酒；还要充实生活内容，如旅游、烹饪、种花、编织、跳舞等，以获得集体生活的友爱，使精神有所寄托；要善于克制，并培养开朗、乐观的性格，善用宽容和忍耐对待不称心的人和事，以保持心情舒畅及心理、精神上的平静状态，有利于顺利渡过绝经期。为预防骨质疏松，围绝经期和绝经后妇女应坚持体育锻炼，增加日晒时间，摄入足量蛋白质和含钙食物。

老年性骨质疏松症

老年性骨质疏松症是指发生在老年和绝经期后妇女的骨质疏松症。最常见的症状是腰痛，疼痛沿脊柱向两侧扩散，仰卧位或坐位时疼痛减轻，直立后疼痛加剧，日间疼痛减轻，夜间和清晨醒来时疼痛加重，弯腰、肌肉运动、咳嗽和大便用力时疼痛亦加重。中医认为，老年性骨质疏松症的主要病机是肾虚，并与肝肾阴虚、脾胃虚弱、外邪侵袭、瘀血痰浊等因素关系密切。刮拭腰部及下肢相关穴位，能够起到补肾益精填髓的功效，从而达到治疗的目的。

【刮痧体位】采取坐位或俯卧位，以方便刮拭和自我感觉舒适为宜。

【刮拭方法】用面刮法从上向下刮拭腰部命门穴、两侧肾俞穴与志室穴、腰阳关穴。

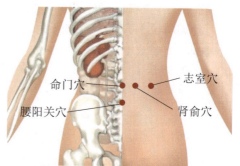

重点刮拭部位

刮拭腰部命门穴、肾俞穴、志室穴、腰阳关穴

【选穴定位】

肾俞：位于腰部，第2腰椎棘突下，旁开1.5寸。与肚脐中相对应处即为第2腰椎，其棘突下缘左右旁开约2横指(食、中指)处为取穴部位。

命门：位于腰部，后正中线上，第2腰椎棘突下凹陷处。取穴时采用俯卧的姿势，指压时，有强烈的压痛感。

志室：位于腰部，第2腰椎棘突下，旁开3寸。与肚脐中相对应处即为第2腰椎，其棘突下缘左右旁开4横指处为取穴部位。

腰阳关：位于腰部，后正中线上，第4腰椎棘突下凹陷中。取穴时，俯卧位，腰部两髂嵴连线与后正中线相交处为取穴部位。

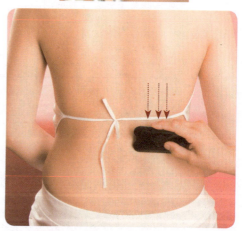

刮拭下肢承扶穴、委中穴、承山穴

【选穴定位】

承扶：位于大腿后面，臀下横纹的中点。

委中：位于腘横纹中点，股二头肌肌腱与半腱肌肌腱的中间。

承山：位于小腿后面正中，委中与昆仑之间，当伸直小腿或足跟上提时腓肠肌肌腹下出现尖角凹陷处。或腘横纹中点至外踝尖平齐处连线的中点为取穴部位。

【刮痧体位】可采用俯卧位，以方便刮拭和自我感觉舒适为宜。

【刮拭方法】用面刮法由里而外刮拭承扶穴，再用面刮法从上向下刮拭委中穴、承山穴。

刮拭下肢阳陵泉穴、三阴交穴

【选穴定位】

阳陵泉：位于小腿外侧，腓骨头前下方凹陷处。取穴时，坐位，屈膝成90°，膝关节外下方，腓骨小头前缘与下缘交叉处的凹陷，为取穴部位。

三阴交：位于小腿内侧，足内踝尖上3寸，胫骨内侧缘后方。取穴时以手4指并拢，小指下边缘紧靠内踝尖上，食指上缘所在水平线在胫骨后缘的交点，为取穴部位。

【刮痧体位】采取坐位或俯卧位，以方便刮拭和自我感觉舒适为宜。

【刮拭方法】用面刮法从上向下刮拭下肢阳陵泉穴、三阴交穴。

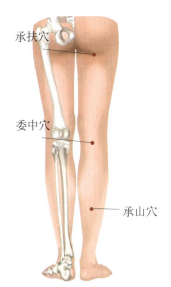

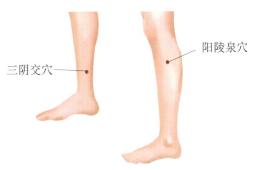

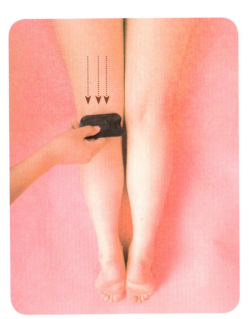

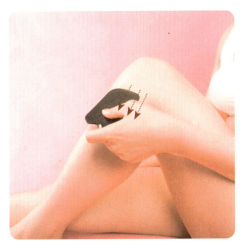

刮拭下肢太溪穴

【选穴定位】

太溪：位于足内侧内踝后方，内踝尖与跟腱之间的凹陷处。由足内踝尖向后推至凹陷处（大约当内踝尖与跟腱间之中点）为取穴部位。

【刮痧体位】采取坐位或俯卧位，以方便刮拭和自我感觉舒适为宜。

【刮拭方法】用平面按揉法按揉太溪穴。

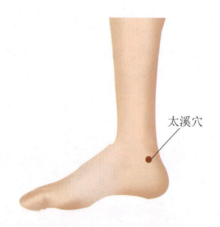

太溪穴

刮拭提醒

刮痧治疗老年性骨质疏松症，一般10次为1个疗程，需配合药物及饮食调养。一般2个疗程便可见到明显成效。

温馨小贴士

骨质疏松症虽不能完全预防，但给予一定的预防措施，能在很大程度上减轻骨质疏松症，防止严重并发症出现。如摄入足够的钙、维生素D等，能很大程度上减轻骨质疏松症，防止严重并发症出现。应尽量减少骨质疏松症患者摔倒的机率，以减少髋骨骨折及科勒斯骨折。老年人摔跤的发生机率随着年龄的增长呈指数增加。适量运动能提高灵敏度以及平衡能力，对于预防老年人摔跤有一定帮助。对于容易引起摔跤的疾病及损伤应及时加以有效地治疗。避免使用影响身体平衡的药物。

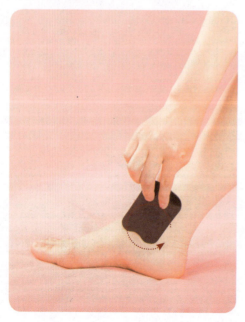

刮拭儿童常见病，呵护孩子健康

小儿流涎

小儿流涎，俗称小儿流口水，较多见于1岁左右的婴儿，常发生于其断奶前后。婴儿长到6个月龄以后，身体各器官明显地发生变化。此时婴儿所需营养已不能局限于母乳，要逐步用米糊、菜泥等营养丰富，容易消化的辅助食品来补充。有些母亲用母乳喂养小儿到15个月以上才断奶，断奶后再喂辅食，这样的小儿脾胃比较虚弱，容易发生消化不良，这时候小儿流涎发生率最高。中医认为本病多由脾胃不和，脾失健运，水湿上犯所致。刮拭脾俞穴可以补脾胃，健运水湿；中脘穴可提升脾气，祛湿化浊；合谷穴可活血通络，除积滞。

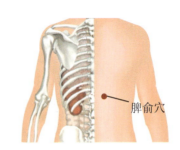

脾俞穴

重点刮拭部位

刮拭背部脾俞穴
【选穴定位】

脾俞：位于背部，第11胸椎棘突下，旁开1.5寸。与肚脐中相对应处即为第2腰椎，由第2腰椎往上摸3个椎体，即为第11胸椎，其棘突下缘旁开约2横指（食、中指）处为取穴部位。

【刮痧体位】采取俯卧位或坐位，以方便刮拭为宜。

【刮拭方法】用面刮法从上向下刮拭背部双侧脾俞穴。

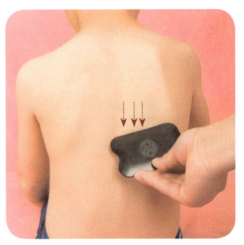

刮拭腹部中脘穴
【选穴定位】

中脘：位于上腹部，前正中线上，脐中上4寸。取穴时，可采用仰卧位，脐中与胸剑联合部（心窝上边）的中点为取穴部位。

【刮痧体位】采用仰卧位，以方便刮拭为宜。

【刮拭方法】用面刮法从上向下刮拭胸部中脘穴。

一用就灵 对症刮痧百病消

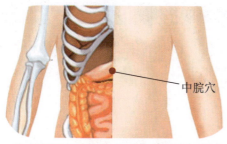

中脘穴

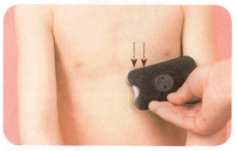

刮拭手背合谷穴

【选穴定位】

合谷：位于第1、第2掌骨间，第2掌骨桡侧的中点处。取穴时，以一手的拇指掌面指关节横纹，放在另一手的拇、食指的指蹼缘上，屈指，拇指尖尽处为取穴部位。

【刮痧体位】采用仰卧位或坐位，以方便刮拭为宜。

【刮拭方法】用平面按揉法按揉手背合谷穴。

合谷穴

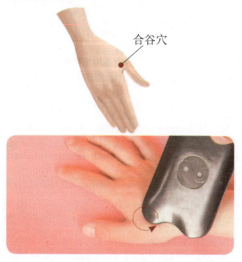

刮拭提醒

先刮拭背部脾俞穴，以出痧为度。刮痧治疗小儿流涎，一般7次为1个疗程。1~2个疗程便可以见成效。

温馨小贴士

家长平日要注意观察婴儿的表现，找出流涎的原因，特别是伴有婴儿发热、拒绝进食时，要进行口腔检查，观察有无溃疡。如果是脾胃虚弱所引起，平时不要给婴儿穿着过多或过厚，饮食上注意节制，以防体内存食生火加重流涎现象。平时要注意以下护理措施：

1. 宝宝口水流得较多时，妈妈注意护理好宝宝口腔周围的皮肤，每天至少用清水清洗2遍，让宝宝的脸部、颈部保持干爽，避免患上湿疹。

2. 唾液中含有口腔中的一些杂菌及淀粉酶等物质，对皮肤有一定的刺激作用，如果不精心护理，口周皮肤就会发红，起小红丘疹，这时可涂一些婴儿护肤膏。

3. 不要用较粗糙的手帕或毛巾在宝宝的嘴边抹来抹去，容易损伤皮肤。要用非常柔软的手帕或餐巾纸一点点蘸去流在嘴巴外面的口水，让口周保持干燥。

4. 为防止口水将颈前、胸上部衣服弄湿，可以给宝宝挂个全棉的小围嘴。柔软、略厚、吸水性较强的布料是围嘴的首选。

小儿腹泻

婴幼儿腹泻，又名婴幼儿消化不良，是指婴幼儿期急性胃肠道功能紊乱，临床表现以腹泻、呕吐为主的一组疾病，以夏秋季节发病率最高。本病的致病因素分为三方面：体质、感染及消化功能紊乱。临床主要表现为大便次数增多、排稀便和水电解质紊乱。中医认为，腹泻主要是由感受外邪、内伤乳食、脾胃虚弱和脾肾阳虚所引起的。刮拭身体相关穴位可以发散风寒、健脾消积，从而达到治疗的目的。

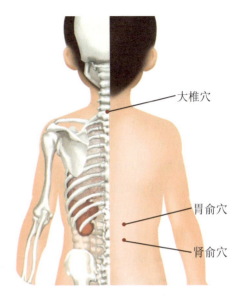

重点刮拭部位

刮拭背腰部大椎穴、胃俞穴、肾俞穴

【选穴定位】

大椎：位于颈部下端，背部正中线上，第7颈椎棘突下凹陷中。取穴时正坐低头，可见颈背部交界处椎骨有一高突，并能随颈部左右摆动而转动者即是第7颈椎，其下为大椎穴。

胃俞：位于背部，第12胸椎棘突下，旁开1.5寸。取穴时，可采用俯卧的取穴姿势，该穴位于背部，第12胸椎棘突下，左右旁开2横指宽处即是。

肾俞：位于腰部，第2腰椎棘突下，旁开1.5寸。与肚脐中相对应处即为第2腰椎，其棘突下缘左右旁开约2横指（食、中指）处为取穴部位。

【刮痧体位】可采取俯卧位或坐位，以方便刮拭为宜。

【刮拭方法】用面刮法从上向下刮拭背腰部大椎穴，双侧胃俞穴、肾俞穴。

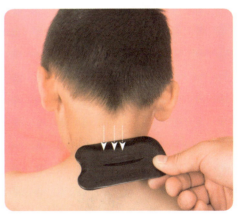

刮拭胸腹部中脘穴、建里穴、气海穴、章门穴

【选穴定位】

中脘：位于前正中线上，脐上4寸处。取穴时，可采用仰卧位，脐中与胸剑联合部（心窝上边）的中点为取穴部位。

建里：位于上腹部，前正中线上，脐中上3寸。在脐上3寸，腹中线上，仰卧取穴。

气海：位于下腹部，前正中线上，脐中下1.5寸。取穴时，可采用仰卧的姿势，直线连结肚脐与耻骨上方，将其分为10等分，从肚脐3/10的位置，即为此穴。

章门：位于侧腹部，第11肋游离端的下方。仰卧位或侧卧位时，在腋中线上，合腋屈肘时，肘尖止处是该穴。

【刮痧体位】可采用仰卧位或坐位，以方便刮拭为宜。

【刮拭方法】用面刮法从上向下刮拭胸腹部中脘穴、建里穴、气海穴，及双侧章门穴。

缘，余4指向下，中指尖处为取穴部位。

内庭：位于足背，第2、第3趾间，趾蹼缘后方赤白肉际处。

【刮痧体位】采取坐位或仰卧位，以方便刮拭为宜。

【刮拭方法】用面刮法从上向下刮拭下肢足三里穴，再用垂直按揉法按揉下肢内庭穴。

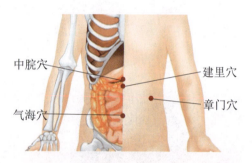

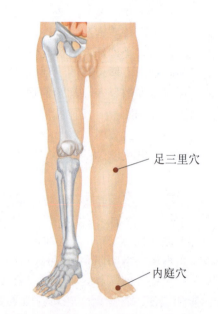

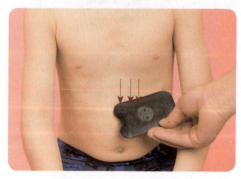

刮拭下肢足三里穴、内庭穴

【选穴定位】

足三里：位于小腿前外侧，犊鼻下3寸，距胫骨前缘1横指（中指）处。取穴时，站位，用同侧手张开虎口围住髌骨上外

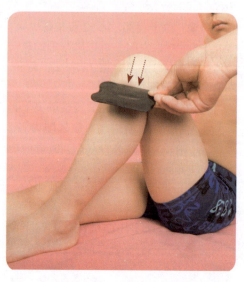

刮拭手背合谷穴

【选穴定位】

合谷：位于第1、第2掌骨间，第2掌骨桡侧的中点处。取穴时，以一手的拇指掌面指关节横纹，放在另一手的拇、食指的指蹼缘上，屈指，拇指尖尽处为取穴部位。

【刮痧体位】采取坐位或仰卧位，以方便刮拭为宜。

【刮拭方法】用平面按揉法按揉手背合谷穴。

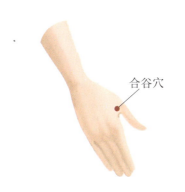

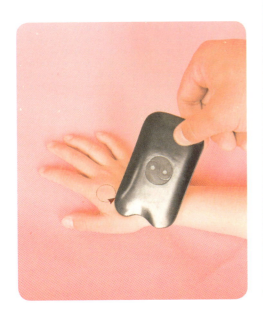

刮拭提醒

用刮痧法治疗小儿腹泻，一般3次为1个疗程。刮痧时手法宜轻，同时可配合捏脊、推拿、中药贴脐、热熨腹部等方法，以提高疗效；病情严重出现高热、神昏、脱水、酸中毒等症状者，应及时采用中西药物对症治疗，以尽快控制病情。

温馨小贴士

腹泻是婴幼儿时期的常见病，在日常生活中，妈妈们应该注意以下护理措施：

1. 注意孩子的腹部保暖。婴幼儿身体比较弱，腹部又容易受寒，而患有腹泻的儿童，肠蠕动本已增快，如腹部再受凉则肠蠕动更快，从而加重病情。

2. 调整好孩子的饮食，减轻胃肠道的负担。有些家长千方百计地喂孩子巧克力、牛奶、鸡蛋等高脂肪、高蛋白的食物，想以此来弥补患儿腹泻造成的损失，殊不知这样做反而会加重胃肠的负担，使腹泻长时间不愈。此时宜给孩子吃些易消化的食物，如米汤、糖盐水，甚至暂禁进食，使胃肠功能得以恢复，以加快疾病的痊愈。

3. 要注意保护好病孩的臀部。由于排便次数增多，肛门周围的皮肤及黏膜必定有不同程度的损伤，家长在护理中要特别注意肛门部位。便后应用细软的卫生纸轻擦，或用细软的纱布蘸水轻洗，洗后可涂些油脂类的药膏，以防红臀，并要及时更换尿布，避免粪便、尿液浸渍的尿布与皮肤摩擦而发生破溃。

小儿厌食

小儿厌食症指小儿（1～6岁）较长时期内食欲减退或消失的一种常见病症。主要的症状有呕吐、食欲不振、腹泻、便秘、腹胀、腹痛和便血等。造成此病的原因很多，如不良的饮食习惯、气候过热、湿度过高、小儿的情绪变化、某些慢性消化系统疾病等，长期厌食可致营养不良和体质减弱。中医认为，本病的发生系由于饮食喂养不当，导致脾胃不和，受纳运化失健所致。刮拭大椎穴至悬枢穴、脾俞穴至三焦俞穴、中脘穴至气海穴，可疏泄阳热、健脾和胃；配天枢穴、章门穴可行气消积化滞；四缝穴主治小儿消化不良；足三里穴配公孙穴可有效调节脾胃功能，促进消化吸收。

重点刮拭部位

刮拭背部大椎穴、悬枢穴、脾俞穴、三焦俞穴

【选穴定位】

大椎： 位于颈部下端，背部正中线上，第7颈椎棘突下凹陷中。取穴时正坐低头，可见颈背部交界处椎骨有一高突，并能随颈部左右摆动而转动者即是第7颈椎，其下为大椎穴。

脾俞： 位于背部，第11胸椎棘突下，旁开1.5寸。与肚脐中相对应处即为第2腰椎，由第2腰椎往上摸3个椎体，即为第11胸椎，其棘突下缘左右旁开约2横指（食、中指）处为取穴部位。

悬枢： 位于腰部，后正中线上，第1腰椎棘突下凹陷中。

三焦俞： 位于腰部，第1腰椎棘突下，左右旁开2指宽处。

【刮痧体位】采取俯卧位或坐位，以方便刮拭为宜。

【刮拭方法】用面刮法从上向下刮拭背部大椎穴至悬枢穴、脾俞穴至三焦俞穴。

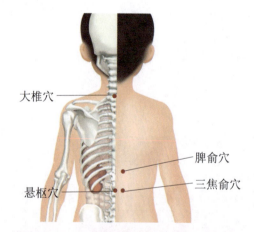

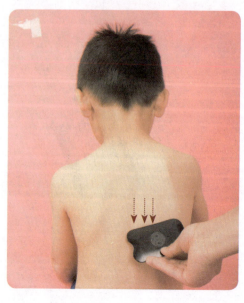

刮拭腹部中脘穴、气海穴、天枢穴、章门穴,双手四缝穴

【选穴定位】

中脘:位于上腹部,前正中线上,当脐中上4寸。取穴时,可采用仰卧位,脐中与胸剑联合部(心窝上边)的中点为取穴部位。

气海:位于下腹部,前正中线上,脐中下1.5寸。取穴时,可采用仰卧的姿势,直线连结肚脐与耻骨上方,将其分为10等分,从肚脐3/10的位置,即为此穴。

章门:位于侧腹部,第11肋游离端的下方。仰卧位或侧卧位时,在腋中线上,合腋屈肘时,肘尖止处是该穴。

天枢:位于腹中部,距脐中2寸。取穴时,可采用仰卧的姿势,肚脐向左右3指宽处。

四缝:位于第2至第5指掌侧,近端指关节的中央,每手4穴,左右各8穴。在手2、3、4、5指的掌面,当第2指关节横纹中点为取穴部位。

【刮痧体位】采用仰卧位,以方便刮拭为宜。

【刮拭方法】用面刮法从上向下刮拭腹部中脘穴至气海穴、双侧天枢穴、章门穴。再用垂直按揉法按揉双手四缝穴。

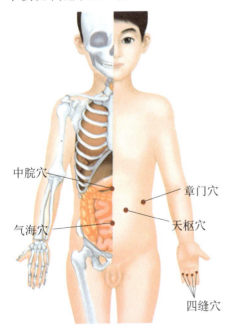

中脘穴
章门穴
气海穴
天枢穴
四缝穴

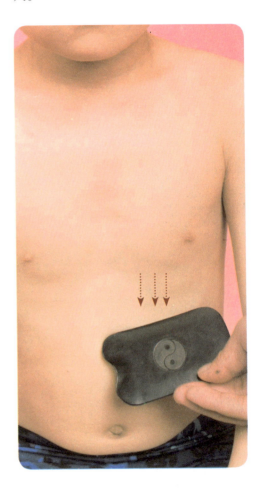

刮拭下肢足三里穴、公孙穴

【选穴定位】

足三里:位于小腿前外侧,犊鼻下3寸,距胫骨前缘1横指(中指)处。取穴时,站位,用同侧手张开虎口围住髌骨上外缘,余4指向下,中指尖处为取穴部位。

公孙： 位于足内侧缘，第1跖骨基底部的前下方，赤白肉际处。

【刮痧体位】采取坐位或仰卧位，以方便刮拭为宜。

【刮拭方法】用平面按揉法按揉下肢足三里穴、公孙穴。

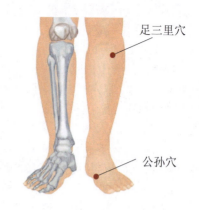

足三里穴

公孙穴

刮拭提醒

用刮痧治疗小儿厌食，一般4~8次为1个疗程，治疗1~2个疗程便可见成效。

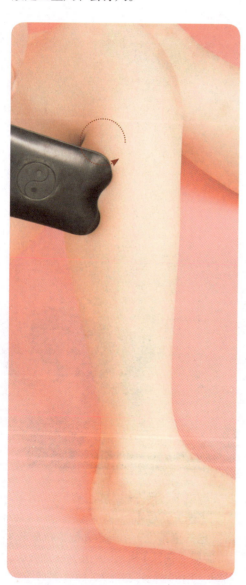

温馨小贴士

预防小儿厌食症，首先要保持合理的膳食，建立良好的进食习惯，如动物食品含锌较多，需在膳食中保持一定的比例。其次，应给孩子做出好的榜样，如果父母偏食挑食，孩子就容易厌食，还应注意引导孩子去品尝不愿意吃的食物，即不要无原则迁就，但也不要过分勉强。此外，还应给孩子营造一个良好的吃饭氛围，让孩子在愉快的心情下进食。

小儿遗尿

遗尿，俗称"尿床"，是指3岁以上的小儿在睡眠中小便自遗，醒后才知的一种病症。3岁以下的小儿大脑未发育完全，正常的排尿习惯尚未养成，尿床不属病态，而年长小儿因贪玩、过度疲劳、睡前多饮等偶然尿床者不属病态。现代医学认为，本病因大脑皮层、皮层下中枢功能失调而引起。中医认为，小儿因先天禀赋不足或素体虚弱导致肾气不足，下元虚冷，不能温养膀胱，膀胱气化功能失调，闭藏失职，不能约制水道，而为遗尿；或者肺脾气虚时，上虚不能制下，下虚不能上承，则小便自遗，或睡中小便自出；或者肝经湿热郁结，热郁化火，迫注膀胱而致遗尿。刮拭身体相关穴位，可以补脾益肾缩尿，从而达到治疗的目的。

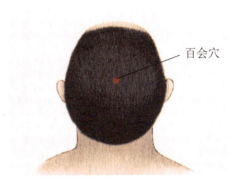

百会穴

重点刮拭部位

刮拭头部百会穴

【选穴定位】

百会：位于头部，前发际正中直上5寸，或两耳尖连线的中点处。让患者采用正坐的姿势，可以通过两耳尖直上连线中点，来简易取此穴。

【刮痧体位】采取坐位，以方便刮拭为宜。

【刮拭方法】以刮痧板角部点揉患儿头顶百会穴。

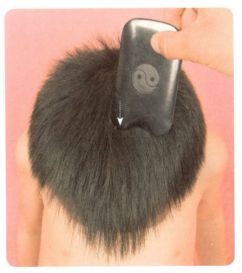

刮拭背腰部脾俞穴、肾俞穴、次髎穴、膀胱俞穴

【选穴定位】

脾俞：位于背部，第11胸椎棘突下，旁开1.5寸。与肚脐中相对应处即为第2腰椎，由第2腰椎往上摸3个椎体，即为第11胸椎，其棘突下缘左右旁开约2横指（食、中指）处为取穴部位。

肾俞：位于腰部，第2腰椎棘突下，旁开1.5寸。与肚脐中相对应处即为第2腰椎，其棘突下缘左右旁开约2横指（食、中指)处为取穴部位。

次髎：位于骶部，髂后上棘内下方，适对第 2 骶后孔处。取穴时俯卧，骨盆后面，从髂嵴最高点向内下方骶角两侧循摸一高骨突起，即是髂后上棘，与之平齐，髂骨正中突起处是第 1 骶椎棘突，髂后上棘与第 2 骶椎棘突之间即第 2 骶后孔，此为取穴部位。

膀胱俞：位于骶部，骶正中嵴旁 1.5 寸，平第 2 骶孔。

【刮痧体位】采取坐位或俯卧位，以方便刮拭为宜。

【刮拭方法】用面刮法从上向下刮拭背部双侧脾俞穴、肾俞穴、次髎穴、膀胱俞穴。

刮拭腹部气海穴、关元穴、中极穴

【选穴定位】

气海：位于下腹部，前正中线上，脐中下 1.5 寸。取穴时，可采用仰卧的姿势，直线连结肚脐与耻骨上方，将其分为 10 等分，从肚脐 3/10 的位置，即为此穴。

关元：位于下腹部，前正中线上，脐中下 3 寸。

中极：位于下腹部，前正中线上，脐中下 4 寸。

【刮痧体位】采用仰卧位，以方便刮拭为宜。

【刮拭方法】用面刮法从上向下刮拭腹部气海穴、关元穴、中极穴。

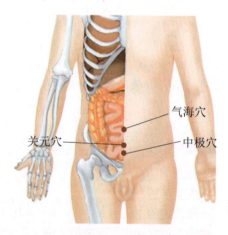

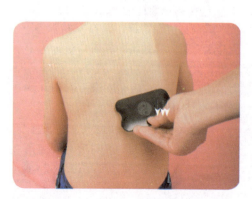

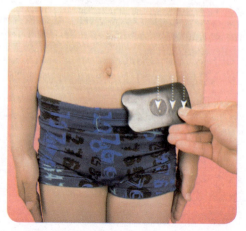

刮拭上肢尺泽穴、神门穴

【选穴定位】

尺泽：位于肘横纹中，肱二头肌肌腱桡侧凹陷处。取穴时先将手臂上举，在手臂内侧中央处有粗腱，腱的外侧即是此穴。或在肘横纹中，肱二头肌桡侧凹陷处。该穴上方3~4寸处用手强压会感到疼痛处，就是"上尺泽"。

神门：位于腕部，腕掌侧横纹尺侧端，尺侧腕屈肌腱的桡侧凹陷处。取穴时仰掌，豌豆骨(手掌小鱼际肌近腕部有一突起圆骨)的桡侧，掌后第1横纹上取穴。

【刮痧体位】采取坐位或仰卧位，以方便刮拭为宜。

【刮拭方法】用面刮法从上向下刮拭上肢尺泽穴、神门穴。

刮拭下肢足三里穴、三阴交穴、太溪穴

【选穴定位】

足三里：位于小腿前外侧，犊鼻下3寸，距胫骨前缘1横指(中指)处。取穴时，站位，用同侧手张开虎口围住髌骨上外缘，余4指向下，中指尖处为取穴部位。

三阴交：位于小腿内侧，足内踝尖上3寸，胫骨内侧缘后方。取穴时以手4指并拢，小指下边缘紧靠内踝尖上，食指上缘所在水平线在胫骨后缘的交点，为取穴部位。

太溪：位于足内侧内踝后方，内踝尖与跟腱之间的凹陷处。由足内踝尖向后推至凹陷处(大约当内踝尖与跟腱间之中点)为取穴部位。

【刮痧体位】采取坐位或仰卧位，以方便刮拭为宜。

【刮拭方法】用面刮法从上向下刮拭下肢足三里穴、三阴交穴，再用平面按揉法按揉太溪穴。

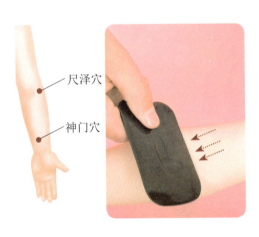

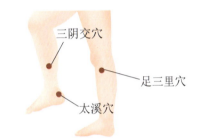

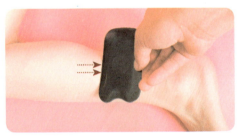

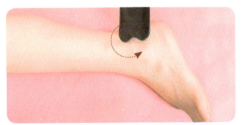

刮拭提醒

刮痧治疗小儿遗尿，一般7次为1个疗程，根据病程长短决定治疗时间。

小儿惊风

小儿惊风是小儿时期常见的一种急重病，以临床出现抽搐、昏迷为主要特征，又称"惊厥"，俗名"抽风"。任何季节均可发生，一般以 1～5 岁的小儿为多见，年龄越小，发病率越高。其证情往往比较凶险，变化迅速，威胁小儿生命。所以，古代医家认为惊风是一种恶候。如《东医宝鉴·小儿》说："小儿疾之最危者，无越惊风之证。"《幼科释谜·惊风》也说："小儿之病，最重惟惊。"刮拭大椎穴、曲池穴、合谷穴可以清热定惊；刮拭人中穴、十宣穴可开窍醒神；刮拭阳陵泉穴可舒筋止惊；刮拭足三里穴、太冲穴可疏肝健脾。

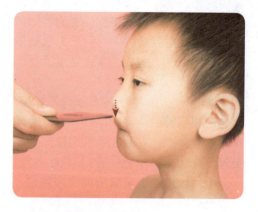

重点刮拭部位

刮拭面部人中穴

【选穴定位】

人中：位于上嘴唇沟的上 1/3 与下 2/3 交界处，为急救昏厥的要穴。

【刮痧体位】采取坐位，以方便刮拭为宜。

【刮拭方法】用点按法点按面部人中穴。

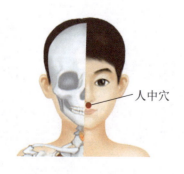

刮拭背部大椎穴

【选穴定位】

大椎：位于颈部下端，背部正中线上，第 7 颈椎棘突下凹陷中。取穴时正坐低头，可见颈背部交界处椎骨有一高突，并能随颈部左右摆动而转动者即是第 7 颈椎，其下为大椎穴。

【刮痧体位】采取坐位或俯卧位，以方便刮拭为宜。

【刮拭方法】用面刮法从上向下刮拭背部大椎穴。

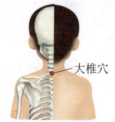 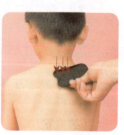

刮拭上肢曲池穴、合谷穴、十宣穴

【选穴定位】

曲池：位于肘横纹外侧端，屈肘时尺泽与肱骨外上髁连线中点处。取穴时，仰掌屈肘成 45°，肘关节桡侧，肘横纹头为取穴部位。

合谷：位于第1、第2掌骨间，第2掌骨桡侧的中点处。取穴时，以一手的拇指掌面指关节横纹，放在另一手的拇、食指的指蹼缘上，屈指，拇指尖尽处为取穴部位。

十宣：位于手十指尖端，距指甲游离缘0.1寸，左右共10个穴位。取穴时仰掌，十指微屈。

【刮痧体位】采取坐位，以方便刮拭为宜。

【刮拭方法】用面刮法从上向下刮拭曲池穴、十宣穴，再以平面按揉法按揉上肢合谷穴。

阳陵泉：位于小腿外侧，腓骨头前下方凹陷处。取穴时，坐位，屈膝成90°，膝关节外下方，腓骨小头前缘与下缘交叉处的凹陷，为取穴部位。

太冲：位于足背侧，第1跖骨间隙的后方凹陷处。取穴时，由第1、第2趾间缝纹向足背上推，至其两骨联合缘凹陷(约缝纹头上2横指)处，为取穴部位。

【刮痧体位】采取坐位，以方便刮拭为宜。

【刮拭方法】用面刮法从上向下刮拭下肢足三里穴、阳陵泉穴，再用垂直按揉法按揉太冲穴。

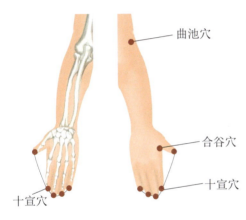

刮拭提醒

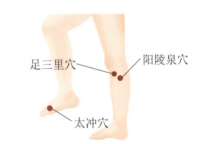

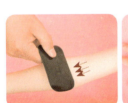 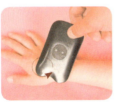

刮拭下肢足三里穴、阳陵泉穴、太冲穴

【选穴定位】

足三里：位于小腿前外侧，犊鼻下3寸，距胫骨前缘1横指(中指)处。取穴时，站位，用同侧手张开虎口围住髌骨上外缘，余4指向下，中指尖处为取穴部位。

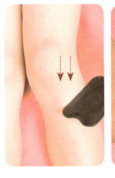 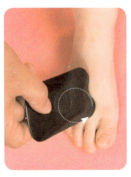

刮痧法治疗小儿急惊风，一般1次便可见效。在孩子发生高热的情况下，要及时就医治疗，以免发生高热惊厥，遗留后遗症。

小儿夜啼

小儿夜啼症多见于3～6月以内的婴幼儿,多在夜间啼哭不止,白天正常,或阵阵啼哭,或通宵达旦,哭后仍能入睡;或伴见面赤唇红,或阵发腹痛,或腹胀呕吐,或时惊恐,声音嘶哑等。一般持续时间少则数日,多则经月,过则自止。啼哭是婴儿的一种本能性反应,因为在婴儿时期尚没有语言表达能力,"哭"就是表达要求或痛苦的一种方式。如饥饿、口渴、衣着过冷或过热、尿布潮湿、臀部腋下皮肤糜烂、湿疹作痒,或虫咬等原因,或养成爱抱的习惯,均可引起患儿哭闹。这种哭闹是正常的本能性反映。有些疾病,如佝偻病、虫病、外科疾病等也可引起婴儿啼哭,基本上疾病治愈后夜啼就会随之停止。中医认为,小儿夜啼常因脾寒、心热、惊骇、食积而发病。刮拭身体相关穴位能够达到清心、镇惊安神、补益脾肾的目的,从而治疗该病。

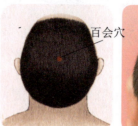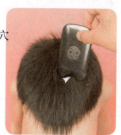

刮拭背腰部脾俞穴、肾俞穴、次髎穴、膀胱俞穴

【选穴定位】

脾俞:位于背部,第11胸椎棘突下,旁开1.5寸。与肚脐中相对应处即为第2腰椎,由第2腰椎往上摸3个椎体,即为第11胸椎,其棘突下缘左右旁开约2横指(食、中指)处为取穴部位。

肾俞:位于腰部,第2腰椎棘突下,旁开1.5寸。与肚脐中相对应处即为第2腰椎,其棘突下缘左右旁开约2横指(食、中指)处为取穴部位。

次髎:位于骶部,髂后上棘内下方,适对第2骶后孔处。取穴时俯卧,骨盆后面,从髂嵴最高点向内下方骶角两侧循摸一高骨突起,即是髂后上棘,与之平齐,髂骨正中突起处是第1骶椎棘突,髂后上棘与第2骶椎棘突之间即第2骶后孔,此为取穴部位。

膀胱俞:位于骶部,骶正中嵴旁1.5寸,平第2骶孔。

【刮痧体位】采取俯卧位,以方便刮拭为宜。

【刮拭方法】用面刮法从上向下刮拭背部双侧脾俞穴、肾俞穴,次髎穴、膀胱俞穴。

重点刮拭部位

刮拭头部百会穴

【选穴定位】

百会:位于头部,前发际正中直上5寸,或两耳尖连线的中点处。让患者采用正坐的姿势,可以通过两耳尖直上连线中点,来简易取此穴。

【刮痧体位】采取坐位,以方便刮拭为宜。

【刮拭方法】用刮痧板角部点揉患儿头顶百会穴。

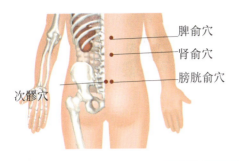

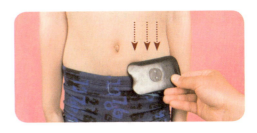

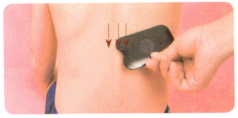

刮拭上肢尺泽穴、神门穴

【选穴定位】

尺泽：位于肘横纹中，肱二头肌肌腱桡侧凹陷处。取穴时先将手臂上举，在手臂内侧中央处有粗腱，腱的外侧即是此穴。或在肘横纹中，肱二头肌桡侧凹陷处。该穴上方3～4寸处用手强压会感到疼痛处，就是"上尺泽"。

神门：位于腕部，腕掌侧横纹尺侧端，尺侧腕屈肌腱的桡侧凹陷处。取穴时仰掌，豌豆骨(手掌小鱼际肌近腕部有一突起圆骨)的桡侧，掌后第1横纹上取穴。

【刮痧体位】采取坐位，以方便刮拭为宜。

【刮拭方法】用面刮法从上向下刮拭上肢尺泽穴，神门穴。

刮拭腹部气海穴、关元穴、中极穴

【选穴定位】

气海：位于下腹部，前正中线上，脐中下1.5寸。取穴时，可采用仰卧的姿势，直线连结肚脐与耻骨上方，将其分为10等分，从肚脐3/10的位置，即为此穴。

关元：位于下腹部，前正中线上，脐中下3寸。

中极：位于下腹部，前正中线上，脐中下4寸。

【刮痧体位】采用仰卧位，以方便刮拭为宜。

【刮拭方法】用面刮法从上向下刮拭腹部气海穴，关元穴，中极穴。

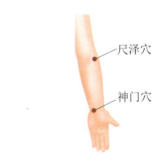

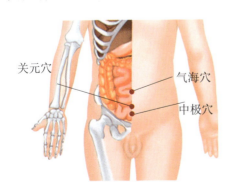

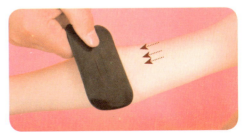

刮拭下肢足三里穴、三阴交穴、太溪穴

【选穴定位】

足三里：位于小腿前外侧，犊鼻下3寸，距胫骨前缘1横指（中指）处。取穴时，站位，用同侧手张开虎口围住髌骨上外缘，余4指向下，中指尖处为取穴部位。

三阴交：位于小腿内侧，足内踝尖上3寸，胫骨内侧缘后方。取穴时以手4指并拢，小指下边缘紧靠内踝尖上，食指上缘所在水平线在胫骨后缘的交点，为取穴部位。

太溪：位于足内侧内踝后方，内踝尖与跟腱之间的凹陷处。由足内踝尖向后推至凹陷处（大约当内踝尖与跟腱间之中点）为取穴部位。

【刮痧体位】采取坐位，以方便刮拭为宜。

【刮拭方法】用面刮法从上向下刮拭下肢足三里穴，三阴交穴，再用平面按揉法按揉太溪穴。

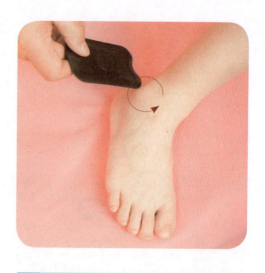

刮拭提醒

刮痧法治疗小儿夜啼，一般3次为1个疗程，根据病程的长短决定治疗的时间。

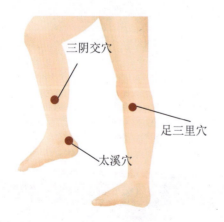

温馨小贴士

小儿如果白天睡得过多，夜里就很精神，不愿意再睡，无人理睬就会哭闹不停，出现日夜颠倒。其他原因如小儿饥饿、口渴、冷、热、尿布湿了、衣着不适、周围环境嘈杂也会引起孩子夜啼。生理性夜啼的特点是哭声响亮，哭闹间歇时精神状态和面色均正常，食欲良好，吸吮有力，发育正常，无发热等；只要家长满足了婴儿的需求，或解除了不良刺激后，哭闹即止，孩子便会安然入睡。